『十一五』国家重点图书

中国现代百名中医临床家丛书

陈文伯

主　编　陈文伯

编写单位　陈文伯名医传承工作站

编　委　（按姓氏笔画排序）

王　彤　陈　生　陈　红　陈　新

陈文伯　尚博文　姜　琳

中国中医药出版社·北京

图书在版编目(CIP)数据

陈文伯/陈文伯主编. —北京：中国中医药出版社，2009.6（2019.3重印）

（中国现代百名中医临床家丛书）

ISBN 978-7-80231-539-6

Ⅰ.陈…　Ⅱ.陈…　Ⅲ.中医学临床—经验—中国—现代

Ⅳ.R249.7

中国版本图书馆CIP数据核字(2009)第064859号

中国中医药出版社出版

北京市朝阳区北三环东路28号易亨大厦16层

邮政编码　100013

传真　010 64405750

廊坊市祥丰印刷有限公司印刷

各地新华书店经销

*

开本850×1168　1/32　印张 13　字数 299 千字

2009年6月第1版　2019年3月第6次印刷

书号　ISBN 978-7-80231-539-6

*

定价　49.00元

网址　www.cptcm.com

如有印装质量问题请与本社出版部调换

社长热线　010 64405720

读者服务部电话　010 64065415　010 84042153

书店网址　csln.net/qksd/

“十一五”国家重点图书

中国现代百名中医临家丛书

主编 佘 靖

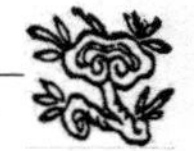

中医药学博大精深，是中华民族智慧的结晶，是世界传统医学的重要组成部分。中医药学有着系统整体的哲学思想，内涵深厚的理论基础，行之有效的辨证论治方法，丰富多样的干预手段，以及注重临床实践的务实风格，既是中医药长期发展的宝贵历史积累，也是未来系统医学的重要发展方向，受到了海内外各界的广泛关注。中华民族五千年的繁衍生息，中医药的作用功不可没。当前，中国政府从构建和谐社会、推动经济社会协调发展、加快自主创新的战略高度，确定了进一步加强科技创新，全面推进中医药现代化发展的战略方针，已将中医药现代化作为科技发展的优先领域列入了国家中长期科技发展规划。但是，要发展中医首先是继承，继承是发展的前提和基础。准确把强中医药的发展精髓和深刻内涵，继承其宝贵知识和经验，并使其不断发扬光大是我们的重要使命和共同责任。

继承包括书本经验的继承（前人经验）与临床经验的继承（现代人经验）两部分。中国中医药出版社是国家中医药管理局直属单位，是唯一的国家级中医药专业出版社，中医药出版社始终按照国家中医药管理局领导所要求的，要把中医药出版社办成“弘扬中医药文化的窗口，交流中医药学术的阵地，传播中医药文化的载体，

培养中医药人才的摇篮”而不懈努力着。中国中医药出版社在《明清名医全书大成》、《明清中医临证小丛书》、《唐宋金元名医全书大成》、《中国百年百名中医临床家丛书》编辑出版后，又策划了《中国现代百名中医临床家丛书》。

《中国现代百名中医临床家丛书》医家的遴选本着“著名”、“临床家”的两大原则。“著名”以国家中医药管理局公布的3批全国老中医药专家为标准。“临床家”是指长期从事中医临床工作，具有丰富临床经验、有医疗特色与专长者。

本丛书正文主要分4部分，即医家小传、专病论治诊余漫话及年谱。

医家小传主要介绍医家经历，着重介绍从医的经历及学术思想的形成过程。

专病论治以中医的病证或西医的病名统医论、医话、医案几部分内容，以病统论，以论统案，以案统话，即把与某一病证相关的医论、医话、医案放在一起，使读者对这一病证的经验有清晰全面的了解，从不同侧面、不同角度了解这一病证辨证、治疗的独特经验。

本丛书的最大特点是把笔墨重点放在医家最擅长治疗的病种上面，而且独特经验不厌其详、大篇幅地介绍，医家的用药、用方特点重点介绍，写出了真正临床有效的东西，写出了“干货”。

诊余漫话则主要是医家们的读书体会、用药心得等。

年谱则按照时间顺序，将医家经历中具有重要意义的事件逐年逐月列出。

本丛书较为系统地总结了现代著名临床家的临床经验，并介绍了其从医过程，是现代中医学术发展概况的反映，它带有浓浓的时代色彩。本丛书的编辑出版是对现代著名临床家经验的梳理，也为人们学习、继承乃至发展中医学术奠定了基础。

中国中医药出版社

2006 年 1 月

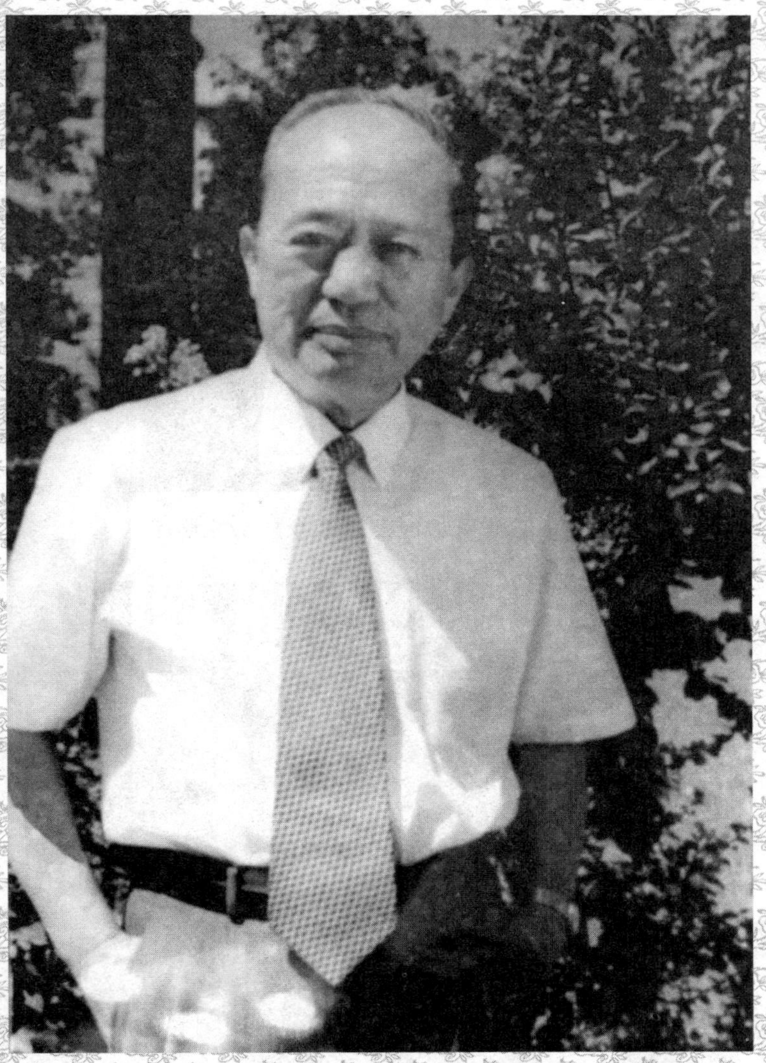

陈文伯

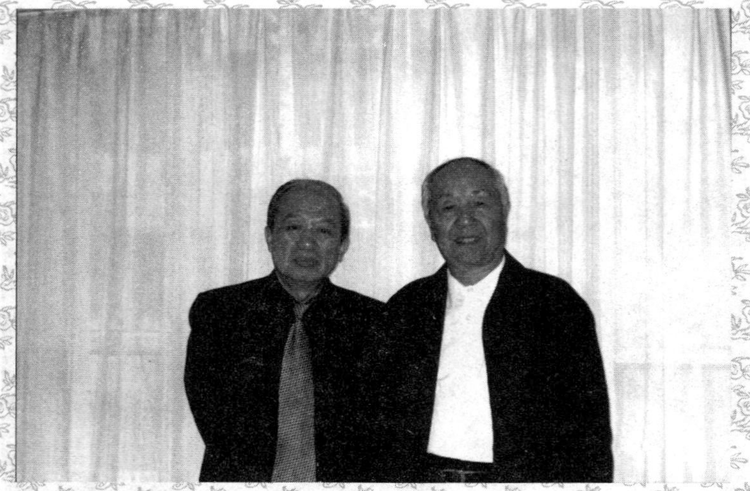

陈文伯与御医后代吴定寰教授切磋学术

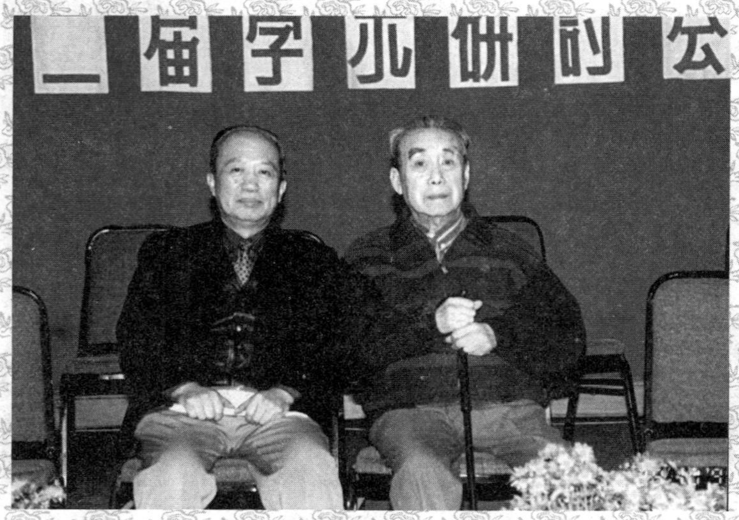

陈文伯与名医董德懋进行学术交流

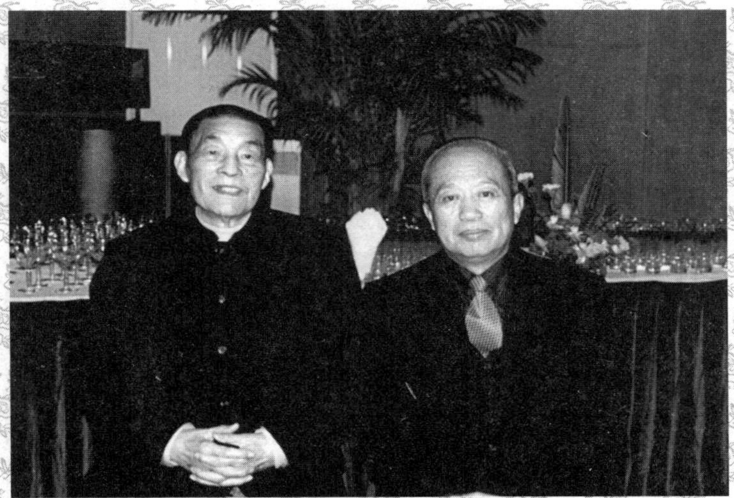

陈文伯与院士董建华进行学术交流

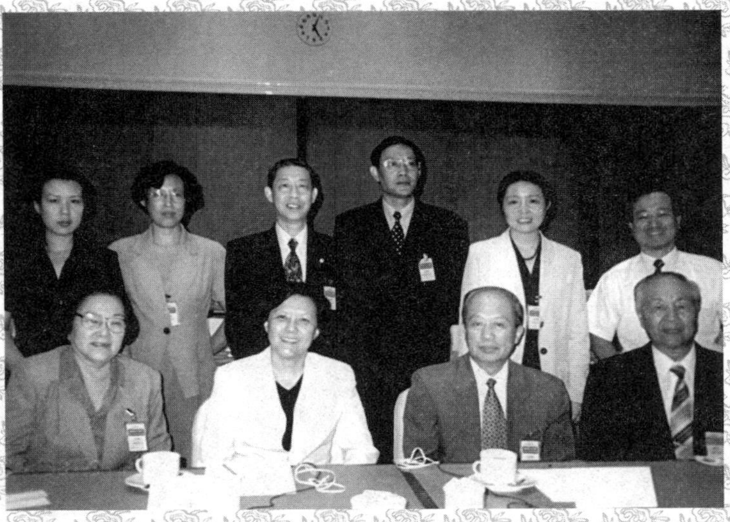

陈文伯赴香港与范徐丽泰进行医疗合作

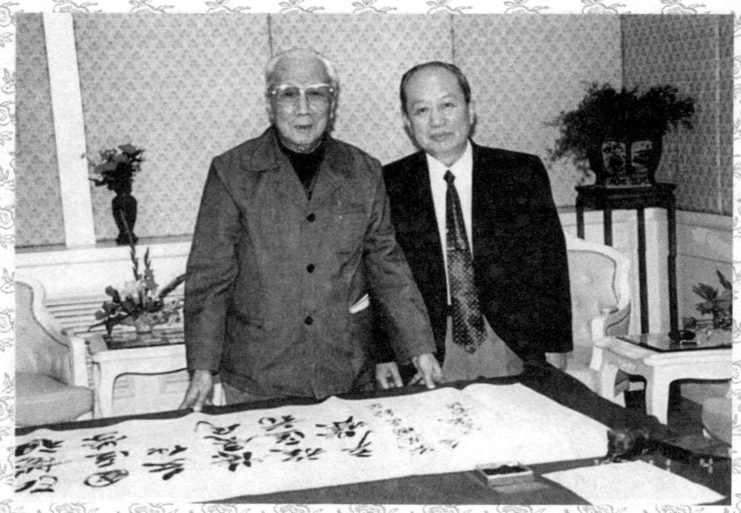

陈文伯与名医关幼波进行学术交流

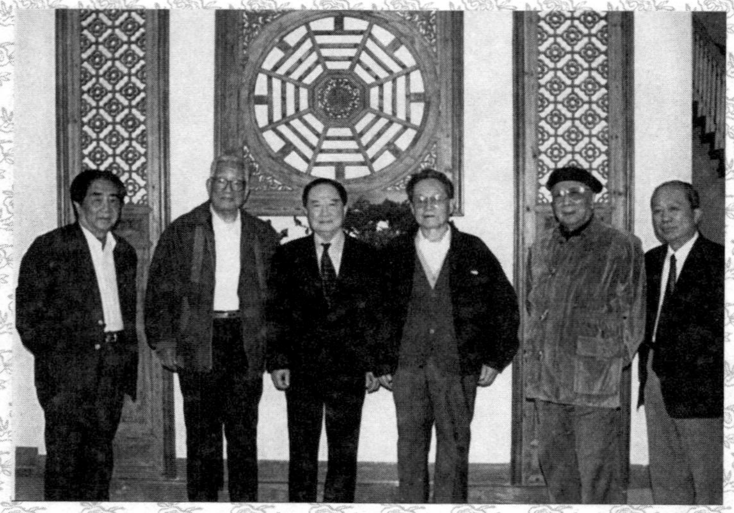

陈文伯为谷牧、汪道涵等领导诊病

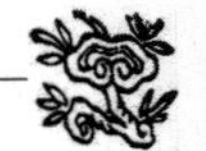

目　录

医家小传

专病论治

诊余漫话

年　谱

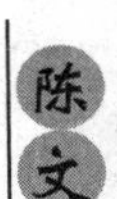
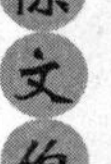

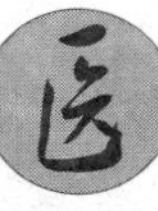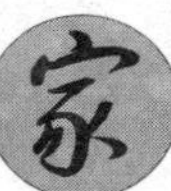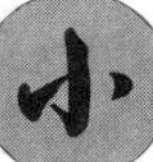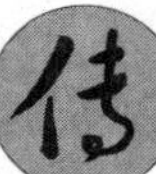

医家小传

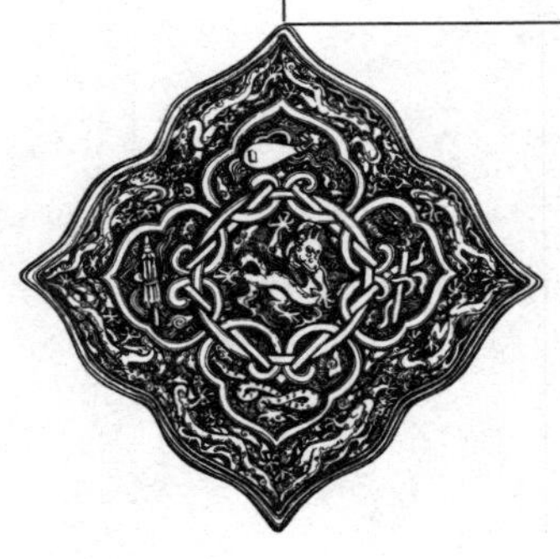

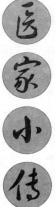

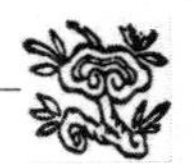

耳濡目染，志在岐黄

我出生于中医世家，由于家境贫寒，我们兄弟6人与父母共8口人住在不足12平方米的一间平房里。先父只好长期住在北平平民医院内，在学龄时期，我得于先父对我的宠爱，每年寒暑假期间常跟先父一起住在医院的宿舍里，从而减轻房屋拥挤的烦恼。有时清早我看到许多贫困的病人围在中医眼科门诊候诊，好奇心使我走进诊室内，看到先父用神奇的“压葫芦”底部，装入中药水丸，兑入适量的白开水，使水丸溶化，将此药葫芦扣在患者的病眼上，十余分钟后，当患者感到疼痛较甚时，用长钝针在葫芦底部放气，把药葫芦拿下，眼病立即好转。先父告诉我说：此药葫芦可以治疗暴发火眼、内外障眼和其他一些常见的眼病，不同的眼病，可以用不同的水丸与热水混合后，利用其气，将药葫芦拔在病眼上，药物蒸发后，药到病所，病随药愈。当我在候诊室听到病人议论用此方法治疗眼病很快就好了时，我欣然地感到骄傲，有这样一位受病人称赞的父亲，我惬意地笑了。此后，在我心里埋下了一个强烈的愿望，长大以后也当一名为穷苦人治病的大夫。

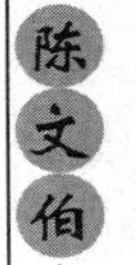

1945年，日本宣布无条件投降，北京全城沸腾，人人喜出望外。感叹前两年我和两个哥哥轮流排队买混合面的苦日子不会再来了。一次，我家邻居一个6岁的男孩得了“白口糊”（走马牙疳），如不及时治疗，不仅满口牙齿会烂掉，而且会危及生命。我的母亲着急地对我说：“人家孩子

的妈妈来求医，你赶快去医院告诉你爸爸想想办法”。我急忙到了医院，把详情告诉了先父。晚上，先父把配好的中药散剂无偿地赠给病儿。待痊愈时，邻居全家到我们家来感谢，说：“陈大夫送来的药救了我们孩子的一条命啊”！那时，我虽然只有10岁，却正式地对先父说：“我长大了也当一个中医大夫”，先父微笑着说：“你现在还小，要好好地读书学习，不然你看不懂中医书，怎么当大夫呀?”我当时的成绩中等，贪玩，不是一个刻苦学习的孩子。自知理亏的我暗下决心：好好学习，将来当一个为穷苦人治病的好大夫。

1949年，北京解放。解放前北京“物价一日三涨，吃了上顿没下顿”的苦日子不再会有了。但是我们兄弟6人全靠我父亲一个人的工资养活，6个孩子上中小学，的确感到难以维持生活。父亲严肃地对我说：“你从小就想当个中医大夫，现在就学中医吧”。我当时高兴地答应了。1949年6月，我13岁时，拜师京城名医、原北平国医学院董事、北平平民医院中医科主任陈世安先生门下学习中医。先师首先让我背诵《药性赋》、《汤头歌诀》，2年后，让我以《医宗金鉴》为蓝本，重点通读《伤寒论注》、《金匮要略》、《四诊心法》、《杂病心法》、《妇科心法》、《幼科心法》等。在此基础上通读《内经知要》、《温病条辨》、《神农本草经》原著，我对《内经》原文不理解而请教先师时，先师结合病证解释后，又耐心地教导我说：“看书要静下心来，心浮气躁难以读懂医书之理，要多读几遍，多看各家注解”。随后，我跟老师抄方，进入临床。先师诊治风热感冒时，让我背诵银翘散，诊治风热咳嗽时，让我背诵桑菊饮。这时我感到自己背诵的医书，在临证时真的用上了。

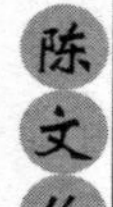

经过一年四季的跟师诊治感冒与热病，加深了我对《伤寒论》和《温病条辨》的理解。

1954 年，我加入了北京中医学会，成为预备会员，同时参加“中医讲习班”，随后考入了北京中医进修学校。3 年系统的中医理论学习，使我对中医学的整体论、内因论及辨证论治的理论核心内容有了一个概括的了解。1957 年 4 月我加入“报恩寺中医联合诊所”，担任中医师，不仅跟师进一步学习，而且受到原北平国医学院院长孔伯华先生的弟子刘学文和唐泽丰的“中西汇通学派”的指导，唐泽丰多次带来他在 20 世纪 40 年代跟师孔伯华先生的临证医案，使我大开眼界，获益匪浅，进一步认识到中医学的博大精深，各大学派均有独特的学术观点。8 年的中医学习与初步的临床实践，使我真正地进入了中医的大门。此时，我如梦方醒，意识到今后的学习，尤其是临证看病，审证求因更加艰难。我暗下决心，在临床实践中苦读中医古籍 10 年。

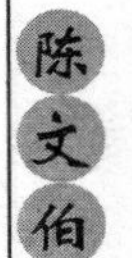

勤求古训，勇于实践

1958 年，在卫生局的领导下，我参加组建北京市东城区北新桥医院。这是一所基层的西医综合小医院，其中设有中医科、针灸科。我和先师都在中医内科工作。虽然，我已经能独立诊治病人，但是始终没有停止向先师学习。先师每日诊病门庭若市，而我一天没有几个病人。但这并没有使我气馁，而是更促使我认真跟师学习和努力研读古医籍。

1959 年冬季，北京市麻疹流行，麻疹合并肺炎死亡率

极高，尽管西医使用青链霉素，但是病儿死亡率仍居高不下，先师认为："麻疹不出致使疹毒阻肺，治疗关键在于透疹宣肺，使毒邪外出则安"。我和先师经常一起在麻疹合并肺炎病房中会诊，采取中药治疗，获得良效。由于病人多，医院实施24小时值班制，我每日往诊病人家中数十次，用中药治疗麻疹合并肺炎，使死亡率大幅下降。几个月麻疹合并肺炎的防治工作是我认识到：看书学习固然重要，但在临床实践中的学习更加重要。

1960年，我国处于经济困难时期，全市很多人出现营养不良性水肿，当时运用健脾益肾中药治疗取得良效，受到当地政府的赞扬。说明中医理论必须与临床实践相结合才能显示出它的活力。

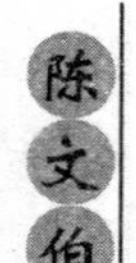

1961年，我因饮食不节，起居无常，罹患化脓性阑尾炎，经上级医院外科主任确诊后，要求立即手术。此时，我想到以前曾以大黄牡丹汤加减方治疗急性阑尾炎取得良效，虽然没有治疗过化脓性阑尾炎，但仲景在《金匮要略》一书中记载："肠内有痈脓，薏苡附子败酱散主之"。我决意自己用中药治疗，处方为：薏苡仁、败酱草、冬瓜子、蒲公英、紫花地丁、桃仁、甘草。服此方一剂痛止，二剂身安，三剂痊愈，状如常人。

1962年，我从事中医门诊工作5年，求诊者日益增多。本院外科术后病人亦要求我会诊，如深部脓肿术后，新肉不生，形成凹陷，我采用外科消、托、补三大法则之补法为主治疗，一周后新肉迅速生长，痊愈出院。再如丹毒高热病人不能来院者，我到病人家中往诊，一般采用清热解毒、活血化瘀的方药治疗，多在一周内痊愈。我在门诊多以治疗内科热病、妇科、儿科疾病为主，同时仍坚持学习

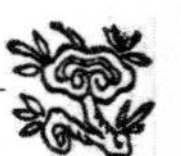

《外科正宗》、《外科证治全生集》等专著，以适应病人之需求。

1963 年，在北新桥地区住着一位 72 岁高龄的“支饮”病人，西医诊为“结核性渗出性胸膜炎”合并心衰，经住院治疗病情未减，出院在家，求余往诊治之。仲景先师以木防己去石膏加茯苓芒硝汤治疗虚证之“支饮”病证，而此时病人已心衰，动则喘促不安，仰卧及坐起时面如白纸，心悸汗出，有欲脱之势。思之良久，以扶正祛邪法治之。仿仲景方，用西洋参、生黄芪补元扶正，以炒白术、茯苓、山药健脾祛痰，重用薏苡仁化饮祛邪，每日服 3 次。山药粥频服。半月后可下床行走，月余可骑自行车出行。

1964 年，我的长子 1 岁半，因罹患“腺病毒性肺炎”，住儿童医院治疗半月余，因呼衰合并心衰，医院多次下病危通知，无奈只好将患儿接回家中。症见：身热已退，唯鼻翼煽动，昏睡，哭而无声，呼吸微弱，口唇紫绀，尿少，脉微细欲绝。证属邪阻心肺，正气欲脱。在先师指导下，急拟西洋参、藏红花、桃仁、杏仁、川贝母、麦冬、五味子、生甘草、蛤蚧尾。用滴管从口角处滴入，每日 6 次，每次 10 滴。3 日后睁开双眼，尿量增多，仍哭声细微，大便稀少，脉沉细弱。继以前方加山药。7 日后诸症悉减。前方加白术、生黄芪，每日仍滴 6 次，每次增至 15 滴，调理月余痊愈。在此一个多月内，我被迫阅读《幼科心法》、《幼幼新书》等多部儿科专著，倍感“临证用时方恨少”，特别是哮喘病篇，使我终生受益匪浅。至 1969 年，由于勤求古训，勇于实践，疗效不断提高，每日求诊者日渐增多。

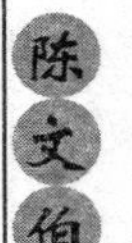

全面继承，不断创新

没有全面的继承，创新就无从谈起。中医学术必须不断创新，否则就会停滞不前。中医药学是在我国五千年的优秀中华文化和科技生产力的实践中造就的，具有其独特系统的科学理论，在新世纪里，中医学必须按照自身的发展规律并辅以现代科学技术，不断地完善和发展自己。

我在20世纪70年代初主持中医科研工作时，亲自建立中医院急腹症病房，在收治“石淋”（肾结石）病人中，一般肾结石直径在1cm以下者以清热利湿、通淋排石法，2周左右均可排石，肾结石直径在1.5cm以上者，则必须采用“化石法”，尤其是肾结石在肾盏部位者。在前贤各家学说基础上，我提出“以石化石”法，重用鱼脑石、滑石、芒硝等，获得良效。有一例病人因双肾结石被切除一个肾，另外一个肾结石直径在1.8cm以上，无奈求助于中医治疗。我采用“以石化石”之中药方为主，治疗数月，结石从中间断裂成两块从而排除。至今许多经中西医排石疗效不佳者我以此法治之均取得了较好的效果。对病房收治的急性阑尾炎患者，则以《金匮要略》中大黄牡丹汤、桃核承气汤加减化裁治疗，对化脓性阑尾炎则以薏苡附子败酱散为主方治疗。但对于反复发作的“肠痈”（慢性阑尾炎），则广泛吸取各家经验，结合自己临床实践，自拟“五子汤”（冬瓜仁、瓜蒌仁、甜瓜子仁、薏苡仁、桃仁）治疗，亦有良效。并通过多年临床实践的总结，自拟“肠痈通用方”：马齿苋、蒲公英、桃仁、丹皮、薏苡仁、冬瓜仁、生甘草，

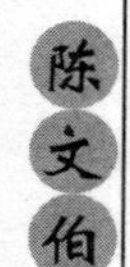

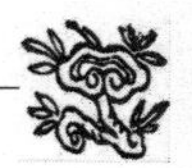

治疗肠痈屡用屡效，从而免除病人手术之苦。

20 世纪 70 年代期间，我还主管中西医结合工作。在此期间，医院西学中医师以“中药剂暴露疗法”先后收治了800 余例烧伤病人，其中深Ⅱ度病人进行植皮治疗，除 1 例因大面积深度烧伤面积达 98% 的病儿因气管黏膜脱落窒息死亡外，均治愈出院。在治疗过程中，为防止败血症的出现，从病人入院第 2 天起均服用我自拟的清心泻火、凉血解毒的中药汤剂，连服 3 天，无一例出现败血症，均平安度过了烧伤高热期，为日后的治疗打下了良好的基础。这些经验在全国烧伤学术会议上进行了交流，得到了高度评价。另一位西学中医师在先师的指导下，用中药石灰、大黄配成制剂，用注射器注入淋巴结核瘘管内，使多年不愈的淋巴结核患者得到了根治，此项成果获北京市科技进步二等奖。由于我在主管医院中西医结合工作期间开展的“中医急腹症病房”、“中西医结合治疗烧伤”、“中药石灰、大黄治疗淋病结核”三项科研工作中突出中医特色，1971 年被评为“北京市卫生系统科技先进工作者”。

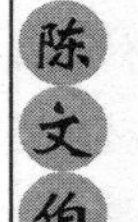

1979 年至 1981 年，我奉调至北京市卫生局中医处，负责中医工作。在此期间，我对全市中医和中西医结合工作进行了调研，了解到在中医发展的大好形势下尚有诸多困难，必须做到不跟风，不随流，不盲从，坚定地走符合中医自身发展的道路。

1981 年 2 月，我被调到北京市鼓楼中医医院担任业务院长（其间巫君玉任院长，他 1983 年调任北京市卫生局副局长）。依据上级指示，“要把鼓楼中医医院办成名副其实的中医医院，而不是西医综合医院和中西医结合医院”。鼓楼中医医院前身为煤炭部职工医院，后改为地方西医综合

医院，1974 年成为中医医院，但实际上只有中医、针灸、骨科 3 个中医科室。我认为：要成为一所名副其实的中医医院，首先要有中医用中药来为患者治病，要有中医的病房，要有 24 小时值班的中医急诊室，要有一定数量的突出中医特色的科室，要以中医科研为龙头，中医学术为基础，否则只能是不伦不类的“中医院”，中医并不能真正得到发展。

在此期间，我作为业务院长，身体力行，1981 年首先建立了北京市第一家中医男科门诊。1982 年在市卫生局直接领导下举办了第一期“中医急症理论学习班”，为北京市培训了 50 余名中医主治医师以上的从事中医急症工作的人才队伍。1983 年 3 月 1 日，创立了北京市第一家“中医急诊科”。在科研方面，我主持立项“药膳‘合雀报喜’治疗男性不育”的市科委科研课题，通过对 40 例男性不育患者的临床观察，服用 1 个月的药膳，有效率达 84%。证实药膳不仅对人体有补益作用，而且使 80% 以上的患者精子数量上升，其中 2 例服药膳后其妻受孕，1 例经染色体检查证实：精子染色体中间断裂（其妻所生 2 女婴均因此夭折），服药膳 1 月复查：染色体中间断裂已消失。证明中药不仅可以改善精子活动功能和生发精子，亦具备修复受损的精子染色体作用，此结果于 1984 年见报后轰动了全市乃至全国。此外，鼓楼中医医院肠道门诊、肝炎门诊、肾病门诊全部由中医师接诊病人，设置了 50 张中医病床。

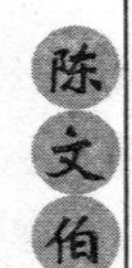

1984 年，我在重庆召开的中医急症工作会议上宣读了“开展中医急症工作的经验介绍”。同年在病房内开展了中风、关格（肾衰竭）、真心痛（心梗）的中医诊治，院内制剂室研制了生脉饮肌肉和静脉给药制剂、增液汤静脉给药

制剂，成功地用中药抢救了大面积心梗病人，研制了中药离子交换后保留灌肠治疗水肿病晚期（肾衰）病人，取得良效。陈氏“麝香止痛酒”局部外涂，使心梗病人心前区疼痛得到快速缓解。“痛经丸”使治疗妇科痛经病人得以迅速止痛。“解毒益肝丸”治疗慢性肝炎疗效显著。“鼻通丸”治疗鼻渊病（慢性鼻炎、过敏性鼻炎）、“三才降糖丸”治疗消渴病均取得良效。特别是“定喘搽剂”治疗哮喘有快速止喘之功，与西药氨茶碱对比，其肌注止喘效果优于氨茶碱，静脉给药与氨茶碱效果相似，从而为中医急症增加了新药，且该药为外用剂型，简便易行，安全有效，外搽后 30 分钟即可缓解症状，60 分钟后两肺哕音减少。长期应用配合内服“定喘散”，2 年内大部分病人可以根治。该研究成果于 1987 年获东城区科委二等奖、北京市卫生局科技二等奖、国际自然医学科学研讨会优秀论文铜牌奖。1984 年，我担任“北京热病组”副组长（组长为董建华院士），1986 年获卫生部乙级重大科研成果奖。1984 年，由于男科病人过多，我在总结治疗经验的基础上，研制了“生精赞育”系列药，如“温肾增精丸”、“益肾增精丸”、“滋肾增精丸”、“清肾增精丸”、“活血生精丸”、“通肾丸”、“液化丸”、“抗体平”、“清肾解毒丸”、“抗炎丹”（冲剂）、“振阳丸”、“固肾丸”、“阳痿灵”（胶囊）等市级批准的内部制剂，治疗男性不育病中的少精病、多精病、弱精病、死精病、无精病、滞精病、凝精病、畸精病、损精病等病种均有显著的疗效；对精浊、阳痿、早泄、遗精亦有较好疗效。其中治疗精凝不育病（免疫性不育）之“抗体平”至今仍处于全国领先地位，无论男女均有良效；“液化丸”治疗滞精不育（不液化）有效率在 90% 以上，仍居国内先进

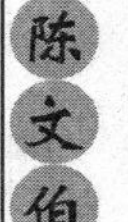

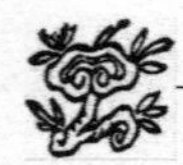

水平。以上中药治疗无精不育病（无精子症），特别是小睾丸无精子症，提示有可喜的效果。1987～1988年，《中外妇女》杂志、《健康报》公开发表“无精子症不是绝症”一文，使无精子症患者看到了曙光。值得提出的是，通过对鼓楼中医医院男科门诊病历抽查，95%以上的无精子病人均未按要求坚持服药，未按要求节制性生活、禁忌烟酒及辛辣食品。另外，各种环境污染造成男子生育能力的持续下降，特别是睾丸的自身病变至今仍有增无减，给治疗无精不育病的研究带来了极大困难。近30年的临床研究表明，其疗效仍不尽如人意。如何提高该病治疗的有效率在21世纪仍然是医学界的一个难点，有待于进一步突破。

容纳百川，自我发展

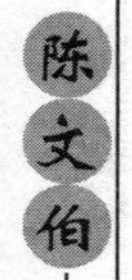

自古就是中华文化与西方文化两种不同文明共存于世界之中，中医学与西医学正是在两种不同文化背景中孕育而生。因此，两种医学体系各有其特点和自身发展规律，这一客观规律的存在是不以人的意志为转移的。两种医学可以相互补充、借鉴，但不能相互替代，一切违反客观规律的认识和方法都是不科学的。

几千年来中医学汲取了各个民族、各个国家的医学经验与药物，可以说是容纳百川，使之融化于中医学体系之中，成为中医学的一部分。如从东南亚传入中国的药物，一定要按照中医学的理论观点，分析总结药物的四性、五味、升降浮沉、归经等，方能成为中药。又如国外传入中国的“性传播疾病——梅毒”于明代弘治（1488～1505）

末年首先在广东被发现并记载，当时称为“广疮”，依据中医的整体理论体系，按病证的特点“形似杨梅”，定名为“杨梅疮”，治疗以轻粉为主。建国初期，河北隆化县老中医盛子章用“三仙丹”、“清血搜毒丸”治疗全县1000多名杨梅疮病人，30天内治愈率达100%。

再如西医病名“乙脑”，中医名称则有干旱天气的“暑温病”，多雨天气的“湿温病”。如果不把“乙脑”融化于中医理论体系之中，不立中医病名，那么辨证论治就会迷失方向，其治疗效果轻者事倍功半，重者将有生命危险。

20世纪80年代初，我以“气厥”病辨证治愈1例西医称之为“脱髓鞘症所致多发性硬化症”；董建华院士则以“温热病”治愈此病；中医专家胡荫培又以“解毒”治愈1例煤气中毒诱发的脱髓鞘症均取得良效，说明运用中医理论，以中医病名为纲进行辨证论治，均可取得奇效。

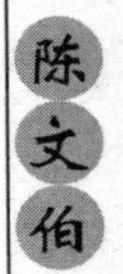

2004年9月，我赴香港讲学，遇到“轮状病毒”感染的腹泻病人，辨证为暑热内蕴、寒邪直中所致“腹泻”病，用中药治疗后腹泻立即停止，轮状病毒感染至今西医尚无特效药物，而中医则依据中医的诊断，然后辨证施治，取得意想不到的佳效。

2003年广州、北京等地“疫毒肺”（SARS）大流行，中医按照“温病”进行了辨证论治，收到了良效。遗憾的是这一场瘟疫大流行，中医却忽略自身的病证结合、辨证论治的规律，至今没有确立“SARS”的中医病名。

我在1981年建立男科以来，近30年的临床、教学与科研的实践使我认识到：男性不育是一门涉及多学科、多病证的极为复杂的疾病。它涉及到内科病种中的心病、肝病、脾病、肾病、肺病；外科病种中的痈疽、痔疮；皮科病种

中的湿疮，以及性传播病证等。为此，男性不育病证是一门系统科学，是男性学的轴心部分。尽管病因、病机、治法、用药十分复杂，但是我运用中医学的“肾命学说”，把男性不育分为阴阳两纲，精、气、水、火四目。其病因尽管极其复杂，无非是导致人体的阴阳两大物质的失衡，其病机尽管复杂，无非是人体“精气不足”而致不育。治疗此病，其大法无非是调和阴阳两大物质的偏虚偏亢，用药无非是滋添人体的水液（真阴、元阴之精、万物生长之源），点燃人体生命之火（水中之火、肾之动气、生命之火、万物生发之火），在治疗各种病证中，运用传统中医五行学说的理论，如治少精不育，在滋肾阴、益肾精的基础上，加用补肺金之阴精的南北沙参等药物，补其母而壮其子，同时加用补脾阴的石斛等药物以生金而达到补其祖而壮其子之功，以此类推加用补心阴之麦冬、补肝阴之白芍等，以达到补曾祖、太祖之阴而生肾阴肾精之效。因为，肾受五脏六腑之精气而授之，五脏阴精不足必将导致肾所藏之阴精不足。为此以五行配五脏之相生之法治疗肾阴精不足的少精病取得良效。此法在其他病证治疗中均可运用，如女性孕后死胎病证，我用此法治疗 2～6 胎停育而致死胎者均获良效。以男性不育病为例，虽然辅以现代医学诊断，但始终把精液常规检查、内分泌检查等各项检验都融化在中医理论之中。在诊治男性不育病证中均以中医病名为纲，以辨证论治为目。如以少精病、多精病、弱精病、死精病、无精病、滞精病、凝精病、畸精病、损精病等诊治男性不育。只有建立中医病名，才能有专病专方。滞精病（精液不液化）中医认为其主要的病因病机为“阴虚液少”，其治法多为育阴增液使滞精液化。为此研制了育阴增液的“液

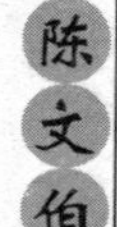

化丸”成药，治疗滞精不育病（不液化病）有效率在90%以上。合并精室湿热者加清热药物，精脉瘀阻者加活血药物。对免疫性不育症，依据中医理论体系，其主要病机为“气滞血瘀”为主体，方用理气活血中药使精子凝集状态化解而获痊愈。

总之，中医学要存“容纳百川”之胸怀。但一定要把现代科学的成果以及各种检测手段的数据融化在中医理论之中，以此不断推动中医学自身的发展，才是“容纳百川”的根本目的。

科教育人，著书立说

为了进一步发展中医男科事业，我们先后与首都师范大学生物系、原冶金部检测中心等多家科研单位开展了多项跨学科合作研究，开展了对患者内分泌激素测定、微量元素测定、精子运动电脑自动分析测定、临床常用药物动物实验等观察项目，先后证实“生精赞育丸”系列药可促进实验小白鼠生殖系统功能，并改善棉酚所致实验动物生育力损害状态，提高患者及实验动物睾酮等性激素水平，改善精液中锌、锰、铁、镁、钙等微量元素水平，对少精病、弱精病、死精病、无精病、滞精病、凝精病、畸精病、损精病等有较好的临床疗效。又通过不同证型患者激素水平和精液微量元素测试，探索了上述实验指标与中医证候的关系，丰富了中医辨证论治的内涵。

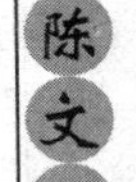

近年与中国科学院生物物理研究所合作开展了精子冷冻蚀刻复形膜和精子超薄切片电子显微镜超微结构观察、

精子超微弱发光等在国内外处于领先水平的高科技检查项目。首次证实，陈氏“抗体平”具有改善精子膜蛋白颗粒分布、促进受损精子膜恢复正常的作用，对揭示中药治疗男性不育的机理有很大意义，使中药治疗男性不育的研究开始进入亚细胞乃至分子生物学水平。

我多次被邀请赴美国、日本、菲律宾、马来西亚、新加坡、印度尼西亚等国及香港、台湾讲学、巡诊。国内各大报刊（包括港澳地区、台湾《中国时报》、《大公报》、《商报》等）以及美、日、法、德、澳大利亚、东南亚等17个国家和地区的电台、电视台、报刊、网络均做过专题报道，先后多次在中央电视台“中华医药”栏目、中央电视台新闻频道、北京电视台、亚洲电视台等做专题采访和专题讲座。

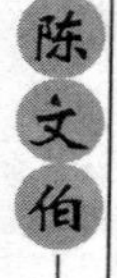

为了使中医事业后继有人，我在完成繁重的临床与科研任务的同时，十分重视年青一代中医人才的培养，不仅为中国中医科学院代培了3名硕士研究生，并培养了2名在北京中医药大学学习的台湾研究生，还带出了一批全面掌握中医男科疾病诊治规律、能系统进行有关科研项目研究的本院中青年中医。根据国家和北京市中医局的师带徒计划安排，先后带出6名弟子。我不仅在有关中医理论方面循循善诱，详细讲解，而且毫无保留地把自己的临床经验传授给学生们。在繁忙的临诊之余，定期定时批改、检查学生的学习笔记，帮助他们提高理论水平，鼓励他们不断总结自己的体会，在学术上勇于创新，开拓进取，还要求他们总结老师的经验，掌握国内外学术方面的最新动态，大胆开展科研项目的研究，参与学术专著的撰写工作，独立完成新课题和学术论文，并在有关国际和全国性学术会议上宣读并当场解答专家们的问题，锻炼了他们的能力。现已有2名主任医师、2名副主任医师先后担任了中华中医药学会男性学专业委员会副秘书长、中国性学会中医专业委员会常务理事、国际中医男科学会常务委员、北京市中医药学会男性学专业委员会副主任委员兼秘书长、北京中医药学会青年委员会委员、北京市中西医结合学会男性学专业委员会委员等多项职务，并有1人先后当选东城区政协委员、北京市人大代表，分别获得北京市先进工作者、北京市跨世纪优秀人才、北京市技术创新标兵、东城区有突出贡献的知识分子、东城区优秀青年知识分子、东城区跨世纪优秀人才、东城区优秀医务工作者等称号。

我在国内外医学杂志报刊公开发表文章200余篇，如“药膳‘合雀报喜’治疗男性不育40例临床观察”（1984）、“生精赞育丸治疗无精子症66例临床报告”（1987）、“无精子症并非绝症”（1988）、“生精赞育丸对男性不育患者血浆睾酮水平的影响”（1991）、“男性不育证治纲要”（1991）、“调和阴阳治则在男性不育症中的应用”（1991）、“‘抗体平’治疗免疫性不育的临床研究”（1991）、“生精赞育丸治疗棉酚所致男性不育的临床观察及动物实验”（1992）、“中医药在急症中的应用”（1990）、“定喘搽剂治疗哮喘”（1987）、“脑中风的中医药治疗经验”（1985）、“肝硬化腹水的中医治疗”（1997）、“肝癌的中药调治”（1999）、“基因组学与中医学的切入点”（1999）、“肾为人体生命之本论”（2002）、“中医药治疗‘非典’的科学性”（2003）、“论消渴病的中医治疗优势”（2004）等。我还先后撰著了《中医男科学》，主编了《中医男科丛书》、《男性性功能障碍》、《男科新论》、《男科临证新探》、《家庭药膳500例》、

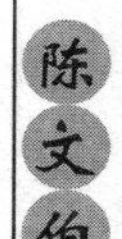

《糖尿病药膳》，与他人合编了《中国实用男科学》、《燕山医话》等专著。

我虽已年逾70，但仍在忘我勤奋地工作，坚持日常门诊，解除众多患者的疾病痛苦，始终实践着古人孙思邈《大医精诚》中的训诫：“凡大医治病，必当安神定志，无欲无求，先发大慈恻隐之心，誓愿普救含灵之苦，若有疾厄来求者，不得问其贵贱贫富，长幼妍媸，怨亲善友。华夷愚智，普同一等，皆如至亲之想。亦不得瞻前顾后，自虑吉凶，获惜身命。见彼苦恼，若己有之，深心凄怆。勿避险巇，昼夜寒暑，饥渴疲劳，一心赴救，无作工夫形迹之心，如此可谓苍生大医”，并以“医以民为天”作为自己的座右铭。

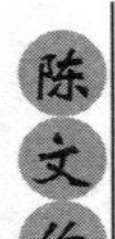

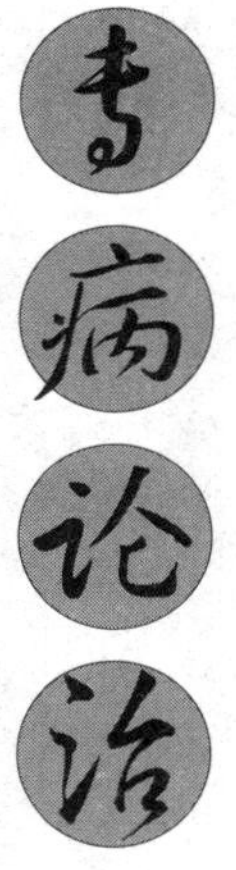
专病论治

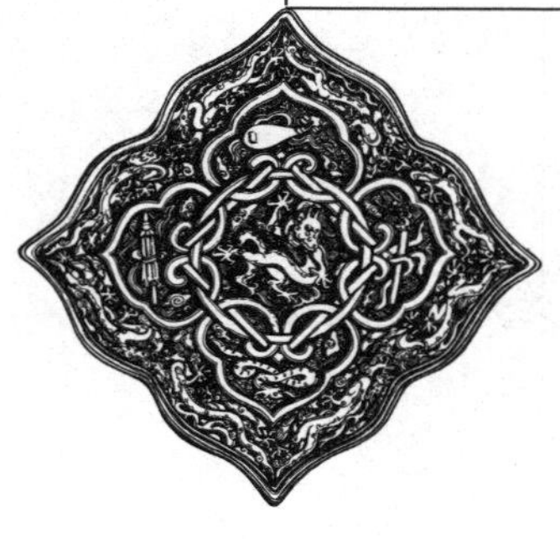

一、肺病证

（一）咳嗽

咳嗽为临床常见之疾患，常谓有声无痰谓之咳，有痰无声谓之嗽。因其常同时出现，故以咳嗽合论之。其病位在肺络，为各种原因所致肺气上逆之患。自黄帝内经即详述此病，专列《素问·咳论》一节，认为其病机既可因外感诸邪，“皮毛先受邪气”，伤及肺系，亦可因其他脏腑功能失调，致肺之宣发肃降失司，故曰“五脏六腑皆令人咳，非独肺也”。此后，自仲景《金匮要略》“痰饮咳嗽”、“咳嗽上气”诸篇起，历代医家亦多有论述。至明代张景岳将其分为外感、内伤两类，沿用至今。今人进一步细析，将外感而致者分为风寒、风热、风燥犯肺，其治多以疏散外邪，宣肺止咳为主，或散寒，或清热，或润燥，祛诸邪而还肺之清肃。内伤而致者分为痰湿蕴肺、痰热郁肺、肝火犯肺及肺阴亏耗等，其治分别为化痰浊、清痰热、平肝火、润肺阴诸法，以调节肺及诸脏腑之阴阳平和。然肺为娇脏，用药不可过于燥烈，宜清轻宣散，中病即止。深谙此法，皆以此绳之，但亦不泥于此，常根据患者年龄、体质、兼证之不同，将诸治法灵活化裁。治小儿外感注重轻灵，防过燥伤及肺络；治孕妇子嗽注重清宣安胎，防损其胎气；治久病体虚之人久咳，常于宣肺止咳之时，兼顾其虚，益气滋阴并用以固其本，故其效颇佳矣。

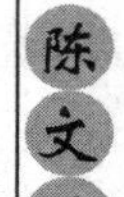

医案1　外感风邪犯肺咳嗽

陈某，男，2岁半。初诊：2005年3月18日。

【病史】时时咳嗽，有白黏痰，昨日自托儿所回家后发

热，头痛，咳嗽，怕到医院打针，求余诊治。

【证候】发热38.7℃，恶风寒，头痛，口干，唇干口渴，鼻塞流涕，咳嗽痰多不利，尿黄，大便稍干。舌质红，苔薄白，脉浮数。

【辨证】外感风邪犯肺。

【立法】疏风清肺，止咳化痰。

【方药】荆芥6g，薄荷3g，白茅根15g，杏仁3g。

上方2剂，水煎服。每剂药煎3次，每煎药液50ml，3次煎液合在一起计150ml，每3~4小时服1次药，每次药为30~40ml，食白米稀粥。

二诊：2005年3月20日。

服上方药汗出热退，他症好转，唯咳嗽尚有，鼻塞流涕。舌质红，苔淡黄，脉滑稍数。表邪未尽，肺热未清。继以宣肺清热止咳化痰治之。

白茅根15g，杏仁5g，薄荷3g，生甘草3g。

煎服法同上，仍以稀粥为主。

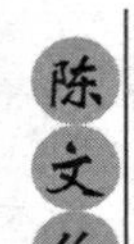

三诊：2005年3月22日。

药后咳嗽仍时有发作。舌质红，苔白，脉稍数。继以清肺止咳化痰治之。

白茅根10g，杏仁3g，川贝母3g。

上方2剂，煎服法同上。数日后告之，咳嗽已痊愈。嘱避风寒，饮食清淡，以防咳嗽再发。

【按语】本案为幼儿外感风邪犯肺。咳嗽为儿科常见病之一，方中荆芥疏风退热，止咳祛痰平喘为君药；白茅根清肺热，泻肺火，味甘补脾而不伤胃，胃热除，中气自复，有寒不伤中、甘不泥膈之功，为方中之臣药；杏仁入肺与大肠，理气润肺，止咳逆上气，善解肌而达腠理，通皮毛

发散，利肺气，有发散风寒，肃肺降气，解郁化痰之功，与白茅根为左右哼哈二将，为方中之臣药；薄荷辛凉疏风解热，祛邪止痛为佐使之药。四药合用，可疏风解表，清肺退热，宣肺止咳，化痰止嗽。二诊热退，减荆芥，加生甘草助茅、杏、薄清肺之余热，尚可助三药止咳、化痰、宁嗽之功，亦能补中，可解祛邪伤正之虑。三诊正气得复，减生甘草，加川贝母，可使肺脏行使宣发肃降之职，以除后患。笔者使用先师“茅根杏仁薄荷汤”，因人、因时、因地之不同适度加减治疗小儿风热咳嗽，通过50年来的临床实践证实，其确有殊功。

医案2 妊娠外感风寒咳嗽

王某，女，32岁。初诊：2004年3月16日。

【病史】婚后4年余，3月初因闭经到妇科检查证实妊娠40余日。数日后外感身热，自服感冒药，身热已退，唯咳嗽不止，求余诊治。

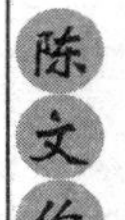

【证候】咳嗽不止，咽痒时咳甚，稀白泡沫痰，稍遇风寒则鼻塞流涕。舌质红，苔白，脉滑数，尺脉按之不绝。

【辨证】妊娠外感，风寒咳嗽。

【立法】散寒宣肺，止咳安胎。

【方药】紫苏叶10g，前胡10g，杏仁6g，川贝母6g，生姜3片，生甘草6g。

上方5剂，水煎服。每剂药煎2次，第一煎煮沸后20分钟即可，第二煎煮沸后15分钟即可，煎药时间不可过长，以防降低散寒宣肺之功。

二诊：2004年3月21日。

服上方仍偶有咳嗽，他症均除，无腰酸下坠之感。舌质红，舌苔白，脉滑稍数，尺脉按之不绝。继以前法进退

以收全功。

炒白术10g，杏仁6g，川贝母6g，生甘草6g。

上方3剂，水煎服。服法同前。

数日后告知，咳嗽已止，上班工作。

【按语】本案为妊娠外感风寒咳嗽之“子嗽病”。方中苏叶辛温散寒解表，宣肺止咳，化痰宁嗽，和胃安胎为君药；前胡净表邪，温肺气，清痰嗽为辅助药物；苦杏仁为肺家要药，其功降气化痰，止咳平喘，为臣药；川贝母辛平，润肺止咳，化痰平喘，可防方中诸药辛温燥热伤肺，为佐使之用；生姜辛温，和胃安胎，止咳化痰；一味生甘草补中缓急，润肺止咳，调和诸药。全方合用散寒宣肺，止咳化痰，和中安胎。值得提出的是妊娠咳嗽在用药中对于妊娠禁忌的药物一定要遵守。如妊娠恶阻，古人也用半夏止呕，我个人认为一定要慎之再慎。依据王本祥主编《现代中药药理学》一书，经动物试验证实半夏有明显的抗早孕作用，抗早孕率可达100%，而3种半夏（生半夏，姜半夏、法半夏）都有致畸作用（《现代中药药理学》）；薄荷在妊娠发热咳嗽中也不宜使用，经动物试验有“兴奋子宫，抗早孕及终止妊娠作用”；金银花可使“早孕大鼠血浆孕酮水平明显降低，证实有抗早孕作用”，亦不可在妊娠外感发热咳嗽中使用，医者一定谨慎用药，切不可鲁莽行事。

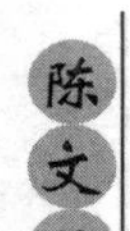

医案3　脏腑虚弱，肺热咳嗽

沈某，男，65岁。2005年3月2日。

【病史】春节期间外感风寒发热，服中西药后身热已退，唯咳嗽不止。虽无大碍，但食不香，卧不安，致使高血压、冠心病、糖尿病等旧病沉疴日益严重，自感永无宁日，故求余诊治之。

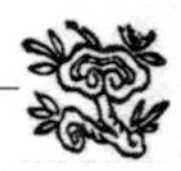

【证候】咳嗽痰多，痰白黏稠，胸闷结气，头晕目眩，纳呆食少，腰酸困倦，动则气短，夜寐不安，心烦急躁，尿黄便秘。舌尖红，苔淡黄白腻，脉弦滑稍数。

【辨证】脏腑虚弱，痰热郁肺。

【立法】扶正祛邪，清肺宣郁。

【方药】生黄芪30g，白术30g，茯苓20g，淮山药30g，川浙贝母各10g，南北沙参各20g，桃杏仁各10g，二冬各10g，枇杷叶30g，前胡20g，清半夏10g，陈皮10g，紫苏子10g，炒莱菔子30g，黄芩10g，桑白皮10g，瓜蒌30g，丹参30g，远志10g，生甘草9g。

上方3剂，用单味中药免煎浓缩颗粒剂。将上24味浓缩中药颗粒混匀在一起，装入0.5g胶囊中。每次服5粒，日服3次，白开水送服。

服上方10余日，咳止痰平，头晕目眩、胸闷结气、动则气短诸症悉除，经医院检查血压、血糖均已稳定。

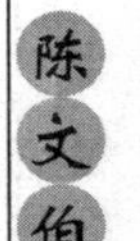

【按语】五脏均可致咳，此例为内伤咳嗽。罹患久咳者，多为正不抗邪，为此久咳不愈。方中生黄芪、白术、茯苓、淮山药补肺健脾益肾，大补元气为君药；川贝母、浙贝母、南北沙参、桃仁、杏仁、麦冬、天冬大队清润肺阴，止咳化痰，活心血，通肺络，止消渴为臣药；枇杷叶、前胡、清半夏、陈皮、苏子、炒莱菔子清宣、寒温、升降并用，温可宣发，清可肃降，咳嗽可除；脾气健运，以化痰之源；肾气充足，可纳气归原。全方合用，标本同治，扶正可祛邪，祛邪可扶正，故久咳病者得以痊愈。

（二）哮病

哮证以发作性痰鸣气喘为主要特征，古人与喘证合并

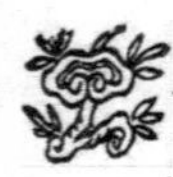

归于喘促门。《内经》即有“熏肺使人喘鸣”之描述。《金匮要略》更详述其证治，其证为“喉中有水鸡声”，病机为内有“伏饮”，其治以“射干麻黄汤主之”。至金元，朱丹溪首次提出哮喘之名，并指出其病“专主于痰”。明代张景岳进一步指出：“喘有夙根，遇寒即发，或遇劳即发者，亦名哮喘。未发时以扶正气为主，即发时以攻邪气为主”，提出了明确的治疗原则。今人认为，哮喘乃夙饮留痰内伏于肺，加之风寒风热等外邪侵袭、饮食不当、情志不遂、久病劳倦内伤等因素，致痰浊阻于气道，肺气上逆不得肃降而成，以实证为主。日久反复发作，可伤及肺脾肾三脏，其证由实转虚，而肺虚不能化津则生痰浊，且卫外失司则外邪易侵；脾虚不能化水谷精微，则生痰湿可上贮于肺；肾虚则摄纳失常，或火衰水泛成痰，或阴伤灼津为痰，可上干于肺，形成恶性循环。其治，发作时应据寒热之不同，分别以化寒痰和清痰热以平喘促哮鸣；未发时应依病位之别，分别以补肺气固卫表、健脾气化痰浊、益肾气助摄纳，防其复发。我治此病即遵循此理，但更重视标本兼顾，以扶正为主，祛邪为辅，为防止久病痰瘀伤心、肺之脉络而出现肺气肿、肺心病，故治疗早期即加入活血通络之品。此为我治疗该病之主要特点，且贯穿始终。

医案1　寒痰阻肺，痰饮哮病

姜某，女，4岁半。初诊：1998年11月13日。

【病史】自1周岁以来罹患哮喘，每年逢冬春季节，均因哮病急性发作住院治疗1～2次，至今已3年有余。求余诊治。

【证候】哮喘痰鸣如水鸡声，子时喘甚，不得平卧，咯稀白痰，胸闷结气，舌质淡，苔白滑，脉浮紧。

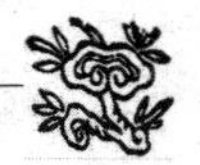

【辨证】寒痰阻肺，气机失畅。

【立法】温肺化饮，止哮定喘。

【方药】仲景小青龙汤加减。

麻黄3g，细辛1g，干姜2g，清半夏3g，陈皮3g，苏子3g，桃杏仁各2g，五味子3g。

上方3剂，水煎服。每剂药煎3次，共150ml，每4～6小时服一次，每次30ml。

二诊：1998年11月16日。

服上方后，哮止喘平，仍有轻微咳嗽。舌淡苔白，脉弦。继以温化痰饮治之。

麻黄1.5g，五味子3g，细辛1g，姜半夏3g，杏仁泥3g，生甘草1.5g。

上方3剂，水煎服。煎服法同上。

三诊：1998年11月19日。

上药服尽，一切均安。为巩固疗效以防哮喘再犯，拟扶正祛邪方：

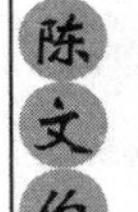

生黄芪30g，山药30g，五味子10g，炒白术10g，茯苓10g，蛤蚧粉3g，川贝母6g，草红花6g，干姜3g，陈皮6g，桃杏仁各5g，生甘草6g。

上方10剂，用单味中药免煎浓缩颗粒剂，混匀后装入0.5g胶囊，每次服3粒，日服3次，白开水送服，以观后效。

四诊：1999年3月2日。

服上方近百日，哮喘未作，嘱仍需服药以固本祛邪。

五诊：1999年11月18日。

服上方药不仅哮喘未作，而且多次去游泳及野外活动，感冒亦远离其身，精神倍增，饮食睡眠均佳。继服上方，制成胶囊剂，每次服2粒，日服3次，白开水送服。

嘱平时仍要避风寒，少食鱼肉，多清淡饮食，以防伏痰再起，旧病复发。

六诊：2000年11月15日。

来诊时告之，服中药2年哮喘未再发病，嘱停药观察。

2006年春节来电告知：一切良好。

【按语】本案为寒哮病。哮病虽有寒热之分，但北京地区或寒冷地区寒哮占十之八九。而热哮只占其一二。

此方遵仲景“小青龙汤”加减，其中麻黄温肺化饮，宣肺平喘为君药；干姜、细辛温中化饮，破痰定喘为臣药；辅以半夏温胃散寒，化痰平喘；陈皮、苏子止咳化痰，降气定喘；桃仁入血分而通气，止咳逆上气、喘急气促、胸膈痞满；杏仁入气分而通血，润肺化痰，止咳平喘；一味五味子补肾兼补五脏，摄气归原则咳逆气喘自除。全方合用可奏温肺化饮、止哮定喘之功。历代医家在寒邪咳喘初发，多不用五味子，误认为五味子酸而收敛，不利于寒邪外出。实际上，仲景先师在汉代就在“小青龙汤”中运用五味子与细辛、干姜相配伍，使辛、姜过度升发散寒之性得五味子而敛之，则升降司职而哮喘自止。《普济方》一书用五味子、白矾治“痰嗽并喘”；《鸡峰普济方》用“五味子细辛汤”治“肺络感寒咳嗽不已”；《全生指迷方》提出用“五味子煎”治“咳恶寒脉弦紧”，说明五味子绝非只适用于久咳虚喘。在临床治疗哮病实践中，无论是感寒而发的实证，还是久病虚证，只要配伍得当，药量适宜，用五味子均可收到良好的效果。

哮喘病是本虚标实证，特别是已有多年哮病史者，绝非在短期内所能根治的。因为哮病内有伏痰，是本病的

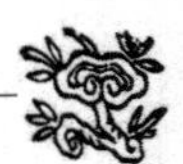

“夙根”。肺主气，寒邪束肺，则宣发肃降失司而成肺胀，肺胀则肺管不利，气道阻塞，故气上喘逆。再者，伏痰之生成在于肺不布津、脾不健运、肾不温煦，以致津液凝结，水聚而成痰饮，加之外邪、内伤、饮食不节、起居无常各种因素均可导致哮喘发作。

为此，三诊时用黄芪、山药、五味子、炒白术、茯苓、蛤蚧粉补肺气，健脾气，益肾气，扶正以除伏痰之内邪，共为君药；草红花、桃仁、杏仁活血通络，止咳定喘，宽中消痞可防肺脉瘀阻，以除肺气肿胀之虑，使肺脏行使宣发肃降之职为臣药；辅以干姜、陈皮温肺化饮，理气消痰；一味甘草调和诸药，助补中益气，温化寒痰，止哮定喘，合用以扶正祛邪，止哮定喘。

方中以单味免煎颗粒剂混匀装入 0.5g 胶囊，待病情稳定可以减少药量，但守方用药是根治哮喘的关键一环，此案例服药 2 年，哮喘未再复发。

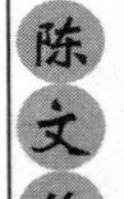

医案 2　正虚邪实，痰阻哮病

程某，男，16 岁。初诊：1999 年 8 月 23 日。

【病史】哮喘反复发作已 10 年有余，经中西医药物治疗始终未愈，用激素类药物可以缓解，但仍时有发作。经友人介绍求余诊治。

【证候】喉中哮鸣有水鸡声，胸膈痞闷，咳痰白黏，面色无华，动则喘甚，纳呆食少，夜寐不安。苔白黏腻，脉弦稍数无力。听诊：两肺散在哮鸣音，胸透两肺纹理未见紊乱，膈角锐利，桶状胸。

【辨证】正虚邪实，痰浊阻肺。

【立法】扶正祛邪，化痰定喘。

【方药】方 1：蛤蚧粉 3g，红参粉 3g，生黄芪 10g，炒

白术10g，茯苓6g，淮山药10g，五味子6g，远志6g，全当归6g，桃杏仁各5g，麻黄3g，细辛2g，姜半夏6g，陈皮6g，紫苏子6g，炒莱菔子6g，白芥子2g，款冬花6g，紫菀6g，炙甘草6g。

上方7剂，水煎服。日服2次，每次200ml。

方2：蛤蚧粉10g，红参粉10g，生黄芪30g，炒白术30g，茯苓10g，淮山药30g，五味子10g，远志10g，全当归10g，桃杏仁各10g，麻黄9g，细辛3g，姜半夏10g，陈皮10g，紫苏子10g，炒莱菔子10g，白芥子3g，款冬花10g，紫菀10g，炙甘草9g。

上21味研细末，合蜜为丸，每丸重9g，每次服2丸，日服3次，白开水送服。

服1方7剂，哮止喘平，即服2方丸药以缓图根治。

2005年春节期间告之，服丸药后至今未再发作。

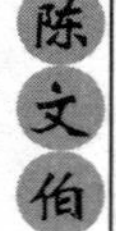

【按语】此案系久病正气已衰，寒痰水饮阻塞肺窍而出现哮喘重症。方中以蛤蚧补肺益肾，填精启阳，纳气定喘，红参可补五脏之虚，益气养血，活血通络，生黄芪补肺气、固卫气，与红参共为君药；炒白术、茯苓、淮山药健脾气，益肺气，纳肾定喘为臣药；辅以五味子、远志、桃杏仁、全当归补五脏，通心肾，活血定喘；麻黄、细辛、姜半夏、陈皮温肺化饮；苏子、炒莱菔子、白芥子降气宽中，理气化痰；款冬花、紫菀二药润肺下气，止咳祛痰。全方合用补五脏，益气血，通经络，祛痰定喘。

医案3　三脏俱虚，寒痰哮病

李某，女，46岁。初诊：2000年9月18日。

【病史】哮喘发作10余年，兼有肺结核、慢性肾炎、浅表性胃炎等病史。每遇冬季则哮喘发作，曾服中西药物

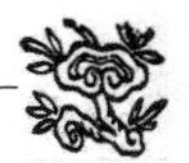

未能根治，故求余诊治。

【证候】喘促不安，喉中有哮鸣音，胸膈胀满，腰膝酸楚，头晕耳鸣，时有偏头痛，夜寐梦多，纳呆食少，大便略干，舌红，苔白，脉弦细尺弱。

【辨证】肺、脾、肾三脏俱虚，寒痰闭阻。

【主治】补肺健脾益肾，化痰止哮。

【方药】西洋参10g（先煎），生黄芪30g，炒白术10g，山萸肉10g，淮山药30g，五味子10g，茯苓10g，清半夏6g，陈皮6g，紫苏子10g，炒莱菔子10g，白芥子3g，全当归10g，桃杏仁各10g，浙贝母10g，生甘草6g。

上方10剂，用单味免煎颗粒剂，混匀装入0.5g胶囊，每次服5粒，日服3次，白开水送服。

嘱避风寒，少食肥甘，远房帏。

二诊：2000年10月9日。

服上方哮喘已平，食欲转佳，唯眼干涩，耳鸣如蝉，腰膝酸软，月经提前，量少，时有偏头痛，苔白，脉弦细尺弱。继以前法进退。

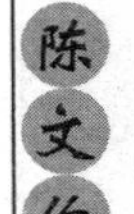

【方药】当归30g，白芍30g，山萸肉20g，女贞子20g，川芎12g，生地黄30g，枸杞20g，五味子20g，桃仁20g，杏仁20g，川贝母6g，生甘草6g。

上方3剂，仍用单味中药免煎颗粒剂，混匀装入0.5g胶囊，每次3粒，日服3次，白开水送服。

二诊：2000年11月3日。

服上方头痛已减，经血如期而潮，唯头痛、胸闷、耳鸣尚存。舌淡红，苔白，脉弦，尺脉已有起色。继以祛风止痛，理气宽中，益精止哮。

全蝎9g，白芍30g，葛根30g，细辛3g，白芷10g，川

芎12g，当归30g，山萸肉30g，生地黄30g，桃杏仁各20g，紫苏梗20g，全瓜蒌30g，生甘草6g。

上方3剂，仍用单味中药免煎颗粒剂，混匀装入0.5g胶囊，每次服5粒，日服3次。

四诊：2000年12月29日。

服上方头痛、耳鸣已除，胸闷症减。舌红苔白，脉弦缓。继以扶正祛邪法治之。

西洋参10g，生黄芪30g，淮山药30g，蛤蚧粉10g，全当归30g，炒白术30g，五味子20g，川贝母20g，桃杏仁各20g，生甘草12g。

上方5剂，仍用单味免煎颗粒剂，混匀装入0.5g胶囊，每次服3粒，日服3次，白开水送服。

2005年追访，哮喘未再发作。

【按语】本案为哮喘合并肺结核、慢性肾炎、浅表性胃炎多种疾病。方中以西洋参益肺气，养肺阴，补五脏为君药；生黄芪、白术二药合用，益元气而补三焦为臣药；辅以山萸肉、淮山药、茯苓益肾以纳气归原，健脾以化痰之源；清半夏、陈皮、苏子、莱菔子、白芥子止咳化痰，降逆定喘，以祛痰饮之邪；五味子敛肺气兼补五脏，与半夏、陈皮、苏子、莱菔子、白芥子之辛散药物相配伍，辛散酸敛开合相济，以防辛散之品耗伤肺气；一味甘草调和诸药，和中化痰，止哮定喘。全方合用，可补五脏之虚，祛痰饮之邪，而达止哮定喘之功。

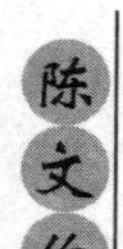

二诊服上方药哮喘已平，故减去半夏、陈皮、苏子、莱菔子、白芥子辛散化痰定喘之品。唯精血不足，见头痛耳鸣，腰膝酸软，月经量少，故方用四物汤加枸杞等补肝肾精血之品。三诊服药后，诸症悉减，但精血不足仍存，

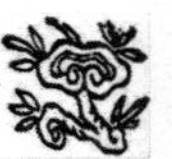

继遵前方加减治之。四诊服上方药精血渐充，诸症悉退，继以扶正祛痰定喘以收全功，配以单味中药免煎颗粒剂，便于守方观察后效，5 年后经追访哮喘未再发作。

医案 4 久病正虚，痰阻哮病

张某，女，48 岁。初诊：1959 年 11 月 11 日。

【病史】哮喘 20 余年，经查未见肺气肿，肺心病。每年冬春季节发病严重，近数年以来，一年四季每遇风寒均可发作，形成混合型支气管哮喘。20 余年来服中药汤剂及西药激素、氨茶碱、抗生素治疗，效不甚佳。经介绍求余诊治。

【证候】咳喘持续发作，喉中痰鸣如拽锯声，胸膈不利，呼吸困难，动则喘甚，夜不得卧，唇甲紫绀。舌质暗，苔少，脉沉弦尺弱。

【辨证】正虚邪实，痰邪阻肺。

【立法】扶正化痰，止哮定喘。

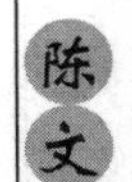

【方药】蛤蚧粉 3g（匀 2 次冲服），生黄芪 15g，炒白术 15g，茯苓 10g，麻黄 6g，干姜 3g，细辛 3g，法半夏 6g，陈皮 10g，炒莱菔子 6g，苏子 10g，白芥子 3g，桃杏仁各 10g，沉香 3g。

上方 7 剂，水煎服。

嘱常喝山药米粥，饮食清淡。

二诊：1959 年 11 月 25 日。

服上方 7 剂，哮喘渐平，喉中仍有轻度哮鸣声，动则仍有气急喘息，唇甲紫绀略好转。舌质暗，苔少，脉沉弦，尺脉稍有起色。继宗前方加减治之。

蛤蚧粉 3g（匀 2 次冲服），生黄芪 15g，淮山药 30g，炒白术 10g，苏子 10g，炒莱菔子 10g，白芥子 3g，姜半夏

10g，陈皮6g，桃仁6g，苦杏仁6g，沉香3g。

上方7剂，水煎服。

嘱仍以山药粥、清淡饮食为主。

三诊：1959年11月25日。

服上方7剂，哮喘已平，唇甲已红润，脉沉缓。继以温肺化饮、健脾化痰、益肾纳气归原、导龙归海之剂。

蛤蚧1对，西洋参10g，生黄芪30g，淮山药30g，炒白术30g，茯苓30g，草红花10g，全当归30g，桃杏仁各20g，川贝母10g，五味子10g，生甘草9g。

上方5剂，研细末。每次服3g，日服3次，白开水送服。冀希根治。

嘱避风寒，远房帏，少厚味。

1960年5月中旬告之：冬春季近4个月哮喘病未再发作。直至20世纪80年代初告之哮喘病已痊愈。

【按语】本案为正虚邪实哮喘发作期。方中以蛤蚧补肺益肾定喘为君药；黄芪、白术、茯苓补气健脾以化痰源，助君药化痰定喘；麻黄、干姜、半夏、细辛、陈皮温肺化饮，祛痰定喘；苏子、莱菔子、白芥子降气消痰；桃杏仁活血脉利气，疏通肺络；血降气行，痰随气转，则痰可去，喘自平。二诊服上方证虽减，但余邪尚存，宗前方减麻黄、干姜、细辛之品，继服7剂以除痰喘之邪。三诊服上方，哮喘已止，痰邪已去，继以扶正祛邪，巩固真元，可收全功。方中蛤蚧、西洋参、生黄芪、淮山药、炒白术、茯苓、五味子、全当归扶正气，益气血，桃杏仁、川贝母、生甘草活血通肺络，降肺气，痰喘自平。

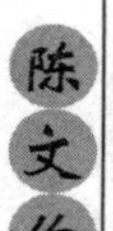

医案5　寒邪束肺，痰饮哮病

程某，男，54岁。初诊：2001年4月26日。

【病史】有哮喘家族史，过敏性鼻炎病史多年，每遇花粉异味等即可发作。近数月以来因咳喘到医院检查，诊为支气管哮喘，虽间断服西药仍未控制病情，为此，求余诊治。

【证候】咳嗽哮喘，喉中有哮鸣声，稀白泡沫痰，鼻塞流清涕。舌淡苔白稍滑，脉浮紧。

【辨证】寒邪束肺，痰饮内停。

【立法】温肺散寒，化痰定喘。

【方药】麻黄 9g，细辛 6g，姜半夏 20g，陈皮 20g，紫苏子 10g，苏叶 10g，白芥子 6g，炒莱菔子 10g，桃杏仁各 20g，白芷 10g，辛夷 10g，生黄芪 30g，炒白术 10g，生甘草 6g。

单味免煎颗粒剂 5 剂，混匀装入 0.5g 胶囊，每次 10 粒，日服 3 次，白开水送服。

二诊：2001 年 5 月 16 日。

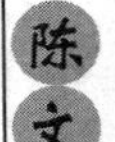

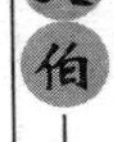

服上方胶囊剂，哮止喘平，鼻塞流涕已除，唯偶有咳嗽。舌淡苔白稍腻，脉弦。继以前法进退以巩固疗效。

西洋参 10g，生黄芪 30g，炒白术 30g，茯苓 10g，五味子 10g，桃杏仁各 10g，川贝母 10g，陈皮 10g，姜半夏 10g，蛤蚧 1 对。

单味免煎颗粒剂 10 剂，混匀装入 0.5g 胶囊，每次服 3 粒，日服 3 次，白开水送下。

嘱远房帏，多散步，少厚味，避风寒。

三诊：2001 年 12 月 21 日。

告之哮喘、鼻炎未再发作。

2005 年春节转告一切均好。

【按语】本案是有过敏性致病原的寒哮病人。方中麻

黄、细辛、姜半夏温肺散寒，宣肺化痰，降气定喘为君药；苏子叶、白芥子、炒莱菔子、陈皮温肺化痰，降逆平喘为臣药；桃杏仁活血宣肺定喘，为辅佐之药；辛夷、白芷助细辛温肺通肺窍止鼻渊；黄芪、白术、甘草补肺和中，保卫气以御寒邪。合用可温肺散寒，祛痰定喘，通肺窍止鼻渊，防寒邪犯肺。二诊服上方单味中药免煎颗粒剂，哮喘、鼻塞流涕已除，再以扶正祛邪法缓图根治。方中蛤蚧、西参、黄芪、白术、茯苓、五味子六味药大补元气，气充则脾健肾纳，痰喘自平。桃杏仁、川贝母、陈皮、半夏活血脉利肺气，祛痰喘之邪。守方可见明显效果，故追访至2005年，而哮喘未再发作。

医案6　肺热痰阻，热哮喘病

刘某，女，60岁。初诊：1977年8月10日。

【病史】哮喘病史已7年，经医院检查诊为支气管哮喘并发肺气肿。

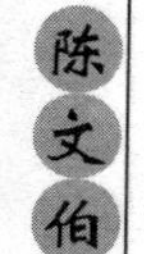

【证候】喘促不安，夜不得卧，喉中有喘鸣音，咳嗽痰黄不易咯出，胸膈痞闷，发热恶风寒。舌红苔薄白，脉浮数。

【辨证】外感风邪，肺热痰阻。

【立法】疏风宣肺，清热化痰。

【方药】麻黄6g，杏仁10g，生石膏30g，生甘草6g，鱼腥草30g，枇杷叶15g，前胡10g，白前10g，桃仁10g，草红花10g，川贝母10g。

上方7剂，水煎服。

嘱避风邪，少厚味，不过劳。

二诊：1977年8月17日。

服上方发热恶风寒已退，哮喘已平，唯咳嗽少量痰，

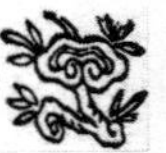

纳呆食少，胸膈胀满，腰酸乏力。舌红苔白，脉滑稍数。继以扶正化痰，止哮定喘。

生黄芪30g，西洋参10g，淮山药30g，炒白术30g，川贝母10g，桃杏仁各20g，五味子10g，枇杷叶30g，蛤蚧1对，草红花10g，浙贝母10g，生甘草9g。

上方10剂，共研细末，水泛为丸。每次服6g，日服3次，白开水送服。

三诊：1977年12月18日

服上方4月余，哮喘未再发作，饮食睡眠二便均调和。舌淡，舌边有齿痕，苔白稍腻，脉沉缓。继以前方加减治之。

蛤蚧粉10g，红参10g，生黄芪30g，炒白术30g，山萸肉30g，淮山药30g，五味子10g，桃杏仁各20g，川贝母10g，浙贝母10g，枇杷叶30g，全当归30g，草红花10g，生甘草9g。

上方5剂，研细末。每次服5g，日服3次，白开水送服。

嘱避风寒，少厚味，多散步。

四诊：1978年3月24日。

服上方散剂3月余，哮喘未作，但在寒冷之时胸膈仍胀闷，苔白稍腻，脉沉缓。继以前法治之。

藏红花10g，红参10g，蛤蚧1对，川贝母10g，桃杏仁各20g，全当归30g，赤芍10g，白芥子6g，麻黄6g。

上10味药浸泡在1000ml白酒（65°）内，每日将此酒瓶（罐）上下摇动数次，密封7天后，用棉签蘸药酒外涂，日行4次，涂下列穴位。

1．天突穴、膻中穴及前胸部位。

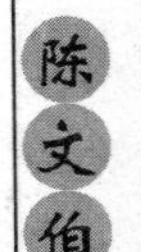

2. 定喘穴、肺俞穴、心俞穴及后背部位。

以此外治法，坚持用药巩固疗效冀图根治。

五诊：1978 年 5 月 16 日。

病人告之：每日外用药酒，至今哮喘未再发作。后于 1986 年转告哮喘已除，体健若常人。

【按语】本案系老年哮喘合并肺气肿而急性发作，为热痰阻肺所致。方中以麻黄、杏仁、生石膏、生甘草疏风宣肺，止嗽平喘为君药；鱼腥草、枇杷叶、前胡、白前清肺顺气，止咳消痰平喘为臣药；桃仁、红花活血化瘀，通肺气活肺络，使肺脉气血宣畅；川贝母、生甘草清肺化痰平喘。二诊、三诊服上方中药发热恶寒已退，哮喘亦平，但痰邪尚存，继以扶正祛邪以收全功。方中黄芪、红参、山药、白术、甘草、蛤蚧、五味子、山萸肉、当归以扶正祛邪，为治本之药；二贝、桃杏仁、枇杷叶、红花祛痰邪而使正气得复，故哮喘可除。四诊服上方半年有余，咳喘虽除，但肺窍痰郁血瘀尚存，继以红参、蛤蚧补肺益肾治其本；以藏红花、全当归、桃仁、赤芍通肺络；以贝母、杏仁、白芥子利肺气、祛痰阻，使气机通畅则胸膈胀满可除。以酒剂外用搽前胸后背，除肺络痰阻之余邪。

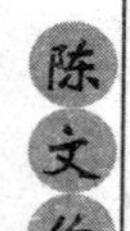

医案 7　正虚邪实，痰阻哮病

张某，男，42 岁。初诊时期：1959 年 3 月 6 日。

【病史】哮喘已 20 余年，发作以冬春季节为主，用西药治疗可缓解。近 2 年来四季均发病，自觉体力显著下降，唯恐此病转变成肺心病，则难以上班工作，求余用中药予以根治。

【证候】咳喘继作，喉中有水鸡声，胸闷结气，痰稀薄有泡沫，纳呆食少，腰酸乏力。舌淡红，苔白，脉沉弦

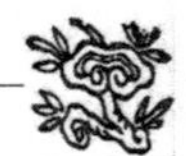

尺弱。

【辨证】正虚邪实，痰饮阻肺。

【立法】扶正祛邪，止哮定喘。

【方药】定喘散加味（先师陈世安方）。

西洋参10g，藏红花10g，川贝母30g，桃杏仁各20g，蛤蚧1对，浙贝母10g，生黄芪30g，炒白术30g，生甘草9g。

上方7剂，共研细末。每次服3g，日服3次，白开水送服。

嘱远房帏，多散步，避风寒。

二诊：1959年3月28日。

服上方哮止喘平，精神转佳，食量倍增，体健如常人。

嘱停服上药，每日可食山药粥1次，核桃仁2个，远房帏，避风寒，坚持户外适当运动。

三诊：1959年12月20日。

电告哮喘未发作，嘱暂不服药，仍以山药粥、核桃仁为主。

1965年11月来门诊告之，一切良好，始终未再发病。

【按语】本案系混合型支气管哮喘，虽坚持使用西药，但每到冬春季遇寒则发病，近年四季遇寒邪外侵则哮喘发作，欲求用中药去根，以免人到老年病魔缠身，难以生存。方中以京城名老中医陈世安先生所传“定喘散”为基本方，加化痰之浙贝，补脾肺之生黄芪，健脾之炒白术，共研细末，每次服3g，日服3次，白开水送服。二诊服上方近5个月哮止喘平，已达临床治愈。患者未再服药，直至1976年告之服先师之“定喘散”（加味方）已18年未再发病，已达根治。

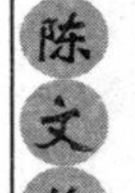

医案8　五脏虚衰，肺心瘀阻哮病

葛某，男，88岁。初诊：1998年2月16日。

【病史】早期罹患哮喘多年，逐渐发展为肺气肿、肺心病（心衰Ⅱ～Ⅲ度），已30余年病史，每年住院2～3次。去年11月中旬因肺部感染病危住院治疗，春节期间出院在家，但时有发作。在家中输液、服西药治疗，病情好转，但痰鸣哮喘，难以控制，故求余往诊服中药治疗。

【证候】呼吸短促，平卧则胸闷，坐起则喘甚心悸短气，喉中痰鸣，下肢按之凹陷，眼睑浮肿，语声无力，纳呆食少，大便秘结。舌质暗，苔白腐，脉沉细数无力，尺脉弱。

【辨证】五脏虚衰，痰饮阻肺，心肺瘀阻。

【立法】补五脏，化痰饮，通肺气，祛瘀阻。

【方药】红参5g，西洋参5g，生黄芪30g，炒白术20g，茯苓10g，五味子10g，淮山药30g，全当归20g，麦冬10g，南沙参20g，玉竹10g，桃仁10g，赤芍10g，丹参10g，川贝母10g，苦杏仁10g，生甘草6g，葶苈子30g。

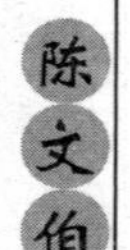

上方7剂，水煎服。

嘱避风寒，以稀软、易消化饮食为主。

二诊：1998年2月24日。

服上方痰鸣、气喘、浮肿好转，夜寐已能平卧，大便仍有秘结。舌红，苔白腐，脉沉细数无力，尺弱。继以前方加减，加火麻仁15g，郁李仁15g润肠通便。继服7剂。

三诊：1998年3月2日。

服上方咳喘未发作，大便通畅，日行1次，动则心悸喘息，舌淡红，苔白，脉沉细。继以扶正化痰、活血通脉、纳气归原之剂。

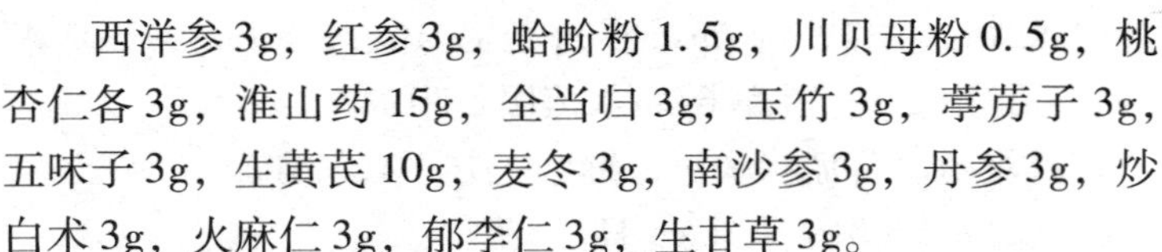

西洋参3g，红参3g，蛤蚧粉1.5g，川贝母粉0.5g，桃杏仁各3g，淮山药15g，全当归3g，玉竹3g，葶苈子3g，五味子3g，生黄芪10g，麦冬3g，南沙参3g，丹参3g，炒白术3g，火麻仁3g，郁李仁3g，生甘草3g。

上方15剂，水煎服。

嘱避风寒，少厚味，少言谈，调呼吸，多按摩，多禅坐。

四诊：1998年3月18日。

服上方精神转佳，食欲好，喜看电视。舌淡苔白，脉沉细。守前方继服14剂。

五诊：1998年11月8日。

自3月至今间断服中药200余付，其夏秋季节根据不同气候变化，在扶正的基础上进行加减用药，诸症悉减而脉象已出现缓象，唯尺脉尚弱，正气渐复可知，宗前法进退用药调治。

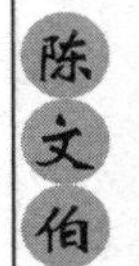

蛤蚧粉3g，红参6g，西洋参6g，山萸肉6g，五味子6g，麦冬6g，淮山药15g，生黄芪15g，炒白术10g，玉竹10g，全当归10g，南沙参15g，桃杏仁各3g，川贝母3g，生甘草3g。

上方15剂，水煎服。

六诊：1998年11月24日。

服上方后看书、看电视不觉疲劳，食欲佳，喜吃蛋糕类，搀扶下可慢步走到轮椅上，时有夜寐梦多。舌红苔白，脉弦缓。继以在补五脏的基础上通心血、活心络，利肺气、通肺络，使心肺之脉络气血贯通，可消心肺二脉之瘀阻。

红参10g，蛤蚧3g，灵芝10g，西洋参3g，菖蒲10g，远志10g，五味子10g，麦冬10g，生黄芪30g，淮山药30g，

炒白术 15g，川贝母 6g，桃杏仁各 10g，当归 10g，赤芍 10g，川芎 6g，生甘草 6g。水煎服。30 剂。

嘱服药后若症状平稳，继服上方不必易方。

七诊：2000 年 2 月 18 日。

患者虽 90 高龄，诸症悉除，可在室内整理书籍资料，每年去医院进行 2 次体检，未发现旧病复发。为了使病人正气得复，邪气得除，嘱继服中药缓图根治。

红参 5g，西洋参 5g，蛤蚧粉 3g，生黄芪 15g，淮山药 15g，焦白术 10g，全当归 10g，桃杏仁各 5g，玉竹 10g，远志 10g，川贝母 3g，生甘草 3g。

上方 30 剂，水煎服。

嘱避风寒，多静养，勿过劳，调气息，多禅坐，勿多言，饮食以粥为主，勿多餐。

八诊：2005 年 4 月 24 日。

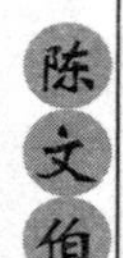

近 4 年以来，每年不间断地服上方进行加减治疗，除偶有感冒外，自认为健如常人，时有药半弃之不用之时。因医疗单位更换，前 1 周去北京某医院进行全身体检，天有不测风云，住院 3 日后肺部感染，应用抗生素出现胃肠性过敏造成大出血，抢救无效而病逝，终年 95 岁。

【按语】本案系耄耋之年，罹患哮喘、肺气肿、肺心病、心衰之危重病证。初诊方中以红参、西洋参、生黄芪、炒白术、淮山药、五味子、茯苓、全当归大队大补元气兼补五脏之品以求力挽狂澜；南沙参、玉竹、麦冬滋补心肺之阴精，与上药同用，使五脏之阴阳精气相得益彰，正气得复，生命保全；桃仁、赤芍、丹参活心脉、通肺络，使心肺气血通畅，痰瘀自除；川贝母、杏仁、生甘草润肺消痰，止哮平喘；一味葶苈子泻肺利气，祛痰平喘。无论是寒饮弥漫，痰火壅塞，喘息急促，肺肿胀满，虚实寒热皆可使用，只要配伍得当，久用此药绝无致虚之理，的确是一味披坚执锐，导痰平喘之才。二诊服上方7剂，痰喘得缓。唯大便秘结，上方加火麻仁、郁李仁润肠通便之品。三诊服上方中药诸症悉减，哮止喘平，唯动则心悸喘息，脉仍沉细，正气仍不足。以前方加蛤蚧增强纳气归原之品。四诊服上方自觉精神转佳，食欲好，舌淡苔白，脉沉细，守前方继续服药。五诊至1998年11月8日，几个月服中药以来哮喘基本平伏。经夏、秋季节，择气候之变化在扶正方的基础上进行加减调治，不仅诸症著减，而脉象已出现和缓之象，正气大增可知，宗前方进退。六诊近日在旁人搀扶下可在室内慢步走到轮椅坐下，效不更方，在前方的基础上击鼓再进。七诊服药调理已2年之久，患者已届90岁高龄，诸症悉除，可在室内活动。为延年益寿，嘱继服中药缓图根治。八诊前后调治已7年有余，体健如常人，赴医院进行体检示肺部感染，因药物过敏大出血而病逝。

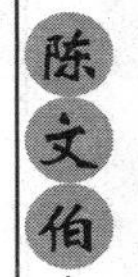

医案9　热痰阻肺，热哮喘病

陈某，15岁。初诊：2003年3月16日。

【病史】2岁时在托儿所期间因冬季寒凉感冒后出现哮喘，至今13年。以西药治疗为主，未服过中药。每到冬春季节则发病，夏秋季节亦有时发病。

【证候】气喘喉鸣如水鸡声，胸膈痞闷，痰白黏稠，喜食肉类，体稍胖，活动少，尿黄，大便稍干，舌尖红，苔黄腻，脉浮滑数。

【辨证】热痰阻肺，宣降失司。

【立法】清热宣肺，止哮定喘。

【方药】麻黄9g，杏仁10g，川贝母10g，枇杷叶30g，

鱼腥草 30g，黄芩 10g，葶苈子 10g，前胡 15g，白前 10g，浙贝母 10g，瓜蒌 30g，生甘草 9g。

上方 5 剂，研细末。每次服 9g，日服 3 次，白开水送服。

嘱少肉食，多清淡，避风寒，坚持服药。

二诊：2003 年 5 月 10 日。

服上方散剂 2 月余，哮喘均平，唯喉部尚有少量痰鸣，苔白厚腻，脉弦滑。继以前法清肺化痰，止哮定喘。

枇杷叶 30g，前胡 30g，白前 10g，桃杏仁各 20g，川贝母 10g，炒白术 30g，茯苓 10g，淮山药 30g，生黄芩 30g，五味子 10g，蛤蚧 1 对，生甘草 6g。

上方 5 剂，研细末。每次 9g，日服 3 次，白开水送服。

三诊：2003 年 7 月 15 日。

服上方 2 月，喉中已无痰鸣。舌红苔白，脉弦滑。体健如常，阴天时胸部仍闷胀。继以外用药巩固疗效。

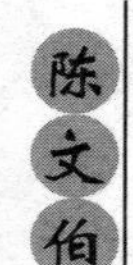

蛤蚧 1 对，麻黄 12g，桃杏仁各 20g，细辛 3g，干姜 6g，清半夏 10g，陈皮 10g，苏子 10g，五味子 10g，草红花 10g，白芥子 6g，生黄芪 30g，生甘草 9g。

上方 1 剂，浸泡于 65°白酒 1000ml 之中，1 周后装小瓶备用。每日上下摇动泡酒的器皿，用棉签蘸药搽在前胸天突穴、膻中穴、胸两侧部位、后背定喘穴（双）、肺俞（双）及肩胛部。早、中、晚各搽 1 次。

四诊：2003 年 10 月。

以上方药酒外用至今哮喘未再发作。

嘱可再用 2 斤白酒倒在前药酒中，每当胸闷时可随意外搽此酒在前胸，后背部位。

五诊：2004 年 2 月 16 日。

到医院检查未见任何异常，嘱停药酒，至2006年3月未再发作。

【按语】本案系热痰阻肺哮喘病。方中麻黄、杏仁宣肺利肺，祛痰平喘为君药；川贝母、浙贝母、枇杷叶、前胡、白前清肺化痰，降气定喘为臣药；鱼腥草、黄芪、葶苈子清热化痰，降气平喘；瓜蒌清肺热，润大肠，化痰定喘；一味生甘草清热化痰和中，全方合用清热宣肺利气，降逆化痰，止哮平喘。服上方2个月，哮喘已平，为巩固疗效，减麻黄、鱼腥草、浙贝母、黄芩、葶苈子、瓜蒌，易扶正补五脏之品，以达正复邪去。三诊在正复邪去之际用药酒方，冀图根治以收全功。四诊守药酒如前法外搽之。五诊用药已近2年哮喘未再发作，嘱停用内外药物。至哮喘未再发作。

医案10 三脏俱虚，寒饮哮病

广某，男，78岁（北京某中医院急诊室留观病人）。初诊：1986年11月10日。

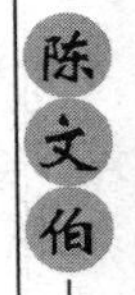

【病史】该病人于10年前罹患哮喘（支气管哮喘），反复发作，久治不愈，每遇天气变化则突然发病。经过长期中西药物治疗，至今未能根治。每遇症状缓解后停药，未发现有其他不适。11月10日，天气突然变冷，上午10点30分哮喘突然发作。因家中无人，自己来到医院，于途中因病情加重而瘫倒在马路旁，被行人发现后抬到医院急诊室，求余会诊。

【证候】颜面青紫，面部浮肿，喉中痰鸣如水鸡声，胸闷气结，呼吸困难，张口抬肩不能平卧，唇甲紫绀，喘促不安。神志尚清，但精神极度不安，听诊：双肺布满哮鸣音，心音96次/分钟，心律尚齐，腹软，无腹肌紧张。舌质紫暗，苔白腻，脉滑数。

【辨证】寒痰阻肺，肺脾肾三脏俱虚。

【立法】扶正祛邪，止哮平喘。

【方药】方1. 陈氏“定喘搽剂”。用棉签蘸药酒在膻中穴、天突穴点按搽药，然后在前胸部位进行搽药。病人搽后随即呼吸通畅，继而在后背肺俞穴、定喘穴旋转擦揉10分钟后症状缓解，1小时后症状消失，状如常人。心率80次/分，哮鸣音全部消失。舌质仍呈紫暗，苔白腻，脉滑。可自己下地自行交费取药。嘱每日早、中、晚定时按前后穴位擦揉10分钟。

方2. 内服药：陈氏“止哮定喘散”

麻黄9g，细辛30g，五味子10g，姜半夏10g，陈皮10g，草红花10g，桃杏仁各20g，川贝母10g，生黄芪30g，蛤蚧10g。

上方10剂，共研细末。每次服9g，日服3次，白开水送服。2年后经追访，哮喘病未再发作。

【按语】本案系支气管哮喘急性发作患者。因年老体衰在来院途中病倒，在急诊室抢救，应用陈氏“定喘搽剂”，有快速止哮定喘之功。外用药1小时后不仅哮喘已止，而且两肺哮音消失。该药有“简便、快速、安全、价廉、有效”的特色，这正是中医“外病内治，内病外治”之优势体现。

二、心脑病证

（一）失眠

失眠亦称不寐、“不得眠”、“不得卧”、“目不瞑”，是

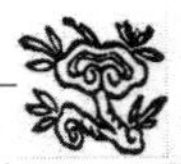

指经常不能获得正常睡眠为特征的一种病证。失眠的证情轻重不一，轻者有入睡困难，有睡而易醒，有醒后不能再眠，亦有时睡时醒等，严重者则整夜不能入睡。《素问·逆调论》中，就有“胃不和则卧不安”的记载。《灵枢·邪客》中提出“阴虚故目不瞑”。《金匮要略·血痹虚劳》中，已有“虚劳虚烦不得眠”的论述。明代张景岳《景岳全书·不寐》进一步对形成失眠的原因作了精辟的分析。“总属真阴精血之不足，阴阳不交，而神有不安耳”。失眠病证尽管病因病机复杂，但不外乎人体阴阳失和，心肾不交所致，故治疗失眠当以调和阴阳，交通心肾为其治疗大法。临证时药随病变，病随药愈而获良效。

医案1　心肾不交，阴虚失眠

王某，男，23岁。初诊：2001年1月4日。

【病史】半年多以来由于工作压力较大，思虑过多，常常夜不得寐，近1周整夜失眠，痛苦万分，经介绍来京求余诊治。

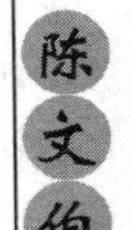

【证候】神志恍惚，坐卧不宁，心烦神躁，彻夜不眠，头晕耳鸣，腰膝酸软，潮热盗汗，时有梦遗。舌尖红，苔白，脉细数。

【辨证】阴虚内热，心肾不交。

【立法】养阴清热，交通心肾。

【方药】生地黄15g，玄参10g，山萸肉10g，莲子心10g，龙齿10g，紫贝齿10g，生龙骨10g，朱茯神10g，夜交藤10g。

上方7剂，水煎服。

嘱睡前不可饮浓茶水、咖啡。

二诊：2001年1月12日。

服上方，已能睡 2～3 个小时，他症如前。舌红苔少，脉细数，继宗前法进退。

生熟地各 10g，玄参 10g，山萸肉 10g，五味子 10g，莲子心 15g，龙齿 15g，生龙骨 30g，紫贝齿 15g，朱茯神 10g。

上方 7 剂，水煎服。

琥珀粉、朱砂粉各 0.5g（睡前 1 小时冲服）。

嘱每日散步 3000 步，勿饮浓茶、咖啡。

三诊：2001 年 1 月 20 日。

服上方已能熟睡达 6～7 个小时，精神转佳，头晕耳鸣，腰酸均好转。舌红苔白，脉沉细稍数。继宗前方进退。

生熟地各 20g，山萸肉 30g，炒枣仁 30g，五味子 30g，柏子仁 30g，合欢皮 30g，夜交藤 30g，龙齿 30g，紫贝齿 30g，朱茯神 30g，琥珀粉、三七粉各 3g。

上方 5 剂，单味中药免煎颗粒剂混匀装入 0.5g 胶囊中，每日服 2 次，白天服 5 粒，睡前服 10 粒，白开水送服。

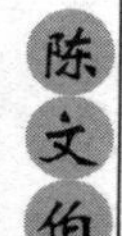

四诊：2001 年 2 月 22 日。

服上方胶囊，每夜可睡 7～8 个小时，精神振作，状若常人，继宗前方再进。睡前 1 小时服 5 粒胶囊以收全功。嘱勿饮浓茶、咖啡，每日散步 3000～5000 步。

【按语】在当前高科技发展的鼎盛时期，生活水平有很大提高，但是快节奏给人带来了精神压力。为此，失眠在中青年当中发病率较高。2006 年北京、上海、广州、南京、成都、杭州 6 个城市的成年人在过去 12 个月中睡眠障碍发病率为 57%，主要是其生活、工作压力过大所致。中医积累了 2000 多年治疗失眠病的临床经验，以中医药治疗各种病因所引起的失眠病有较好疗效。

本案实为阴虚内热、心肾不交的失眠。方中生地黄清心热、育肾阴，交通心肾为君药；玄参养阴清热，功过知柏，为滋肾阴之主药而为臣；山萸肉温而不燥，滋肝肾而清虚热，火动起于水虚，补其水则火自降，温其水则火自安，故山萸肉为正治阴虚火动之药；莲子心清心热、安心神、益心气、坚肾阴可交通心肾，使水火相济，神回眠安；龙齿、龙骨、紫贝齿清心热、镇心神，止惊悸心烦；朱茯神、夜交藤养肝肾、通血脉，安神催眠为佐使之药。全方合用，可奏养阴清热、交通心肾、镇心安神之功。二诊服上方，症虽减，但眠仍不安，继宗前法减夜交藤，易补精血之熟地、五味子，镇心安神之朱砂、琥珀。三诊服增强补益精血与镇心安神之药，入睡已达 6 ~ 7 小时，有显著好转。三诊以单味免煎中药颗粒剂服用胶囊缓图，巩固前功以免半途而废。四诊可入睡 7 ~ 8 小时状若常人，前方再进而收全功。

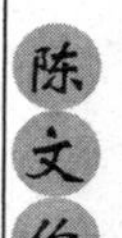

医案 2　肝胆郁结，忧虑失眠

张某，男，42 岁，初诊：2006 年 1 月 14 日。

【病史】近数年以来罹患乙肝大三阳，转氨酶略高，并有胆结石、慢性前列腺炎病史。经多方诊治用药，病情仍多次反复发作。近月余，时有达旦难眠。求余用中药调治。

【证候】夜卧不眠，心情抑郁，两胁胀痛，纳呆食少，午后腹胀，尿频，尿急，会阴不适，尿黄短少，大便秘结。苔淡黄厚腻，脉弦滑稍数。

【辨证】肝胆郁结，湿郁三焦，心肾不交。

【立法】疏肝利胆，清利三焦，交通心肾。

【方药】柴胡 6g，郁金 15g，鸡内金 10g，茵陈 15g，炒栀子 10g，黄芩 10g，金钱草 30g，海金沙 10g，滑石 10g，垂盆草 5g，丹参 30g，五味子 10g，远志 10g，白芍 10g，当

归10g，龙齿15g，琥珀粉、三七粉各1.5g（冲服）。

上方7剂，水煎服。

嘱少油腻肥甘厚味，忌酒类、辛辣食品及浓茶、咖啡。每日散步3000步，并食核桃仁4个。

二诊：2006年1月22日。

服上方诸药，夜间可睡5~6个小时，他症均减。舌尖红，苔淡黄，脉弦滑。继以前方进退。上方减龙齿，易熟大黄6g以通腑而清三焦之热。

三诊：2006年1月29日。

服上方，夜可眠6~7个小时，大便通畅，但梦仍多。宗前方减熟大黄，易龙齿15g，再进14剂。

四诊：2006年2月14日。

服上方14剂中药，夜间入睡可达7~8小时，转氨酶已正常，胆结石已排出两块，直径0.4cm和0.6cm，大三阳未能转阴，继宗前方进退。

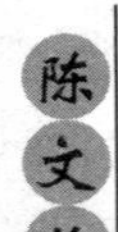

柴胡12g，郁金30g，鸡内金10g，炒栀子10g，垂盆草30g，丹参30g，当归30g，白术30g，五味子30g，远志30g，炒白术30g，茯苓30g，龙齿30g，琥珀粉、三七粉各3g。

上方5剂，以单味中药免煎颗粒剂混匀，装入0.5g胶囊中，每次服5粒，日服3次，以观后效。

【按语】本案为肝胆郁结、湿阻三焦不眠病。方中柴胡、郁金疏肝利胆为君药；茵陈、栀子、黄芩、垂盆草清利三焦之湿热为臣药；金钱草、鸡内金、海金沙、滑石利水排石为辅助药；五味子、远志、丹参、当归、白芍补益肝肾，养心血，安心神；龙齿、琥珀、三七粉镇心安神养肝，活血通络为佐使药。二诊服上方诸药后，入睡可达5~

6 小时，患者大喜，继以前方减镇心安神之龙齿，易熟大黄通腑而利湿热。三诊大便通畅，唯梦尚多，宗前方减熟大黄易龙齿。四诊服上药后，入睡可达 7 ~ 8 小时，取得满意疗效，转氨酶已正常，同时胆结石排出，继宗前方进退缓图根治。

医案 3 心脾不足，焦虑失眠

秦某，男，45 岁。初诊：2005 年 1 月 8 日。

【病史】近数年身负重任，劳心劳力，有心力交瘁之感，近数月以来夜不得寐，时时失眠，求余诊治。

【证候】夜寐梦多，夜醒难眠，心悸短气，神疲嗜卧，头晕目眩，纳呆食少，饭后腹胀，大便时溏，舌淡苔白，脉细稍数。

【辨证】心脾不足，气血失和。

【立法】养心健脾，交和气血。

【方药】党参 30g，远志 10g，石菖蒲 10g，炒白术 10g，朱茯神 10g，龙眼肉 10g，全当归 10g，炒枣仁 10g，五味子 10g。

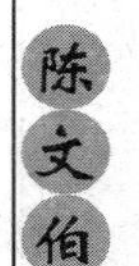

上方 7 剂，水煎服。

嘱勿饮浓茶、咖啡，每日散步 3000 步。

二诊：2005 年 1 月 15 日。

服上方诸药后可安睡 6 ~ 7 个小时，有时夜半醒后 10 余分钟即可再次入睡，诸症悉减。舌淡苔白，脉细。宗前方继服 14 剂，以观后效。

三诊：2005 年 1 月 30 日。

服上方诸药梦少眠安，精神转佳，他症均除，健如常人。宗前方进退。

丹参 30g，焦白术 30g，茯苓 30g，石菖蒲 30g，远志

30g，五味子30g，龙眼肉30g，炒枣仁30g，全当归30g，淮山药30g，丹参30g，生甘草9g。

上方5剂，用单味免煎颗粒剂，混匀装入0.5g胶囊中，每次5粒，日服3次，白开水送服。冀图正复神安而收全功。

嘱：每日散步3000米，适饮淡茶。数月后追访，神安身健，状如常人。

【按语】本案为心脾不足、气血失和不眠病。方中以党参、远志养心健脾安神为君药；石菖蒲、白术、朱茯神养心健脾，镇心安神为臣药；龙眼肉、当归、枣仁、五味子养血安神为佐使药物。二诊服上方后可入睡6～7小时，守前方再进。三诊服上方14剂后，诸症悉减，梦少眠安。继宗前方胶囊剂而收全功。

医案4　胃失和降，食滞失眠

陈某，男，48岁。初诊：2000年10月14日。

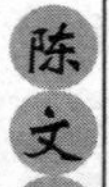

【病史】节日期间应酬较多，鸡鸭鱼肉、海鲜冷饮摄入过量。昨日在饭店进餐后，晚上回家进食板栗、瓜子、花生米、芒果等食品，晚11时睡觉，不到1小时惊醒。自觉胃脘胀满，泛恶欲呕，室内走动10余分钟，再入睡。不足1小时又惊醒，起床下地慢走，仍觉胃脘饱胀，翻来覆去，辗转不宁，晨起来院求余诊治。

【证候】夜卧不寐，胃脘胀满，矢气则缓，泛恶欲呕，时有呃逆，口臭难闻，大便黏滞。舌边有齿痕，苔白厚腻，脉沉弦滑。

【辨证】食水不化，痰浊中阻，胃失和降。

【立法】消食导滞，祛痰化浊，和降胃气。

【方药】焦四仙各10g，炒谷芽10g，炒莱菔子10g，焦

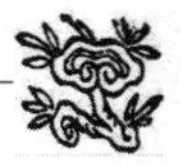

白术 10g，茯苓 10g，姜半夏 10g，陈皮 10g，朱茯神 10g，远志 10g，石菖蒲 10g，琥珀粉 0.3g（冲服），天然水飞朱砂粉 0.3g（冲服）。

上方 3 剂，水煎服。每剂煎 3 次，分 3 次服。

嘱勿食肥甘厚味食品，以饮稀粥为主。

二诊：2000 年 10 月 17 日。

服上方药 1 剂，食水痰浊去其大半，已能睡眠，但胃脘仍不适，2 剂后胃内停滞已去，夜卧已能安睡，3 剂健如常人。

【按语】本案为内有停滞、痰浊中阻、胃失和降不眠病。方中以焦四仙、炒谷芽、炒莱菔子消食导滞为君药；焦白术、茯苓、姜半夏、陈皮祛痰化浊为臣药；朱茯神、远志、菖蒲、琥珀粉、朱砂镇心安神、交通心肾为佐使药物。二诊服上方 3 剂食浊已去，入睡如常人。

医案 5　痰扰心神，心悸失眠

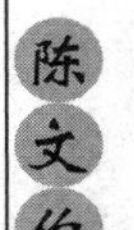

谢某，男，32 岁。初诊：2002 年 3 月 17 日。

【病史】平素过食肥甘，体胖丰满，不好运动。近月余夜寐不安，曾服镇静药，虽能睡眠，但晨起头胀痛，近 1 周仍服镇静药，但效果不佳。求余诊治。

【证候】心悸不眠，时有短气，泛恶欲呕，胸脘痞闷，纳呆食少，懒言少动，下肢浮肿按之凹陷。舌质淡，舌体胖大，边有齿痕，苔白厚腻，脉沉滑。

【辨证】痰扰心神，夜不得寐。

【立法】祛痰开窍，养心安神。

【方药】石菖蒲 10g，远志 10g，法半夏 10g，陈皮 10g，朱茯神 10g，五味子 10g，党参 10g，炒枣仁 10g，生甘草 6g，龙齿 10g，茯苓 30g。

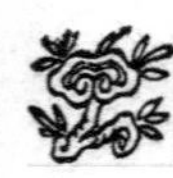

上方7剂，水煎服。

琥珀粉1.5g（睡前冲服）。

嘱勿饮浓茶、咖啡，忌肥甘厚味食品，每日散步3000步。

二诊：2002年2月24日。

服上方1剂，心悸消除，可睡眠4～5小时，2剂下肢浮肿消散，7剂诸症悉除。继宗前方再进。

石菖蒲30g，远志30g，法半夏30g，陈皮30g，朱茯神30g，五味子30g，党参30g，炒枣仁30g，生甘草6g，炒白术30g，茯苓30g，琥珀粉6g。

上方1剂，以单味中药免煎剂混匀，装入0.5g胶囊中，每次服5粒，日服3次，白开水送服。冀图去痰源，安心神以收全功。

【按语】本案为痰扰心神，夜不得寐。方中石菖蒲、远志、半夏、陈皮祛痰开窍为君药；朱茯神、五味子、党参、炒枣仁养心安神为臣药；一味甘草和中祛痰安神。二诊服上方诸药后诸症悉除，继宗前方，再进胶囊剂，去痰源，安心神而收全功。

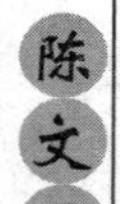

医案6　心虚胆怯，心怯失眠

白某，男，33岁。初诊：2004年2月21日。

【病史】近年来工作紧张繁忙，身负重任，时有力不从心之时，近月余寝食难安，求余中药调治。

【证候】夜不能寐，睡卧之时辗转不安，入睡则惊醒，精神恍惚，睡时灯明，纳呆食少。舌质暗，苔白，脉弦尺弱。

【辨证】心虚胆怯，水火不济。

【立法】养心助胆，交通心肾。

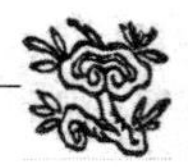

【方药】党参 15g，朱茯神 10g，远志 10g，炒枣仁 10g，五味子 10g，白芍 10g，龙齿 10g，柏子仁 10g，山萸肉 10g，当归 10g，琥珀粉 1g（冲服），天然水飞朱砂粉 0.5g（冲服）。

上方 7 剂，水煎服。

嘱勿饮茶、咖啡，每日在庭院适当散步。

二诊：2004 年 2 月 28 日。

服上方 3 剂后能安睡，7 剂则神安。继宗前方服 7 剂，以观后效。

三诊：2004 年 3 月 5 日。

服上方 7 剂，诸症悉除，继宗前方进退。

党参 30g，茯苓 30g，远志 30g，炒枣仁 30g，五味子 30g，白芍 30g，龙齿 30g，柏子仁 30g，山萸肉 30g，全当归 30g，磁石 30g，琥珀粉 3g，天然水飞朱砂粉 3g。

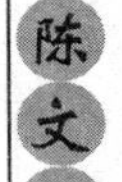

上方 5 剂，以单味免煎中药颗粒剂混匀，装入 0.5g 胶囊中，每次 5 粒，日服 3 次，白开水送服。冀图神安胆壮，安睡如常。

嘱勿饮茶、咖啡，每日散步 2000 步。后追访半年以来从未发病。

【按语】本案为心虚胆怯、水火不济不眠病。方中党参、朱茯神、远志养心益胆、安神止怯为君药；炒枣仁、五味子、白芍、当归补益肝肾、养血安神为臣药；柏子仁、山萸肉养心益肾为辅助君臣之药；龙齿、琥珀、朱砂、镇心安神为佐使之药。二诊服上方 7 剂后神安入睡，继以前方 7 剂。三诊服上方诸药后，诸症悉除。再拟前方胶囊剂缓图根治而收全功。

医案 7　水火失交，血虚失眠

朴某，男，22岁。初诊2004年10月16日。

【病史】离家外出工作2年余，工作紧张，过于焦虑，近月余夜不能寐，来京求余诊治。

【证候】夜不得寐，心神不定，健忘惊悸，面色少华，腰酸膝软，多虑少言。舌淡苔白，脉沉细弱。

【辨证】心血不足，心肾不交。

【立法】养心益肝，交通心肾。

【方药】党参15g，全当归10g，龙眼肉10g，炒枣仁10g，熟地10g，枸杞10g，五味子10g，磁石30g，白芍10g，柏子仁10g，阿胶5g（烊化兑服），琥珀粉0.5g（冲服），天然水飞朱砂粉0.5g（冲服）。

上方7剂，水煎服。

嘱勿饮茶、咖啡，适当散步。

二诊：2004年10月23日。

服上方3剂后可安睡4～5小时，7剂可安睡6～7小时，唯梦多，他症均好转，继宗前方7剂，以观后效。

三诊：2004年10月30日。

药后诸症悉除，精神转佳，继宗前方进退，冀希心神入舍。

党参30g，全当归30g，龙眼肉30g，菖蒲30g，远志30g，炒枣仁30g，枸杞30g，五味子30g，白芍30g，磁石60g，柏子仁30g，阿胶30g，琥珀粉3g，天然水飞朱砂粉3g。

上方5剂，以单味免煎中药颗粒剂，混匀，装入0.5g胶囊中，每次服5粒，日服3次，白开水送服。

嘱勿饮浓茶、咖啡，坚持每日散步3000步。

【按语】本案为心血不足、心肾不交不眠病。方中以党

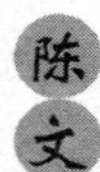
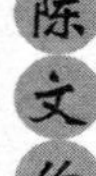

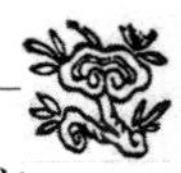

参、当归养心益肝为君药；龙眼肉、炒枣仁、阿胶养血安神为臣药；熟地、枸杞、五味子、柏子仁、白芍补精血益心安神为辅助君臣之药；磁石、琥珀、朱砂镇心安神为佐使药。全方合用可达养心益肝、交通心肾、补益精血、镇心安神之功。二诊，服上药可入睡达 6 ~ 7 小时，唯梦尚多。宗前方继服 7 剂，以观后效。三诊服上方药后，诸症悉退。继宗前方以胶囊剂使心神入舍而收全功。

医案 8 心肾不足，脾虚失眠

程某，男，37 岁。初诊：2005 年 3 月 20 日。

【病史】自幼体弱多病，虽无大碍，但自感脾肾不足，颇有自卑感。近半年以来经人介绍交一女友，唯恐性接触导致自身伤害。2 周前女友提出分手，以致 1 周来昼夜难眠，精神恍惚，求余诊治。

【证候】整夜不眠，心悸怔忡，自汗盗汗，纳呆食少，食后胃胀，心神不定，坐立不安，腰膝酸软，头晕目眩。舌质淡红，苔白，脉细数尺更甚。

【辨证】心虚胆怯，脾肾不足，心肾不交。

【立法】养心益胆，健脾滋肾，交通心肾。

【方药】石菖蒲 10g，远志 10g，炒枣仁 15g，五味子 10g，柏子仁 10g，党参 15g，白芍 10g，熟地 6g，炒白术 10g，茯苓 15g，朱茯神 10g，山萸肉 10g，生黄芪 30g，龙齿 15g，琥珀粉 0.5g（冲服），天然水飞朱砂粉 0.5g（冲服）。

上方 7 剂，水煎服。

二诊：2005 年 3 月 28 日。

服上方 1 剂，心神有主，夜寐可入睡 3 ~ 4 小时，夜梦纷纭，7 剂可入睡 4 ~ 5 小时，心神稳定，心悸怔忡好转，

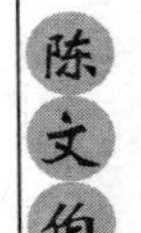

舌质淡红，苔白。脉细弱尺脉有所起色。继宗前方7剂，以观后效。

三诊：2005年4月5日。

服上药每日可入睡6~7小时，中午亦可入睡半小时，自觉精神转佳，唯食后胃脘仍胀，时有心情沉闷。舌质淡红，苔白，脉细稍有力。继宗前方加减治之。

石菖蒲30g，远志30g，炒枣仁30g，五味子30g，柏子仁30g，党参30g，焦白术30g，茯苓30g，生黄芪30g，淮山药30g，山萸肉30g，巴戟天20g，菟丝子20g，朱茯神30g，龙齿30g，琥珀粉3g，天然水飞朱砂粉3g。

上方5剂，以单味免煎颗粒剂混匀，装入0.5g胶囊中，每次5粒，日服3次，白开水送服。

嘱坚持散步，每日3000步左右，勿饮浓茶、咖啡。冀希正气得复，心神得安。

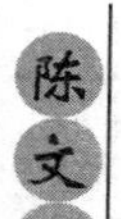

【按语】本案为心虚胆怯、脾肾不足不眠病。方中石菖蒲、远志、枣仁养心助胆、安神止惊悸为君药；炒枣仁、五味子、柏子仁养心血、益心气、安心神、止惊悸怔忡为臣药；党参、白术、茯苓、熟地、山萸肉、白芍、生黄芪健脾益肾为辅助药；朱砂、琥珀、龙齿镇心安神、止惊悸怔忡为辅佐使药。全方合用，养心助胆，健脾益肾，止惊悸怔忡，安心神定魂魄。二诊服上药睡眠好转，心悸怔忡亦有好转，继宗前方7剂，以观后效。三诊服上药后，可入睡6~7小时，一切症状均有好转，时有心情沉闷。舌质淡，苔白，脉细有力。继宗前方，减滋补肝肾之白芍、熟地，易黄芪、山药补肺、脾、肾之元气，更增巴戟天、菟丝子益肾气之药，以胶囊剂缓图根治，疗效满意。

医案9　阴虚火旺，扰神失眠

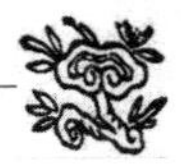

赵某，女，50 岁。初诊：2004 年 3 月 24 日。

【病史】高血压病史 10 余年，平素时时震怒，心烦急躁，近期经血已止，夜不得寐，求余诊治。

【证候】夜不得寐，心烦神躁，稍遇不平则震怒不已，头晕目眩，口苦咽干，尿黄便秘。舌质红，苔淡黄，脉弦劲有力。

【辨证】心虚火盛，阴虚阳亢，心肾不交。

【立法】养心清热，育阴潜阳，交通心肾。

【方药】莲子心 15g，生地黄 10g，炒枣仁 10g，白芍 10g，珍珠母 15g，生牡蛎 30g，远志 10g，五味子 10g，枸杞 10g，龙齿 10g，紫贝齿 10g，琥珀粉 0.3g（冲服），天然水飞朱砂粉 0.3g（冲服）。

上方 7 剂，水煎服。

嘱宜清淡饮食，不宜厚味肥甘之品。

二诊：2004 年 4 月 2 日。

服上方 1 剂神安，睡眠可达 5～6 小时，3 剂后头晕目眩好转，血压平稳，7 剂尽后心静神清眠安。舌质红，苔白，脉弦。继宗前方 7 剂，以观后效。

三诊：2004 年 4 月 9 日。

服上方诸药，一切良好，精神转佳，继守前方再进。

莲子心 30g，生地黄 30g，炒枣仁 30g，白芍 30g，珍珠母 30g，生牡蛎 30g，远志 30g，五味子 30g，枸杞子 30g，龙齿 30g，丹参 30g，琥珀粉 3g，三七粉 3g。

上方 5 剂，以单味免煎中药颗粒剂混匀，装入 0.5g 胶囊，每次服 5 粒，日服 3 次，白开水送服。

嘱饮食清淡，适当散步，缓图病情稳定。

【按语】本案为心血不足，心火过盛，阴虚阳亢，致使

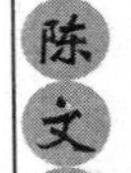

水火不相交济而不眠。方中莲子心、生地黄清心热、育肾阴、平肝降压、交通心肾、养心安神为方中君药；炒枣仁、白芍补心血、益肝血、养心安神为臣药；珍珠母、生牡蛎镇心熄风，平肝潜阳，有辅助君臣安神之功；远志、枸杞、五味子养心滋肾，兼补五脏，交通心肾，补心安神；龙齿、紫贝齿、琥珀、朱砂镇心安神为佐使之药。全方合用，可奏养心清热，滋阴潜阳，交通心肾，调和阴阳，镇心安神之功。二诊服上方后，睡眠好转，头晕目眩诸症悉减，继服上方7剂。三诊服上方后，睡眠可维持6~7小时，精神转佳，血压平稳，继宗前方再进，以胶囊剂缓图心安神定，诸症悉去。

医案10　心神暗耗，正虚失眠

武某，男，58岁。初诊：2000年6月4日。

【病史】多年来罹患高血压、冠心病、糖尿病、高血脂、脂肪肝诸病，经中西医治疗病情有所控制。近因商场风波有所累及，精神压力过大，夜不得寐，求余诊治。

【证候】整夜不眠，心为事扰，意乱心烦，急躁不安，稍遇事则惊悸怔忡，夜间遇有响动则失魂落魄，自汗胆寒，面色晦暗，腰膝酸软，头晕耳鸣，纳呆食少，便溏尿频。舌质暗苔白，脉沉细弱。

【辨证】心神过耗，精血不足，阴阳不交。

【立法】养心益胆，填精补血、调和阴阳。

【方药】磁石30g，莲子心15g，炒枣仁15g，生地黄15g，柏子仁15g，远志15g，白芍15g，枸杞子15g，石菖蒲10g，龙齿15g，生龙骨15g，生牡蛎15g，五味子10g，麦冬15g，朱茯神30g，南沙参30g，山萸肉10g，白术15g，丹参30g，琥珀粉1.5g（冲服）。

上方7剂，水煎服。

嘱以豆浆、豆腐、花生米、核桃仁、鲜山药、薏苡仁、枸杞子、黑豆、赤小豆、黄豆等食品为主，少量鱼、肉、蛋为辅，每日坚持散步，由少到多适度。

二诊：2000年6月11日。

服上方7剂后，夜眠3～4小时，心神略为安定，他症均有好转。舌质暗，苔白，脉沉细弱。继宗前方再进7剂，以观后效。

三诊：2000年6月18日。

服上方后，睡眠已达5～6小时，精神转佳，心神安定，他症均减。舌质红稍暗，苔白，脉弦细。继宗前方进退，以收全功。

磁石30g，莲子心30g，炒枣仁30g，生地黄30g，柏子仁30g，远志30g，白芍30g，枸杞子30g，石菖蒲30g，龙齿30g，生龙骨30g，生牡蛎30g，五味子30g，麦冬30g，朱茯神30g，南沙参30g，山萸肉30g，白术30g，丹参30g，琥珀粉6g，三七粉6g。

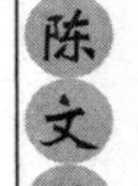

上方5剂，以单味免煎中药颗粒剂混匀，装入0.5g胶囊，每次服5粒，日服3次，白开水送服。

嘱缓图稳定心神，滋补心、胆、肝、脾、肾精之不足，使正气得复。

【按语】本案为心神过耗，心胆肝肾不足，阴阳失和而致不眠病。方中磁石、莲子心、炒枣仁养心益胆，重镇安神，止惊悸怔忡，共为君药；生地黄、柏子仁、远志育心阴，养心气，交通心肾而为臣药；龙齿、龙骨、牡蛎镇心神助胆气，安肝魂定脾魄，有辅助君臣镇心安神之功；五味子、麦冬、朱茯神补五脏，育心阴，镇心神，止惊悸怔

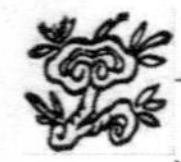

忡，安魂定魄；南沙参、山萸肉、白术、丹参、琥珀粉滋心肺之阴，填肾精，健脾补血，活血通络，镇心安神，与前药同用，可安五脏，调气血，镇心神，安魂魄。二诊服上方7剂，夜眠入睡可达3～4小时，心神略为安定，他症均有好转，继服上方7剂。三诊服上方后睡眠可达5～6小时，心神安定，胆壮身安，魂魄入舍，诸症著减。效不更方，击鼓再进，以胶囊剂巩固前效以防死灰复燃，使正复神安，阴阳调和，气血通畅，肾气有余，脏腑协调，故得以收全功。

（二）眩晕

眩晕最早见于《内经》，有“眩”、“眩冒”之称。《素问·至真要大论》说：“诸风掉眩，皆属于肝”。《灵枢·卫气》说：“上虚则眩”。《灵枢·海论》说：“髓海不足则脑转耳鸣，胫酸眩冒”。至汉代张仲景在《伤寒论》中提出“三阳”致眩晕之说。金元四大家之朱丹溪主张痰火即眩晕之说。明代张景岳则力主“无虚不作眩”之主张。至清代陈修园概括“风、火、痰、瘀”是眩晕病证的主要病因病机。尊古人之学说，同时强调眩晕其病位不仅涉及肝脾肾三脏，而心为火脏，心为君主之官，心火过亢，则外邪内邪二火炎之，仍然可致眩晕，肺为金脏，金衰一则使肾水不足，二则不能制木，而木复生火而致眩晕。临证时医者不可不知。

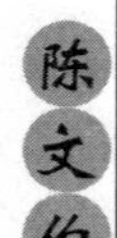

医案1　肝肾不足，血瘀眩晕

杨某，女，43岁。初诊：2000年2月16日。

【病史】从事财务工作，每日伏案。近数年以来颈部僵硬，晨起时时落枕，肩背疼痛，心悸胸痛，经心电图检查

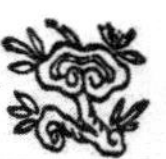

未发现供血不足。1998 年经医院 CT 检查诊为“颈椎病”，求余诊治。

【证候】头晕目眩，颈项强直，活动受限，上肢麻木，心悸不安，阴天寒凉病情加重。月经尚可，二便调，夜寐梦多。舌质淡红，苔白稍腻，脉弦稍滑尺弱。

【辨证】肝肾不足，风湿阻络，气血瘀阻。

【立法】补益肝肾，祛风化湿，活血通络。

【方药】白芍 30g，全当归 10g，怀牛膝 10g，熟地黄 10g，羌活 10g，木瓜 10g，威灵仙 10g，葛根 10g，丹参 10g，川芎 6g，红花 6g，生甘草 6g。

上方 7 剂，水煎服。

嘱饮食清淡，勿受风寒之邪。

二诊：2000 年 2 月 22 日。

服上方药头晕目眩已止，颈部活动好转，胸已不痛，夜梦减少，继宗前方 7 剂。

三诊：服上方 7 剂，一切症状均已消退，继宗前方进退。

白芍 30g，葛根 30g，威灵仙 30g，熟地黄 30g，羌活 30g，木瓜 30g，天麻 30g，川芎 12g，丹参 30g，清半夏 10g，陈皮 10g，生甘草 9g。

上方 5 剂，以单味药颗粒剂混匀，装入 0.5g 胶囊中，每次服 5 粒，日服 3 次，白开水送服，缓图根治。

后追访未再复发。

【按语】本案系肝肾不足，风湿阻络，气血瘀阻而致之眩晕，西医诊为“颈椎病”。方中白芍养肝和营，当归补血活血通脉，熟地滋肾水，填精髓，通血脉，益气力，尤以补一切肝肾阴亏为之善长，怀牛膝补肝肾，活血通络，四

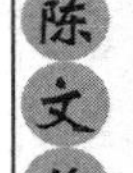

药合用，止眩晕，通血痹，为方中之君药；羌活祛风湿利关节，通畅血脉攻其邪气，体轻而不浊，味辛而能散，性行而不止，可遍达肢体，以清气分之邪，可止头晕目眩，颈项强痛。葛根为阳明经脾之主药，兼入心、肝、肺、肾，解肌祛风，活血通经，可止头晕目眩，颈项强痛，威灵仙行五脏，通利经络，其性善动，横行直往追逐风湿邪气，破除痰瘀冷积，木瓜酸甘温，能升能降，舒筋活络，息风祛湿，四药合用，祛风逐湿，通利经络为方中之臣药；丹参活血祛瘀，使气血通畅，肢体僵硬麻木可舒，养心血可止心悸不安；川芎散诸经之风，行气活血可止眩晕、颈项强痛，红花活血通络，为行血之要药，三药合用，活血化瘀，止痛活络，为辅佐之药；一味生甘草和中养胃，无伤正之虑。全方合用，可补益肝肾，祛风除湿，活血通络，则眩晕可止，颈项肢体麻木僵硬可除。二诊服上方诸药，诸症悉减，继宗前方，以观后效。三诊服上方7剂，诸症悉退，继以前方减当归、红花活血之品，易善于解肌透邪、专治督脉太阳经项背强痛之葛根及平肝息风之天麻，服胶囊剂缓图根治。

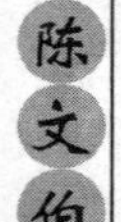

医案2　痰阻脑络，精虚眩晕

乌某，男，46岁。初诊：2001年9月16日。

【病史】平素注意身体锻炼，昨日去游泳时间稍长，上岸后立即感到眩晕，医院检查诊断为“颈椎增生症”，用药后头晕目眩未止，泛恶欲呕未除，求余诊治。

【证候】头晕目眩，泛恶欲呕，头颈活动则眩晕即起，颈部强直不适，上肢不麻。舌苔白稍腻，脉弦稍滑。

【辨证】肝肾不足，痰风内扰。

【立法】补益肝肾，祛痰活络。

【方药】白芍 30g，熟地 10g，葛根 15g，法半夏 10g，陈皮 10g，云茯苓 10g，威灵仙 10g，天麻 10g，生甘草 6g。

上方 7 剂，水煎服。

嘱清淡饮食，低枕仰卧休息。

二诊：服上方 7 剂，头晕目眩已止，泛恶欲呕已除，头部缓慢活动已无眩晕之感，颈部已舒展灵活，继宗前方 7 剂，以观后效。

三诊：服上方诸药，诸症悉除，舌红苔白，脉弦。继以前法进退，以收全功。

葛根 30g，白芍 30g，熟地 30g，天麻 30g，羌活 30g，木瓜 30g，丹参 30g，清半夏 10g，焦白术 10g。

上方 5 剂，以单味免煎中药颗粒剂混匀，装入 0. 5g 胶囊，每次服 5 粒，日服 3 次，白开水送服。

嘱坚持散步活动，并练床上、床下八段锦，注意全身关节适当活动以防一种姿势使气血凝滞，关节僵直硬化。

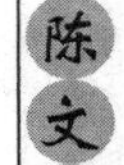

【按语】本案为肝肾不足而痰饮内扰之眩晕病。方中补益肝肾之白芍、熟地为君药；半夏、陈皮、茯苓祛痰活络为臣药；天麻、威灵仙平肝熄风、祛风活络为辅药；葛根解肌，透颈项强痛麻木之外邪；一味生甘草和中。全方合用可补益精血，祛痰熄风，止眩晕，透颈项强痛之邪。二诊服上诸药眩晕已止，颈部强直已好转，效不更方，前方再进。三诊服上方 7 剂，诸症悉除。继宗前方进退，以收全功，服胶囊剂缓图根治。

医案 3　痰风内阻，血瘀眩晕

韩某，男，51 岁。初诊：2002 年 4 月 6 日。

【病史】过去下乡劳动过力，颈部有外伤史。近数年来，每到冬春交季时头晕目眩即严重发作。前数日正在开

会时，头部猛然扭动则立即眩晕，脸色苍白，泛恶欲呕，急送医院检查，诊为“颈椎病”、“脑椎底动脉硬化症”。虽服一些药物，但眩晕继作，求余诊治。

【证候】头晕目眩，时有晨起发作，工作劳累时亦有发作，耳鸣健忘，颈肩部僵硬。舌质淡，苔白腻，脉弦滑。

【辨证】肝肾不足，痰风内起，瘀阻脑络。

【立法】补益精血，化痰熄风，活血通络。

【方药】白芍 30g，熟地 10g，天麻 10g，山萸肉 10g，当归 10g，胆南星 6g，清半夏 6g，钩藤 10g，丹参 10g，地龙 10g，石菖蒲 10g，葛根 10g。

上方 7 剂，水煎服。

嘱清茶淡饭，勿食肥甘厚味食品。

二诊：2002 年 4 月 14 日。

服上方眩晕已止，耳鸣健忘好转，颈肩仍不适，继守前方再进 7 剂。

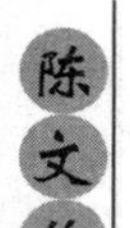

三诊：2002 年 4 月 22 日。

服上方诸药，诸症悉除，宗前方进退。

白芍 30g，赤芍 10g，川芎 12g，当归 20g，山萸肉 30g，熟地黄 30g，丹参 30g，清半夏 20g，胆南星 10g，石菖蒲 20g，远志 20g，天麻 30g，钩藤 30g，紫贝齿 10g，珍珠母 30g，葛根 30g。

上方 5 剂，以单味免煎中药颗粒剂混匀，装入 0.5g 胶囊中，每次服 5 粒，日服 3 次，白开水送服。

嘱坚持散步，清茶淡饭，以防再复发。

【按语】本案为肝肾不足而痰风内起，瘀阻脑络。西医诊为“颈椎病”合并“脑椎底动脉硬化症”。方中以白芍、当归、山萸肉、熟地大队补益肝肾之品以治其本；以胆南

星、半夏、天麻、钩藤祛痰活络、平肝熄风为臣药；丹参、地龙、石菖蒲、葛根活血化瘀、开窍醒脑、解肌透邪为辅佐药。全方合用可补益精血，祛痰活络，平肝熄风，开窍醒脑，通透督脉外邪。二诊服上方未尽，眩晕已止，他症好转，继服前方。三诊上方药尽，诸症悉除，继以前法进退，服用胶囊剂缓图根治。

医案4 阴虚风动，痰瘀眩晕

侯某，女，36岁。初诊：2000年3月9日。

【病史】多年高血压史，高脂血症、脂肪肝，体胖，过标准体重20余公斤。近数年每年冬春与秋冬时节头晕目眩，近半年以来每天清晨发作，经医院CT检查见“椎体神经根管变窄”，X线示“椎体增生，椎间隙变窄”，建议手术治疗。患者对手术有所顾虑，经人介绍，求余诊治。

【证候】头晕目眩，头项强痛，颈部活动受限，上肢麻木，耳鸣如蝉，腰膝酸软。舌质红，苔白，脉弦细尺弱。

【辨证】肝肾不足，痰风内起，风寒阻络。

【立法】补益肝肾，化痰熄风，祛风活络。

【方药】白芍30g，当归10g，山萸肉10g，胆南星6g，僵蚕10g，天麻10g，钩藤10g，地龙10g，威灵仙10g，羌活10g，川芎6g，红花10g。

上方7剂，水煎服。

嘱避风寒，忌辛辣肥甘之品。

二诊：2000年4月26日。

服上方诸药，诸症著减，效不更方，前方再进7剂。

三诊：2000年5月10日。

服上方诸药，头晕目眩已止，颈部活动仍有不适，肢体麻木及耳鸣好转，腰痛缓解，继前法进退。

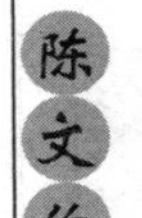

白芍30g，山萸肉30g，熟地黄30g，天麻30g，钩藤30g，枸杞30g，地龙20g，威灵仙20g，白蒺藜30g，丹参30g，红花30g，川芎12g。

上方5剂，以单味免煎中药颗粒剂混匀，装入0.5g胶囊中，每次服5粒，日服3次，白开水送服。

嘱适当散步，静息养神，清淡饮食。

经追访，近2年以来未再发病。

【按语】本案为肝肾不足，痰风内起，风寒阻络。西医诊为高血压、高血脂、脂肪肝、椎体神经根管变窄、椎体增生椎间隙变窄。方中白芍、当归、山萸肉益血填精，活血通络，为方中君药；胆南星、僵蚕、天麻、钩藤、地龙祛痰散结，散风驱邪，平肝熄风活络；威灵仙、羌活祛风除湿，通经活络；川芎、红花活血化瘀止痛。全方合用，可补血填精，活血通经，祛痰散结，熄风活络，化瘀止痛。二诊服上方诸药，诸症悉减，前方再进，以观后效；三诊眩晕已止，余症好转，继以前法进退，服胶囊剂缓图根治。

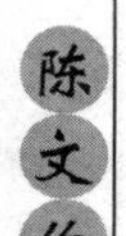

医案5 痰风阻络，血瘀眩晕

陈某，男，60岁。初诊：2000年3月8日。

【病史】高血压、冠心病、糖尿病、颈椎病多年。1996年经CT、MRI检查示："椎间隙狭窄，椎体后缘椎间盘突出压迫脊椎"。X线示："椎间距变小，1~7颈椎增生，椎间隙变窄，钩椎增生"。近半年来由于工作繁忙，病情加重，求余诊治。

【证候】头晕目眩，颈部疼痛，放射上肘部疼痛而麻木，时有心悸短气，下肢亦有放射痛感，时有行走不稳，重时需人搀扶。舌质暗，苔白，脉弦细尺弱。

【辨证】肝肾不足，痰风阻络，气滞血瘀。

【立法】补益肝肾，祛痰熄风，理气活血。

【方药】白芍30g，怀牛膝15g，山萸肉15g，白僵蚕10g，胆南星10g，法半夏10g，陈皮10g，茯苓10g，天麻15g，葛根30g，丹参30g，草红花10g，威灵仙15g，羌活10g，郁金10g，水蛭3g，全蝎3g，地龙6g。

上方7剂，水煎服。

二诊：2000年3月25日。

服上方7剂，头晕目眩已止，他症均有好转。唯纳呆食少，上方减去水蛭、全蝎、地龙，加焦三仙30g，焦白术10g，健脾消滞以保后天之本，再进7剂，以观后效。

三诊：2000年4月2日。

服上方3剂，食欲好转，唯晨起时有突发惊悸，心率在130～166次/分，合并心律不齐，继前法进退。

白芍30g，山萸肉10g，五味子10g，当归10g，法半夏6g，陈皮10g，天麻10g，钩藤10g，葛根15g，丹参10g，川芎6g，地龙10g，石菖蒲10g，远志10g，炒枣仁10g，柏子仁10g。

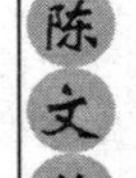

上方7剂，水煎服。

四诊：2000年4月10日。

服上方诸药，头晕目眩已止，颈部已无疼痛麻木感，心律齐，心率72次/分，一切症状均有显著好转，继前方再进，以求全功。

白芍30g，山萸肉30g，熟地黄30g，葛根30g，威灵仙30g，生黄芪30g，炒白术30g，麦冬30g，五味子30g，夏枯草30g，莲子心30g，丹参30g，天麻30g，钩藤30g，水蛭9g，地龙30g。

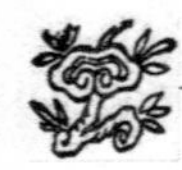

上方5剂，以单味免煎中药颗粒剂混匀，装入0.5g胶囊，每次服5粒，日服3次，白开水送服。

嘱坚持散步，按时服药，节制饮食，生活起居规律，保持心情愉悦。

【按语】为肝肾不足，痰风上扰，风湿阻滞经络。西医诊为“1~7颈椎增生”、“横突间距变小，椎间隙变窄，钩椎增生，椎间盘突出压迫脊髓”。方中以白芍、牛膝、山萸肉补肝肾之阴，平肝熄风，活血通络，为方中之君药；全蝎、地龙、白僵蚕、天麻、胆南星、菖蒲平肝熄风，祛痰活络开窍为臣药；葛根、羌活、威灵仙祛风湿，通经络为辅助君臣之药；水蛭、丹参、红花破血通瘀，为佐使之药。全方合用，可滋补肝肾，平肝熄风，祛痰开窍，祛风除湿，破血逐瘀，通经活络。二诊服上方诸药，眩晕已止，上方减水蛭、全蝎、地龙破血熄风之剂，加焦白术、焦三仙健脾养胃消导之品，以固后天之本。三诊药后食欲转佳，但晨起仍有心悸之症，前方加远志、枣仁、柏子仁、五味子、生甘草养心血、益心气、安心神，减牛膝、红花活血之品。四诊服上药眩晕已止，颈部强痛已除，心悸短气与他症均有显著好转，继以前方进退。服胶囊剂缓图根治，稳定病情而收全功。

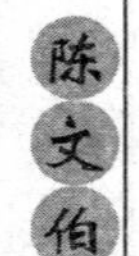

（三）颤病

《内经》一书有“掉”、“振掉”记载，明代楼英《医学纲目·颤掉》首次指出：“掉即颤掉之谓也”。明代孙一奎《赤水玄珠全集·振颤门》指出：“振颤者非寒噤鼓栗，乃木或上盛，肾阴不充，下虚上实。实为痰火，虚则肾亏”，并提出：“镇火平肝，消痰定颤”为其治疗大法。

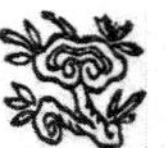

颤病的主要临床表现为头部、肢体摇动、颤抖为主症。此病多发于中老年人，男性多于女性。本文所举3个案例，一则为脾虚痰聚，肝风内动而发病。二则为肝肾阴亏虚风内动而发病。三则为痰风内起，气血失和易发病。采用健脾以祛痰之源，养肝阴而熄肝风颤动；滋肾阴养肝血以平肝风内动之颤动；滋水涵木祛痰以平痰风颤动，其效均佳。

医案1　脾虚痰聚，扰神颤病

边某，女，17岁。初诊：2005年4月12日。

【病史】近半年以来时时摇头，去某医院检查为“多发性抽动症”。经用药治疗，病情未见好转，求余诊治。

【证候】摇头斜颈，扭脖耸肩，手足颤动，梦语多惊，夜寐不安。苔白稍腻，脉沉弦滑尺弱。

【辨证】脾虚痰聚，心神不安，肝风内动。

【立法】健脾祛痰，补心安神，养肝熄风。

【方药】炒白术15g，茯苓15g，陈皮10g，石菖蒲10g，远志10g，炒枣仁10g，柏子仁10g，五味子10g，白芍10g，全当归10g，生地黄10g，全蝎3g，钩藤10g，蝉衣5g，生甘草6g。

上方7剂，水煎服。

二诊：2005年4月20日。

服上方7剂，全身颤动好转，夜眠仍有梦语。舌质红，苔白稍腻，脉沉弦稍滑。继宗前方，加水飞朱砂粉0.5g（冲服）。

三诊：2005年4月29日。

服上方诸药，夜寐梦语已除，头摇耸肩、肢体颤动均已消失。继服上方缓图根治。

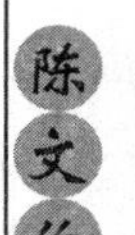

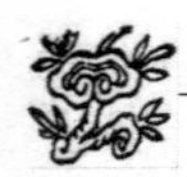

焦白术30g，茯苓30g，石菖蒲10g，远志20g，炒枣仁20g，五味子20g，白芍20g，全当归10g，生地黄10g，全蝎6g，钩藤30g，琥珀粉、三七粉各3g。

上方5剂，以单味免煎中药颗粒剂混匀，装入0.5g胶囊，每次服5粒，日服3次，白开水送服。

后追访，病未再复发，至今已考入大学，体健如常人。

【按语】本案为脾虚痰聚，肝风内动所致颤振病。方中以白术、茯苓、陈皮健脾运化中州，以去痰之源，使痰邪得化，肝气条达，风熄而颤动平，故为君药；菖蒲、远志、柏子仁、枣仁、五味子开心窍，定心神，养心血，定心志，养心气，和脾胃，心主神志，心不安则五脏六腑皆动摇，心安则脏腑均安，本组药具上述功效，故为臣药；白芍、当归、生地、全蝎、蝉衣、天麻柔肝育阴，熄风止颤，为辅助之药；一味甘草调和诸药，解毒和中。全方合用，有健脾化痰，安心志，养肝滋阴，熄风止颤之功。

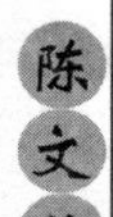

医案2　肝肾阴虚，肝风颤病

黄某，男，64岁。初诊：2005年7月29日。

【病史】近因“抽搐症”入北京某医院住院治疗，疗效不明显，家属求余用中药治疗。

【证候】时时摇头，双手颤动，下肢抖动，体稍瘦，大便秘结，心烦焦躁。舌质红，少苔，脉沉弦细尺弱。

【辨证】肝肾阴虚，肝风内动。

【立法】滋阴养血，凉肝熄风。

【方药】生熟地各10g，赤白芍各10g，制首乌10g，山萸肉10g，生牡蛎30g，羚羊角粉0.6g，生甘草6g，紫贝齿10g，天麻10g，钩藤10g。

上方14剂，水煎服。每剂药煎3次混匀，早、午、晚

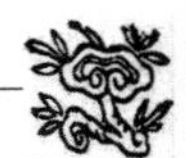

各1次。

二诊：2005年8月12日。

服上方摇头肢动症状明显好转。继以前方减平肝熄风之天麻、钩藤，易滋阴熄风之鳖甲10g，龟板10g。

上方7剂，仍水煎服，煎法同上。

三诊：2005年8月20日。

服上方头摇肢动基本控制，但一遇情绪波动仍有较微发作，继宗前方进退，以期达到正复风止。

生熟地各20g，山萸肉30g，赤白芍各20g，天麻30g，钩藤30g，生牡蛎30g，紫贝齿30g，鳖甲10g，龟板10g，珍珠母30g，焦三仙30g，羚羊角粉3g。

上方5剂，以单味免煎中药颗粒剂混匀装入0.5g胶囊，每次服5粒，日服3次，白开水送服。

服上方月余电告：颤动病已痊愈。

【按语】本案为肝肾阴亏、虚风内动之颤振病。方中二地、二芍、首乌、山萸肉滋阴养血，滋水涵木以制肝风，为君药；生牡蛎、天麻、钩藤、紫贝齿、羚羊角粉凉肝熄风，止颤制动，为臣药；一味生甘草和中解毒。全方合用，可奏滋水涵木，凉肝熄风，止颤制动，和中解毒之功。

医案3　肝肾方虚，气血失和，痰风颤病

张某，男，72岁。初诊：1996年11月6日。

【病史】颤动病已数年之久，曾在各地治疗，病情未见好转，故来京求余诊治。

【证候】点头摇动，双手颤动，双下肢抖动，时有头晕目眩，晨起喉中痰鸣。舌质红，苔白厚腻，脉弦滑尺弱。

【辨证】肝肾亏虚，痰风内起，气血失和。

【立法】补益肝肾，祛痰熄风，调和气血。

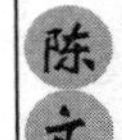

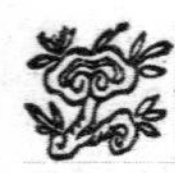

【方药】生熟地各10g，山萸肉10g，当归10g，赤白芍各10g，龟板10g，鳖甲10g，天麻10g，钩藤10g，珍珠母30g，胆南星6g，石菖蒲10g，远志10g，生黄芪15g，丹参10g，琥珀粉1.5g（冲服）。

上方15剂，水煎服。每剂药水煎3次混匀，分3次服用。

二诊：1996年11月20日。

服上方诸药，振颤好转，苔白稍腻，脉弦细滑尺弱，继宗前方再进。

三诊：1996年12月4日。

服上方诸药，振颤基本消除，唯情绪波动时双手、下肢仍有颤抖，继宗前法进退，缓图根治。

生熟地各20g，赤白芍各20g，制首乌30g，山萸肉20g，生黄芪30g，丹参30g，龟板10g，鳖甲10g，天麻30g，钩藤30g，胆南星20g，远志30g，石菖蒲30g，全蝎10g，羚羊角粉10g。

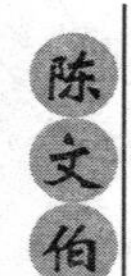

上方5剂，以单味免煎中药颗粒剂混匀，装入0.5g胶囊，每次服5粒，日服3次，白开水送服。

嘱忌肥甘厚味食品，清淡饮食。少应酬，做到起居有常，饮食有节，清心、静心、净心，少思虑，多散步。

1998年来京告谢，已停药1年有余，振颤病基本痊愈。

【按语】本案为肝肾不足、痰风内起、气血失和所致颤振病。方中二地、二芍、当归、山萸、龟板、鳖甲填精补髓，养血柔肝，滋水涵木，使肝风自熄，为君药；天麻、钩藤、珍珠母、胆南星、琥珀粉、石菖蒲、远志祛痰熄风，养心安神，止颤制动，为臣药；生黄芪、丹参调和

气血，可使阴平阳秘，肝风自熄，振颤自止。全方合用，可达填精补髓、养血柔肝、祛痰熄风、调和气血、止颤制动之功。

三、肝胆病证

（一）头痛

头痛乃临床常见之证，有些患者疼痛剧烈，且反复发作，颇为难治。古人对此有不少研究，《内经》即有“脑风”、“首风”等记载，外风以“由风池而入”及“下虚上实”为其病机。仲景《伤寒论》中六经证候多数皆有头痛，且有吴茱萸汤等主治头痛之明确方药。元代李杲《东垣十书》析头痛为外感、内伤两类，补齐六经头痛之证型。朱震亨则以为：“头痛多主于痰，痛甚者火多”，有“可吐”、“可下”者，并明示六经头痛之引经药物。此后历代医家多有补充发展，如清代林佩琴《类证治裁》云：“头为天象，诸阳会焉，若六淫外侵，精华内痹，郁于空窍，清阳不运，其痛乃作”。《临证指南医案》述叶桂之治法云：“如阳虚浊邪阻塞，气血郁痹而为头痛者，用虫蚁搜逐血络，宣通阳气为主……如阴虚阳越而为头痛者，用仲景复脉汤、甘麦大枣法，加胶芍牡蛎镇慑益虚，和阴熄风为主。如厥阴风木上触，兼内风而为头痛者，用首乌、柏仁、穞豆、甘菊、生芍、杞子辈熄肝风滋肾液为主”。顽固剧烈之头痛多因肝风内动，瘀血痰浊闭阻清阳所致，故常以全蝎、蜈蚣、天麻、龙齿、南星等通络熄风，化痰逐瘀。与此同时，又注重肝肾阴血，常以白芍、当归、生地之辈入其中固护其本，

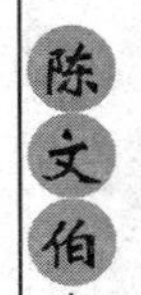

更根据患者具体情况，与经期有关者加调理冲任，暑温后清窍被蒙者加菖蒲郁金开窍醒神，灵活化裁，故取得较为明显之效果。

医案1　肝气郁结，阴虚头痛

王某，女，37岁。初诊：1959年2月26日。

【病史】头痛已10余年，经常服用镇静药、止痛药、川芎茶调散等药，久治不效，故求余诊治。

【证候】常年左侧头痛，头胀，胸胁胀满，情绪抑郁，喜长出气，夜寐梦多。舌红，苔淡黄，脉弦细。

【辨证】肝气郁结，阴虚头痛。

【立法】疏肝解郁，育阴止痛。

【方药】柴胡6g，白芍15g，生地黄10g，川芎6g，当归10g，郁金10g，丹参10g，香附10g，生甘草6g。

上方7剂，水煎服。日服2次。

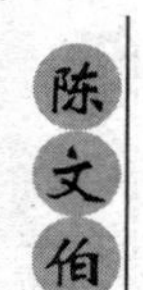

二诊：1959年3月3日。

服上方头痛、胁下胀痛有所好转，但情绪紧张，稍遇风邪偏头痛仍发作。舌红苔白，脉弦细，以前方减郁金、生地，易白芷10g，藁本10g，细辛3g。水煎服，继服7剂。日服2次。

三诊：1959年3月10日。

服上方，偏头痛未再发作。舌红苔白，脉弦细。继宗前法。

柴胡6g，白芷10g，当归10g，川芎12g，郁金10g，生地10g，白芍15g，藁本10g，细辛3g，五味子10g，炒枣仁10g，生甘草6g。

上12味研细末，每次服5g，日服3次，白开水送服。

1961年电告偏头痛已痊愈。

【按语】本案系肝郁气结所致阴虚头痛。西医学认为是神经性头痛。方中以柴胡、郁金、香附疏肝解郁，行气止痛为君药；白芍、生地、当归育阴养血为臣药；川芎、丹参活血通络为佐使药；一味生甘草调和诸药，缓急止痛。合用可达舒肝解郁、育阴活血止痛之功。二诊服上方，病情有所好转，但稍遇风邪头痛仍再发作。故上方减去生地、郁金二药，易祛风活络止痛之白芷、藁本、细辛。三诊服上方头痛未再发作。宗前方减丹参，易枣仁、五味子养血安神之品，以散剂缓图根治而收全功。

医案2 肝阳上亢，风邪头痛

徐某，女，45岁。初诊：1985年6月16日。

【病史】近因单位调整工资三榜定案，但突然改变要"让给"即将退休职工，虽经领导作解释工作，心里仍愤愤不平，盛怒之下头痛不止，求医。立即针刺治疗，头痛未能缓解，求余诊治。

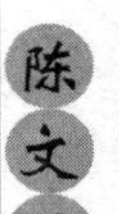

【证候】头痛如破似裂，以头撞墙，大怒不止，胸膈胀痛，口眼歪斜，口角流涎。舌红，苔淡黄，脉弦细稍数。

【辨证】肝阳上亢，风邪入络。

【立法】平肝熄风，祛风活络。

【方药】天麻10g，钩藤10g，全蝎3g，蜈蚣2条，僵蚕10g，白附子6g，白芍10g，薄荷6g。

上方7剂，水煎服。日服2次。

二诊：1985年6月24日。

服上方药后头痛已止，但头晕、口眼歪斜、夜寐不安、胸闷结气尚存，继以前方进退。

全蝎3g，蜈蚣2条，僵蚕10g，白附子6g，胆南星3g，苏子10g，薄荷6g，郁金10g，柴胡6g。

上方7剂，水煎服。日服2次。

三诊：1985年7月2日

服上方，胸膈胀痛已除，夜寐不安，口眼歪斜有所好转，继宗前方，加龙齿15g，珍珠母30g，紫贝10g。水煎服，继服7剂。

四诊：1985年7月10日

用药后眠已安，口眼歪斜基本痊愈，唯自觉口角不适。舌红苔白，脉沉弦。继宗前方进退。

全蝎3g，蜈蚣2条，僵蚕10g，白附子3g，胆南星3g，薄荷6g，郁金10g，石菖蒲10g，远志10g，焦三仙30g，白芍10g，生甘草6g。

上方5剂，共研细末，每次服3g，日服3次，白开水送服。

嘱多散步，多谈心，多交流，正确对待人生。1年后追访未再发病，一切均如常人。

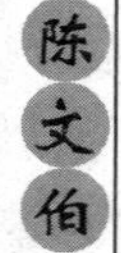

【按语】本案系大怒气乱形成肝阳上亢、风邪入络的剧烈头痛合并类中风，西医称为神经性头痛合并颜面神经麻痹。方中天麻、钩藤、全蝎、蜈蚣平肝熄风、活络止痛为方中君药；僵蚕、白附子搜风活络止痛为臣药；白芍、薄荷育阴熄风、解郁活络止痛为佐使之药。合用可获平肝熄风，育阴解郁，活络止痛之效。二诊服诸药头痛已止，唯口眼歪斜诸症尚存。在前方基础上减天麻、钩藤、白芍，易胆南星、苏子、郁金、柴胡疏肝解郁、祛痰熄风活络之品。三诊口眼歪斜已见好转，唯夜寐不安。在上方中增加龙齿、紫贝齿、珍珠母平肝镇心安神之品。四诊服上方7剂后，口眼歪斜，夜寐不安诸症均有显著好转，继守前方，用散剂根治以防后患。

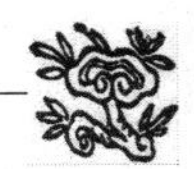

医案3　风痰阻络，失神头痛

孙某，男，30岁。初诊：1998年3月29日。

【病史】常年从事飞行员工作，时时感到头痛并有恐惧感，虽服止痛药镇痛药暂时缓解，一遇劳累、紧张则头痛不眠。4年未愈，神情困苦。

【证候】偏头疼时作，夜寐梦多，经常出现噩梦惊醒，心烦急躁，二便调。苔白滑腻，脉弦滑。

【辨证】风痰阻络，心神失守。

【立法】熄风活络，守神定魂。

【方药】全蝎3g，天麻10g，远志10g，龙齿10g，柏子仁10g，紫贝齿10g，白芍10g，丹参10g，琥珀粉1.5g（冲服）。

上方7剂，水煎服。

二诊：1998年4月6日。

服上方，数年头痛已止，夜寐神安，他症如前。舌苔白略滑，脉沉弦，继宗前方进退。

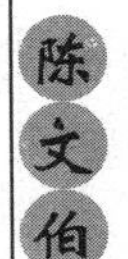

全蝎3g，天麻10g，远志10g，龙齿10g，紫贝齿10g，柏仁10g，白芍10g，丹参10g，琥珀粉3g（冲服）。

上方7剂，研细末，每次服3g，日服3次，白开水送服，缓图根治以收全功。

嘱多散步，少坐卧。饮食多清淡，少鱼肉。

【按语】本案系风痰阻络，心神与魂魄失守。西医称之为“神经性头痛”、“神经衰弱症”。方中全蝎、天麻、远志熄风祛痰、养心活络为君药；龙齿、柏子仁、紫贝齿、琥珀宁心安魂定魄为臣药；白芍、丹参养肝熄风、活血止痛为佐使药。诸药合用平肝熄风活络，镇心安魂定魄。二诊服上方诸药，头痛已止，可安然睡眠，乘胜追击，以前方7

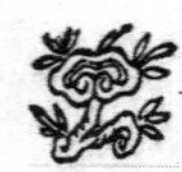

剂及散剂巩固疗效，得以痊愈。

医案4 风痰阻络，血瘀头痛

侯某，男，41岁。初诊：1998年10月16日。

【病史】由于工作繁忙肩负重任，日夜不得休息，时时头痛，心烦急躁。近半年以“三叉神经痛”治之，服药、封闭等疗法无法控制其剧痛，经介绍求余用中药诊治。

【证候】头痛如刀割，左面部剧痛，极度痛苦，精神恍惚，纳呆食少，夜不得寐，尿黄少，大便稍干。舌苔白稍腻，脉沉弦滑。

【辨证】风痰阻络，气血瘀阻。

【立法】平肝祛痰，熄风活络，活血止痛。

【方药】全蝎3g，蜈蚣2条，壁虎3g，胆南星5g，白附子6g，川芎9g，乳香10g，没药10g，麝香0.1g（冲服）。

水煎服，7剂。日服2次。

二诊：1998年12月28日。

服上方1剂则痛减，夜间可安眠，7剂痛已止，因工作忙未能再诊，至今停药已2个月余。昨日头痛又发作，但三叉神经痛未作，舌苔白腻稍厚，脉沉弦稍滑。继宗前方。

全蝎9g，蜈蚣2条，壁虎10g，地龙10g，白芍30g，川芎18g，乳香30g，没药30g，麝香1g，生甘草9g，血竭6g，丹参30g。

上方3剂，共研细末，痛重时每次服5g，轻时服3g，每4~6小时服1次；不发病时每次2g，日服2次，白开水送服。

三诊：2002年3月16日。

服上方2年余未发病，自认为已治愈。但近1月余工作紧张，仍有时轻微头痛，故来诊再开些药，以求根治。

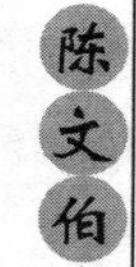

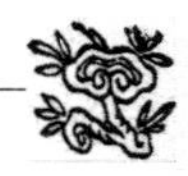

上方加白芷 10g，藁本 10g，细辛 6g。

再进 5 剂，以单味免煎颗粒剂装入 0.5g 胶囊，每次服 3 粒，日服 3 次，头痛重时每次可服 5 粒。

嘱多散步，早睡眠，点按列缺、合谷、百会穴，每日早晚各 1 次，每次穴位点按各 60～120 次，以防再犯。

【按语】本案系风痰阻络，气血瘀阻所致剧烈头痛及颜面刀割痛，西医称为“神经性头痛”、“三叉神经痛”。方中以全蝎、壁虎、蜈蚣平肝熄风、活络止痛为君药；胆南星、白附子祛痰熄风活络止痛为臣；川芎、乳香、没药活血行气，化瘀止痛为佐使之药；一味麝香为芳香之最，通经活络开窍，使前药迅速达到病所而病可速去。二诊服上方，头、面部剧痛已止，停药 2 个月病情有所反复，效不更方，击鼓再进。上方加丹参、血竭、生甘草 3 味药，以散剂缓图根治。三诊服上方 2 年余，头剧痛未再发作，近期略有头部胀痛来诊求治。在上方基础上加白芷、藁本、细辛熄风活络止痛之品，增强止痛之效果。以单味免煎颗粒剂装入 0.5g 胶囊，依据病情酌情服用 3～5 粒胶囊，坚持用药而收全功。

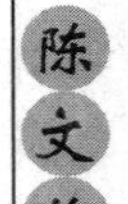

医案 5　冲任失调，血瘀头痛

夏某，女，36 岁。初诊：1986 年 4 月 26 日。

【病史】近 17 年来，每月经期前头痛甚，乳房胀痛，经期过后则痛止，曾服各种西药始终经前头痛如前。故求余诊治，以求根治。

【证候】面色晦暗，经前头痛，双乳微胀痛，情志易于波动，时有心烦急躁，两胁胀满，夜寐梦多，食欲尚可，舌暗，苔白，脉沉弦细。

【辨证】肝郁气滞，冲任失调，血瘀头痛。

【立法】疏肝理气，调和冲任，活血止痛。

【方药】柴胡 6g，当归 10g，白芍 10g，川芎 6g，香附 10g，生甘草 6g，郁金 10g，丹参 10g，木香 6g，全蝎 3g，白芷 6g，藁本 6g。

上方 7 剂，水煎服。

嘱少食辛辣食品，多散步及户外活动。

二诊：1986 年 5 月 10 日。

服上方头痛已止，经血如期而至，少量血块，色稍暗，舌质稍暗，苔白，脉沉弦。继以前方 7 剂服之。

嘱每月经期前 5 天服此方药 7 剂，连续服 3 个月，头不痛，乳不胀即可停药。

3 年后电告服 3 个月中药，至今尚未头痛。嘱多散步户外活动，少食辛辣厚味食品。

【按语】本案系月经前期血瘀头痛，西医认为“神经性头痛”。方中柴胡、郁金、香附疏肝理气，解郁止痛为君药；当归、白芍、川芎调经养血止痛为臣药；丹参、木香活血理气止痛，全蝎、白芷、藁本祛风活络共为佐使之药；一味甘草和中缓急止痛。二诊服上方 7 剂，头痛已止。宗前法，嘱每月经期前 3～5 日服此中药 7 剂，连服 3 个月，采用经前截断疗法根治。

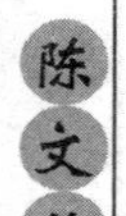

医案 6 邪浊蒙窍，阻络头痛

柏某，男，51 岁。初诊：1959 年 8 月 16 日。

【病史】前半个月骑车外出，第 2 天回京时，头痛如破如裂，发热恶风，头项强直，经医院观察转到传染病医院，诊断为“乙脑”，治疗半月余出院。但头痛时有发作，医院认为是“脑炎后遗症”，求余诊治。

【证候】剧烈头痛，两眼上吊斜视，神情呆滞，意识清楚，语言謇涩，二便调。舌淡红，苔白稍腻，脉濡细。

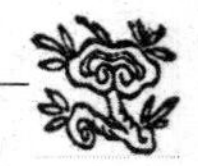

【辨证】邪浊蒙窍，阻塞脑络。

【立法】祛邪化浊，熄风活络。

【方药】方1．内服方：石菖蒲10g，郁金10g，苍术6g，胆南星5g，蜈蚣2条，壁虎3g，地龙10g，全蝎3g，生甘草6g。

上方7剂，水煎服。日服2次。

方2．搐鼻外用方（“全蝎定痛散，”先父陈明方）：麝香1g，冰片1g，人工牛黄1g，全蝎30g。研极细末（120目筛），每次以适量散剂放在食指上，搐左右鼻孔各1次，日用3~5次。

二诊：1959年8月24日。

服上方诸药与搐鼻药后，头痛已止，眼吊斜视显著好转。嘱停服内服药，每日用“全蝎定痛散”搐鼻4次即可。1月后患者前来致谢，此病已痊愈。

【按语】本案为暑温邪浊蒙窍阻塞脑经之头痛。西医认为系“乙脑后遗症”。方中以石菖蒲、郁金、苍术、胆南星开心窍化浊祛邪、祛痰活络为君药；全蝎、蜈蚣、壁虎、地龙平肝熄风、活络止痛为臣药；一味甘草调和诸药解毒和中、缓急止痛为佐使之药。全方合用，祛邪化浊，熄风活络止痛。外用“陈氏全蝎定痛散”搐鼻以增强止痛之功。二诊服上方诸药与定痛散外用，头痛已止，眼吊斜视显著好转，停内服药，仅外用定痛散搐鼻得收全功。

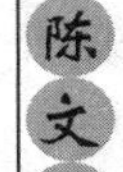

（二）鼓胀

鼓胀以腹部胀大如鼓为其主要特征，因气、血、水壅结于腹中而成，与肝、脾、肾三脏有较为密切的关系。多因肝郁气滞、脾失健运、肾之阴阳两虚而致血气凝聚、水

湿内停聚于腹中。为本虚标实，虚实夹杂之证，乃病程较长之重证。治疗时依据其肝脾肾阴阳虚实之不同、气血水寒热轻重之变化，分别以理气、逐水、利湿、化瘀与益气、温阳、益阴等法综合运用，或以祛邪为主，或以扶正为先，攻补兼施，随证加减化裁，方可获效。对于本病，古代医家论述颇多。《灵枢·水胀》即描述其证："腹胀，身皆大，大与肤胀等也。色苍黄，腹筋起，此其候也"。《金匮要略·水气病》所论石水、肝水、脾水、肾水诸证皆与此病密切相关。元代朱丹溪《格致余论》专列"鼓胀论"一节，详述其证治，并指出："此病之起，或三五年，或十余年，根深矣，势笃矣。欲求速效，自求祸尔"。如"医家不察病起虚，急于作效，衒能希赏?"而"病家苦于胀急，喜行利药，以求一时之快"，但"不知宽得一日半日，其肿愈甚"，乃"病邪甚"而"真气伤"之象。笔者对此论体会颇深，常以此绳之。治疗鼓胀强调扶正固本为主，攻邪逐水为辅，多以大剂黄芪、当归等益气养血固护正气，化瘀利水多以丹参、赤芍、泽兰、二苓、泽泻等轻缓之剂，至多以二丑为限，极少使用大戟、芫花、甘遂等峻烈之品，可谓深得治疗此病之要领。

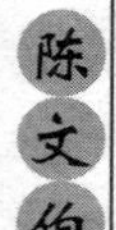

医案1 血毒内侵，肝郁鼓胀

欧某，女，29岁。初诊：2005年5月27日。

【病史】1980年4岁时服用阿司匹林造成胃出血，胃切除2/3，输血后造成丙肝，多年治疗不愈而成肝硬化腹水，故求余诊治。

【证候】面色萎黄，胁下胀痛，午后腹胀如鼓，纳呆食少，神疲嗜卧，经血量少。舌淡，苔白腻，脉沉弦细缓尺弱。

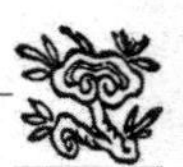

【辨证】气血亏耗，毒邪内侵，肝郁脾虚，水血停聚。

【立法】益气养血，解毒去浊，疏肝健脾，利水行血消胀。

【方药】生黄芪60g，全当归40g，赤白芍各20g，郁金20g，炒白术60g，茯苓40g，大腹皮40g，垂盆草30g，车前子20g，柴胡12g，冬瓜衣40g，胡芦巴20g，葶苈子30g，丹参60g，红花20g，炒谷芽20g。

上方5剂，以单味免煎中药颗粒胶囊剂，每次10粒，日服3次，白开水送服。

嘱忌酒及辛辣食品，低盐、低脂肪饮食。

二诊：2005年6月28日

服上方月余，经查肝功：丙肝阴转，腹水已消，精神转佳，月经如常，食欲好转。舌质暗苔白，脉弦细尺弱，继以前法进退。

生黄芪60g，当归40g，赤白芍各20g，垂盆草30g，柴胡12g，郁金20g，茯苓40g，胡芦巴20g，葶苈子30g，丹参60g，红花20g，炒谷芽20g。

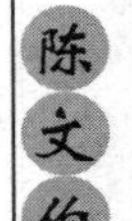

上方5剂，仍以单味免煎中药颗粒胶囊剂，服法同上。

三诊：2006年5月26日

近1年来间断服药，一切正常。

【按语】鼓胀亦称单腹胀，是内科四大病证之一。笔者1959年曾治疗本院职工女性家属之肝硬化腹水。当时西医均以腹部抽水为主，配合用一些中药治疗，但抽水后病人1~2天后腹水积聚如前，腹大如鼓，有加重趋势，医院责成我用中药治疗腹水。依据文献与历代名家医训，不敢轻易使用“十枣汤”逐水，但是用一般的中药治疗，不见其功。为此，病人腹胀难忍之时，仍以抽水来解除病痛。余

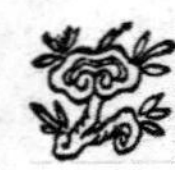

反复思考，古人亦有用逐水之法取得良效，何不一试呢？于是余首先使用牵牛子，每用3～5钱，病人尿量增多，腹胀好转，继用商陆3钱，其效如排山倒海之势，不用抽水亦可消胀，解决一时之快，病人大喜，余亦暗自得意，直至使用大戟、芫花、甘遂之品。事过月余，腹水随消随长，病情未见好转，数月后病人去世。余如大梦方醒，正如苍生大医孙思邈所指出："凡水病忌腹上出水，出水者月死，大忌之。"抽水解决一时之快，只能加速病情恶化，又如张景岳所说："治胀当辨虚实"，又说："若以虚证而妄行消伐，则百不活一矣。"如此肝硬化腹水的晚期病人，元气已大衰，腹部放水妄加消伐可求一时之快，而鼓胀病人之腹水却迅速积聚如故。为此在20世纪60年代后，再遇到鼓胀病人均以扶正为主，逐邪为辅，少有再用甘遂、芫花、大戟峻下消伐之品。以上虽为一家之言，个人之点滴体会，只供同道者借鉴。

本案系气血亏耗、毒邪内侵、肝郁脾虚、水血停聚之鼓胀。西医诊为丙肝、肝硬化腹水。方中生黄芪、当归、赤白芍益气养血，引血消水，为君药；垂盆草、车前子解毒祛浊消水，为臣药；柴胡、郁金、白术、茯苓疏肝健脾，清升浊降，使聚积之腹水自消，为辅助之药；大腹皮、冬瓜衣、胡芦巴、葶苈子、车前子、丹参、红花、炒谷芽利水消肿，行血水则退，导滞可消胀，为佐使之药。全方合用，可益气养血，解毒去浊，疏肝健脾，利水消胀行血消水。二诊服上方中药月余，丙肝转阴，腹水已消，正气得复，鼓胀消退，继宗前法进退。三诊服上方中药随诊1年，经查一切正常。

医案2 肝瘀阻络，湿毒鼓胀

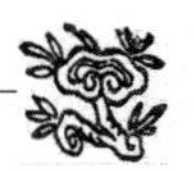

杨某，男，41岁。初诊：1999年4月26日。

【病史】罹患乙肝多年，间断服药，病情反复多变，去年在当地医院诊为肝硬化腹水，病人恐惧癌变，求余诊治。

【证候】腹大如鼓，推之如囊状波动，右胁下胀满，纳呆食少，午后胀甚，神疲嗜卧，大便时溏。舌淡，苔白稍腻，脉沉弦缓尺弱。

【辨证】肝瘀阻络，脾失健运，湿毒积聚。

【立法】疏肝化瘀，健运中州，利湿消积。

【方药】柴胡18g，郁金30g，香附30g，当归30g，白芍30g，莪术30g，党参30g，生黄芪30g，炒白术30g，茯苓30g，大腹皮30g，胡芦巴30g，冬瓜衣30g，垂盆草30g，车前子30g，焦麦芽30g，

上方5剂。以单味免煎中药颗粒剂混匀，装入0.5g胶囊，每次10粒，日服3次，白开水送服。

嘱禁烟酒及辛辣、多盐食品。进清淡饮食，少思虑，远房帏，多散步。

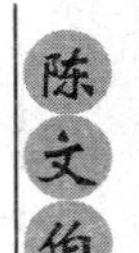

二诊：1999年7月16日。

服上方中药2月余，腹水渐消，胁下胀痛已除，精神转佳，舌红，苔白稍腻，脉弦缓尺弱，病势已渐去而正气得复，继宗前法进退。上方加用泽泻30g，宣通内脏之湿，固肾消水。因血行则水积可消，为此加用丹参30g。再服上方5剂，以观后效。仍以单味免煎中药颗粒剂混匀，装入胶囊，服法同上。

三诊：1999年9月26日。

服上方中药2月余，腹水已消，鼓胀已除，饮食、睡眠均安。舌质淡红，苔白稍腻，脉弦缓。继以前法巩固疗效。再进5剂，用药服法同前。

四诊：2001 年 2 月 26 日。

因外感来诊，告肝硬化腹水未再复发。

【按语】本案系肝郁阻络、脾失健运、湿毒积聚所致鼓胀。西医诊为乙肝、肝硬化腹水。方中柴胡、郁金、香附、当归、白芍、莪术疏肝解郁，理气消胀，化瘀行血，为君药；党参、生黄芪、炒白术、茯苓健脾消胀，利水消积，为臣药；大腹皮、胡芦巴、冬瓜衣、垂盆草、车前子利湿行水，除积消胀，为辅助药；一味焦麦芽导滞消胀，健胃消积，为佐使药。全方合用，可舒肝解郁，理气消胀，化瘀行血，消水健脾利水，消积除聚祛湿，利水导滞，健胃消积。二诊服上方中药胶囊剂，腹水渐消，胁下胀满已愈，病势渐减，正气得复，继宗前法进退。三诊服上方中药 2 月有余，腹水已消鼓胀已除，继以前方巩固疗效。四诊近 2 年间断服药，肝硬化腹水未再复发。

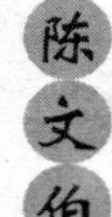

医案 3　气聚水凝，肝郁鼓胀

刘某，女，45 岁。初诊 1968 年 3 月 13 日。

【病史】在 20 世纪 50 年代中期，食伊拉克枣后患甲肝，治疗月余肝功能正常，一切如常。至 1964 年，发现肝硬化早期，半年后出现腹水，求余诊治。

【证候】面色萎黄，腹大如鼓，右胁下胀满，纳呆食少。舌质暗，苔白稍腻，脉沉弦缓。

【辨证】肝郁瘀阻，脾失健运，气聚水凝。

【立法】疏肝活血，健脾利湿，理气消水。

【方药】柴胡 9g，郁金 10g，香附 10g，丹参 10g，泽兰 10g，当归 10g，党参 15g，生黄芪 15g，炒白术 15g，茯苓 30g，泽泻 10g，猪苓 10g，二丑各 5g，大腹皮 15g，胡芦巴 15g，生麦芽 30g。

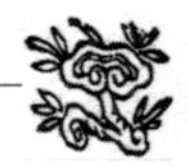

上方15剂，水煎服，每日1剂。

二诊：1968年3月29日

服上方，腹水渐消，但不显著，腹胀如鼓，仍有食后腹中胀甚。舌质暗，苔白，脉沉弦缓。继以前法进退。

柴胡9g，郁金10g，当归15g，白芍15g，丹参15g，香附10g，党参30g，生黄芪30g，炒白术30g，茯苓30g，泽泻15g，猪苓10g，二丑各6g，大腹皮20g，胡芦巴15g，生麦芽10g，炒神曲10g，陈皮6g，炒莱菔子6g，木香6g。

上方15剂，水煎服，每日1剂。

三诊：1968年4月14日。

服上方，腹水渐消，腹胀好转。舌暗，苔白，脉沉弦缓，继以前方15剂，水煎服，每日1剂。

四诊：1968年6月16日。

服上方，腹水著减，精神转佳，舌质暗苔白，脉弦缓，继宗前法治之。以上方10剂，共研细末，合蜜为丸，每丸重9g，每次服2丸，日服3次，白开水送服。嘱：忌生冷油炸厚味以及辛辣食品。以热食、熟食、清淡食品为主，一旦腹胀应节制饮食，可加服蜜丸，不可随意抽水解一时之快。

追访：患者间断服用中药，病情稳定。1986年因脑出血病逝。

【按语】本案系肝郁瘀阻、脾失健运、气聚水凝所致鼓胀。西医诊为甲肝、肝硬化腹水晚期。方中柴胡、郁金、香附、丹参、泽兰、当归疏肝解郁，活血化瘀，行血消水，为君药；党参、生黄芪、白术、茯苓、泽泻、猪苓健脾利湿，利水消胀，为臣药；二丑、大腹皮、胡芦巴理气消水，祛湿消胀，为辅助药；一味生麦芽导滞消胀，健胃消积，

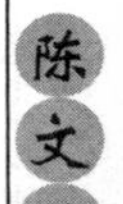

为佐使药；全方合用，可疏肝解郁，活血化瘀，健脾利湿，清升浊降，理气消胀，而腹水可消。二诊服上方诸药，腹水略有消退，正气未复，继宗前法进退，重用益气健脾、扶正祛邪之品。三诊服上方诸药，腹水渐消，击鼓再进，以求水消胀减，再进前方。四诊服上方诸药，腹水著减，精神转佳，正气渐复，继宗前方，合蜜丸以缓剂巩固前功。近18年来病情稳定。

四、肾膀胱病证

（一）水肿

水肿是指由外感、内伤多种原因造成肺脾肾三脏对水液宣化输布功能失调，致使体内水液潴留，泛滥于肌肤，引起头面、眼睑、四肢、腹背甚至全身浮肿等为临床特征的疾病。早在《内经》中就有风水、石水、涌水等名称及水肿症状的详细描述。并有“诸湿肿满，皆属于脾”、“三阴结谓之水”、“故其本在肾，其末在肺……肾者胃之关也，关门不利，故聚水而从其类也。上下溢于皮肤，故为浮肿”的论述。治疗法则为“平治于权衡，去郁陈莝，微动四极……开鬼门洁净府，精以时服，五经四布。疏涤五脏，故精自生，形自盛，骨肉相保，巨气乃平”。在此基础上，后世医家不断发展，认识到水肿的病位在肺、脾、肾、三焦，但与心、肝、膀胱亦有密切相关。多属本虚标实之证，肺脾肾三脏虚损为本，风、寒、湿、热、毒、瘀、气滞、水液为标。《金匮要略》有“诸有水者，腰以下肿，当利小便；腰以上肿，当发汗乃愈”的明示。发汗、利尿、泻下逐水为治疗水肿的三条基本原则。阳水以逐邪为主，可用

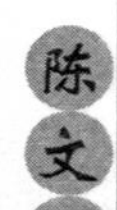

发汗、利水、攻逐、解毒、活血、行气、疏表等法。阴水则以扶正为主，采用健脾温肾利水、通阳利水、补气养阴利水等法。因病情反复，临床常可出现阴阳寒热虚实错杂，本虚标实之虚实夹杂证。应分清标本，轻重缓急，权衡兼顾，反对过用攻伐伤正。常五脏并调，诸法并用。实是多年经验之所成，而非“网罗原野”也。

医案1 肾虚瘀阻，水泛水肿

陈某，男，13岁。初诊：2002年4月2日。

【病史】2001年因眼睑浮肿，下肢浮肿，经当地医院检查，肾未见实质性病变，2002年2月在某医科大学附属医院检查为“双肾积水，双侧输尿管扩张，双输尿管上段梗阻”，西医专家认为需做手术，家长执意用中医治疗，故求余诊治。

【证候】眼睑浮肿，下肢亦肿，按之凹陷，面色皖白，排尿困难，尿少面黄。舌淡红，苔白稍腻，脉细尺弱。

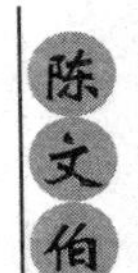

【辨证】肾虚瘀阻，水湿泛滥。

【立法】补肾益气，活血化瘀，利水消肿。

【方药】淮山药30g，生黄芪30g，山萸肉10g，生地黄30g，炒白术30g，茯苓30g，丹参30g，怀牛膝30g，炒薏米30g，赤小豆30g，车前子30g，猪苓30g，泽泻30g，金钱草30g，白茅根30g，麻黄9g。

上方5剂，以单味免煎中药颗粒剂混匀，装入0.5g胶囊，每次服5粒，日服3次，白开水送服。

二诊：2002年5月20日。

服上方月余，肿势著减，排尿基本通畅。舌淡苔白，脉细尺稍有力，继宗前方，再进5剂，服法同前。

三诊：2002年6月8日。

服上方排尿已完全通畅，通过医院检查输尿管梗阻消失，双肾积水消失，肿势完全消退，已无须手术，为巩固前功，继以前法进退。

淮山药30g，山萸肉10g，生地黄30g，女贞子30g，生黄芪30g，炒白术30g，茯苓30g，车前子30g，猪苓10g，泽泻10g，白茅根30g，冬瓜衣10g，马齿苋30g，丹参30g，麻黄9g，薏苡仁30g。

上方5剂，仍以单味免煎中药颗粒剂装胶囊，每次5粒，日服2次，以求全功。

四诊：2005年4月。

进京检查：症状全部消失。舌淡红，苔白，脉弦细。继以补肺健脾益肾通利之剂，守前方，重用淮山药100g，白茅根60g。继以单味免煎中药颗粒剂入胶囊，每次服2粒，日服2次，共服5剂，缓图根治。

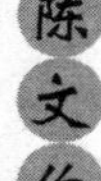

【按语】本案为肾虚瘀阻、水聚泛滥之水肿。西医诊为“双肾积水，输尿管梗阻”。方中淮山药不仅益肾，而且补肺气、健脾气，水肿之病，其本在肾，其标在肺，其制在脾，本药一箭三雕，故为方中之君药；生黄芪补元而益肺气，肺主一身之气，气行则血行，血行则水行，本药可助君药行水之功；白术、茯苓合用健脾化水，山萸肉、生地滋肾化源，为方中之臣药；丹参、怀牛膝益肾，引药下行，活血通络，血不利则病水，故血瘀亦可致水肿，故上药活血通络可行水消肿，为辅佐之药；薏苡仁健脾利水消肿，除湿而不燥，益气不助湿，为补中之良药；赤小豆健脾益胃，利湿消肿，活血化瘀，二药合用，标本兼治，为治水肿病之佳品；车前子强阴益精，利湿消肿，与益肾药同用可升清降浊；泽泻消水去肿，茯苓、猪苓淡渗通利，三药

合用可辅佐君臣药力之功效；金钱草、白茅根、麻黄三药合用，发汗利水，升清降浊，散瘀消肿，可去全身之浮肿。全方合用，可奏补益三脏，活血化瘀，利水消肿之效。二诊服上方药1周，水肿减轻，尿量增加，服药月余排尿基本通畅，肿势著减，此乃正气得复，瘀阻得畅，水肿得消之征，故效不更方，守方再进。三诊服前药已2月有余，排尿完全通畅，经医院检查双肾积水消失，输尿管梗阻已除。为巩固前效，继以前方加益肾之女贞子、清虚热而利水消肿之冬瓜衣、散血消肿之马齿苋，减去散瘀利水消肿之怀牛膝、金钱草、赤小豆。四诊服上方药后检查已一切正常，守前方且重用补肺健脾益肾之淮山药，升清降浊，另加轻清利尿消肿之白茅根，缓图根治，故取得较为明显的疗效。

医案2　五脏虚衰，阳虚水肿

黄某，女，87岁。初诊：2004年2月6日。

【病史】长期罹患高血压症、冠心病，并见心力衰竭。近2年余全身浮肿，肾功能亦出现问题。尿素氮19.4mmol/L，肌酐264μmol/L。

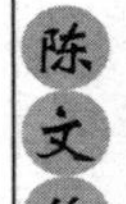

【证候】全身浮肿，面色萎黄，心悸短气，纳呆食少，下肢肿甚，按之凹陷，语声无力，四肢逆冷，尿少。舌质淡，苔白腐，脉沉弱无力尺更甚。

【辨证】五脏虚衰，阳虚水泛。

【立法】补益五脏，温阳利水。

【方药】淮山药30g，党参30g，生黄芪30g，茯苓10g，炒白术10g，核桃肉10g，黑芝麻30g，山萸肉10g，黑附子10g，紫油桂6g，干姜皮6g，葶苈子30g，猪苓10g，建泽泻10g，车前子10g。

上方7剂，水煎服。

嘱低盐、低脂、低蛋白饮食。

二诊：2004 年 2 月 14 日。

服上方肿势著减，食量稍增，尿量亦增加。唯神疲嗜卧未除。舌质淡，苔白，脉沉弱，继以前方进退。

党参 30g，生黄芪 30g，炒白术 15g，红参 10g（先煎），全当归 10g，核桃仁 10g，黑芝麻 30g，黑附子 10g，紫油桂 6g，大黄炭 6g，葶苈子 30g，车前子 10g。

上方 7 剂，水煎服。

三诊：2004 年 2 月 21 日。

服上方 7 剂，精神转佳，四肢稍温，语声有力，唯动作仍迟缓。舌质淡，苔白，脉沉弱，尺脉稍有起色，继宗前方 14 剂。

四诊：2004 年 3 月 5 日。

服前方已近 1 个月，全身浮肿已消退，心悸短气已好转，活动后仍感气短，唯大便干燥，晚上睡觉时脚面仍有轻度浮肿。经医院检查肾功，尿素氮 14.13mmol/L，肌酐 221.1μmol/L。舌质淡，苔白，脉沉缓尺弱。继以扶正化浊治之。

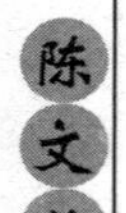

西洋参 10g，生黄芪 30g，炒白术 15g，党参 30g，茯苓 30g，全当归 30g，丹参 30g，大黄炭 30g，白芍 30g，猪苓 30g，建泽泻 30g，车前子 30g。

上方 7 剂，改以单味免煎中药颗粒剂混匀，装入 0.5g 胶囊，每次 10 粒，日服 3 次，白开水送服。

五诊：2004 年 5 月 20 日。

服上方诸症悉除，经查：尿素氮 7.4mmol/L，肌酐 160.2μmol/L。舌淡红，苔白，脉缓尺弱。继以前方前法治之。

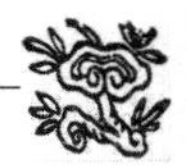

六诊：2004 年 7 月 4 日。

服上方病情稳定。舌质稍暗，苔白，脉沉缓尺弱。继宗前法加减治之。

西洋参 10g，党参 30g，生黄芪 30g，炒白术 30g，黑附子 10g，全当归 30g，山萸肉 10g，甘草 30g，丹参 30g，生蒲黄 30g，大黄炭 30g，麻黄 9g，细辛 9g，泽泻 30g，车前子 30g。

仍以单味免煎中药颗粒剂入胶囊服之，服法同前，共 7 剂。

七诊：2004 年 9 月 16 日。

服上方尿量如常，大便尚可。经查尿素氮 7.2mmol/L，肌酐 134.1μmol/L，病情稳定。继以前法治之。上方继服 12 剂。

八诊：2005 年 1 月 18 日。

服上方诸药，时感头晕目眩，腰酸乏力，大便秘结。舌质淡，苔白，脉沉细尺弱。继以前方进退。

南沙参 30g，玄参 20g，生地黄 20g，熟大黄 10g，火麻仁 30g，黑芝麻 30g，山萸肉 20g，郁李仁 30g，丹参 30g，甘草 30g，生蒲黄 30g，生黄芪 30g，白术 30g，茯苓 30g，车前子 30g。

单味免煎颗粒剂仍以胶囊剂治之，服法同前，再进 5 剂。

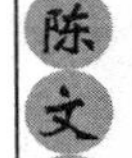

九诊：2005 年 3 月 11 日。

服上方药后，诸症悉减，大便日行 2 ~ 3 次。尿素氮正常，肌酐 130μmol/L，仍感疲乏。舌质暗，苔白稍腻，脉沉细，继以补元益肾，活血化瘀，通腑化浊。

红参 10g，生黄芪 30g，炒白术 30g，茯苓 30g，党参

30g，淮山药30g，核桃仁30g，黑芝麻30g，冬虫夏草30g，益母草30g，生蒲黄30g，丹参30g，熟大黄30g，麻黄9g，细辛9g，全当归30g，车前子30g，猪苓10g。

继以单味免煎中药颗粒剂胶囊剂，每次5粒，日服3次，白开水送服，共服5剂。

嘱低蛋白、低脂、低盐饮食。

十诊：2006年3月14日。

间断服上方药，肾功能基本上正常，水肿未再泛滥，面色稍有红润。二便如常，舌红稍暗，苔白，脉弦缓。继宗前方进退，以收全功。

党参30g，炒白术30g，生黄芪30g，淮山药30g，茯苓30g，核桃仁30g，黑芝麻30g，益母草30g，丹参30g，生蒲黄30g，熟大黄30g，车前子30g，冬虫夏草30g，全当归30g，鸡内金10g。

上方5剂，单味免煎中药颗粒剂胶囊治之，服法同前。

【按语】本案为五脏虚衰阳虚水泛之“水肿病”。西医诊为肾功能不全合并高血压、冠心病、心衰。方中淮山药益肾健脾补肺，为方中之君药；党参、生黄芪、茯苓、白术补心益肺，健脾利水消肿，为臣药；核桃仁、黑芝麻、山萸肉补益肝肾，养血填精，养元益髓，通任督二脉，为辅助之药；黑附子回阳救逆，温肾中之命火与人参同用大补元气，加紫油桂、干姜皮，温阳化水散寒除湿，为辅佐之药；葶苈子入心、肺、脾、膀胱四经，利水消肿，为祛邪逐水之品；猪苓从阳畅阴，升清降浊，泽泻从阴达阳，沉降浊阴，二味合用，分理阴阳，猪苓利水消肿，水消脾易燥，但咸性居多，尚有润存；泽泻虽治火，其性损气，但润能滋阴，尚有补在。为此，猪苓、泽泻同用，则润燥适宜无偏颇之虑，为方中辅佐之药。一味车前子利水消肿，通调水道，为方中使药。全方合用，可奏补益五脏，温阳利水之功。二诊服上方7剂，肿势著减，正气得复，继以前方减淮山药、茯苓、干姜皮、山萸肉、猪苓、泽泻，易红参、当归、大黄炭益气补血，通腑化浊之品。三诊服上方1个月肿势已退，经查尿素氮 14.13mmol/L，肌酐 221.1μmol/L，均较前有所下降，说明肾功能有所恢复，继以扶正祛邪治之。五诊服上方2个多月，经查尿素氮降到7.4mmol/L，肌酐160.2μmol/L，已接近正常值，继服胶囊剂1个多月。六、七诊前后服中药半年有余，肾功能已基本正常。八、九诊时，间断服药以巩固疗效。至十诊前后共服胶囊剂2年有余而肾功能平稳。此案例说明尽管病人已近90岁高龄，只要坚持服用中药，严格进行科学的调养，仍然可以控制病情的进一步发展。

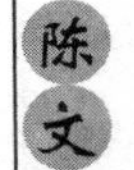

医案3　脾肾虚衰，水泛水肿

李某，女，56岁。初诊1999年3月6日。

【病史】慢性肾病10余年，近期经医院检查：尿素氮26.2mmol/L，肌酐542.1μmol/L，因长期服用西药未能控制病情的发展，欲服中药求余诊治。

【证候】眼睑浮肿，面色萎黄，下肢浮肿，按之凹陷，腰酸膝软，下肢沉重，语声无力。舌质淡，边有齿痕，苔白滑，脉沉弱，尺脉更甚。

【辨证】脾肾虚衰，水浊泛滥。

【立法】温肾健脾，利水化浊。

黑附子10g，细辛3g，麻黄6g，干姜皮6g，茯苓皮15g，红参10g，生黄芪30g，炒白术30g，车前子15g，丹参15g，益母草10g，生大黄6g，熟地黄10g，鸡内金3g，

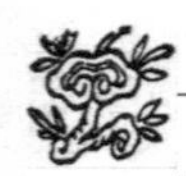

生甘草6g。

上方14剂，水煎服。

嘱低盐、低脂、低蛋白饮食。

二诊：1999年3月22日。

服上方诸药，肿势显著消退，尿量增多，精神转佳，大便日行1次。舌质淡，边有齿痕，苔白稍滑，脉沉弱。继以前方进退。

黑附子10g，红参10g，炒白术30g，茯苓30g，生黄芪30g，丹参30g，益母草30g，川芎9g，生大黄6g，车前子15g，熟地黄10g，生甘草3g。上方14剂，水煎服。

三诊：1999年4月4日。

服上方14剂，水肿已消退，精神振作，尿量增多，大便日行1~2次。舌质淡，边有齿痕，苔白，脉沉缓，尺脉稍有力。正气已有转机，继以温阳化水，健脾利湿，活血通络，消肿泄浊之剂。

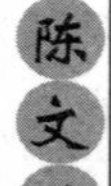

黑附子6g，红参10g，炒白术15g，茯苓15g，生黄芪30g，丹参30g，益母草30g，川芎9g，生大黄6g，车前子10g，熟地黄10g，生甘草6g。上方14剂，水煎服。

四诊：1999年4月22日。

服上方诸药，肿势已退，经检查尿素氮17.3mmol/L，肌酐424.2μmol/L，肾功能有所好转。舌淡红，苔白，脉沉缓。继以前方进退。

黑附子30g，红参18g，炒白术30g，茯苓30g，生黄芪30g，淮山药30g，太子参30g，丹参60g，益母草60g，生蒲黄30g，川芎18g，三七粉10g，生大黄60g，熟地黄30g，车前子30g，生甘草18g。

上方7剂。以单味免煎中药颗粒剂混匀，装入0.5g胶

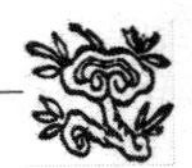

囊，每次服12粒，日服3次，白开水送服。

仍嘱低蛋白、低脂肪、低盐饮食。

五诊：1999年7月24日。

服上方药3月余，经查尿素氮11.2mmol/L，肌酐286.4μmol/L，时有夜寐梦多，神疲嗜卧，食后腹胀，尿量尚可，大便日行1～2次。舌淡红，苔白，脉缓。继以前方加远志10g，五味子10g，鸡内金10g。服法同上方。

六诊：1999年10月22日。

近日外感风邪，发热恶寒无汗、头痛、身痛，鼻塞流涕，稍有咳嗽。舌淡红，苔薄白，脉浮数。拟以疏风解表，宣肺止嗽。

柴胡6g，荆芥穗10g，薄荷6g，淡豆豉10g，金银花15g，炒白术10g，防风3g，茅芦根各10g，杏仁10g，前胡10g，苏叶3g，生甘草6g，水煎服。

上方3剂，每剂煎3次。混匀在一起，每6小时服1次，日服3次。

七诊：1999年10月24日。

服上方2剂，热退身安，继服六诊方药以观后效。

八诊：2000年1月18日。

经查：尿素氮已下降至7.4mmol/L，肌酐下降至142.1μmol/L，精神倍增，尿量如常，大便日行1～2次，舌淡红，苔白，脉缓。继宗前方进退。

红参30g，蛤蚧1对（10g），炒白术30g，茯苓30g，生黄芪30g，淮山药30g，太子参30g，丹参30g，益母草30g，生蒲黄30g，川芎18g，三七粉10g，生大黄30g，熟地黄30g，车前子30g，生甘草9g。

上方5剂，以单味免煎中药颗粒剂混匀装入0.5g胶囊，

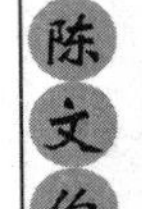

每次12粒，日服3次，白开水送服。

仍低蛋白、低脂肪、低盐饮食。

九诊：2000年3月24日。

自行在春节前停服中药月余，应酬来往客人过于劳累，所有鱼、肉、蛋各种食品随意服用，全身浮肿再起。经查尿素氮17.6mmol/L，肌酐286.3μmol/L，头晕胸闷，尿少，神疲嗜卧。舌淡，边有齿痕，苔白腻，脉沉弱尺脉甚。继以健脾益肾、活血化瘀、利水化浊法治之。

红参10g，西洋参10g，蛤蚧10g，生黄芪30g，炒白术30g，茯苓30g，淮山药30g，太子参30g，猪苓30g，建泽泻30g，车前子30g，生大黄30g，益母草30g，丹参30g，川芎18g，生蒲黄30g，冬虫夏草30g，三七粉10g。

上方5剂，仍以单味免煎中药颗粒胶囊剂，每次15粒，日服3次。

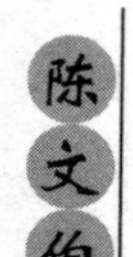

强调低蛋白、低脂肪、低盐饮食。

十诊：2000年4月18日。

服上方月余，浮肿消退，唯神疲嗜卧，精神不振，纳呆食少。舌淡苔白，脉沉缓。经查：尿素氮11.6mmol/L，肌酐186μmol/L。继服前方进退，未再停药，直至2003年2月，尿素氮徘徊在11～17mmol/L左右，肌酐在150～200μmol/L左右，未能再降到正常水平。

【按语】本案系脾肾虚衰，水浊泛滥之水肿。西医诊为慢性肾衰。方中黑附子温肾暖脾，温阳化水为君药；红参、生黄芪、炒白术补肾元，益肺气，健脾气，利水消肿为臣药；麻黄、干姜、苓皮、车前子发汗温阳，利水消肿为辅助药；丹参、益母草活血化瘀，通腑化浊为辅佐药；熟地黄补肾精滋水化源，鸡内金消水谷和胃气，甘草调和诸药，

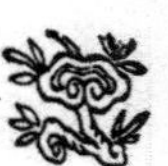

解毒和胃，三药合用为使药。全方合用，可温补脾肾，温阳利水化浊。二诊服上方14剂，肿势明显消退，继以前方进退。减细辛、麻黄、干姜皮、茯苓皮、鸡内金，易川芎、茯苓活血健脾之药，继服14剂。三诊仍服上方14剂，以观后效。四诊前后服药1个多月，肿势全退，尿素氮17.3mmol/L，肌酐424.2μmol/L，均明显下降，继以前方增强健脾活血之药，改服颗粒剂胶囊缓图。五诊服上方3个多月尿素氮、肌酐有明显下降，继以前方加远志、五味子、鸡内金补肝肾、安心神、消水谷之品。六诊因外感发热，予扶正疏风解表药，热退身安。七诊继服前药。八诊服中药10个月，精神转佳，肾功能已接近正常值，继服胶囊剂。九诊因春节期间停药月余，应酬较多过于劳累，随意食用肥甘厚味油炸食品，结果肾功能尿素氮17.6mmol/L，肌酐286.3μmol/L，全身明显不适，继服健脾益肾、活血化瘀、利水化浊之中药。十诊服上方近2月中药，肾功能有所好转，前后服药近4年时间，诸症均有改善，但尿素氮徘徊在11～17mmol/L左右，肌酐徘徊在150～200μmol/L左右，未能降至正常值。说明肾衰病人一则坚持服药，二则必须严格按科学的调养，否则一旦病情反复发作则预后不良。

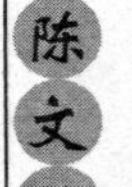

医案4 五脏衰竭，水泛水肿

滕某，男，62。初诊2005年2月8日。

【病史】罹患双肾弥漫性病变、重度肾衰、风心病心衰、高血压、脑梗塞、糖尿病、前列腺增生、贫血等多种慢性病，近因尿毒症晚期，经当地肾透析不能控制病情，来京求余诊治。

【证候】面色黧黑，晦暗无光泽，全身浮肿，心悸短气，语言謇涩，尿少。舌暗，苔白腐，脉沉弱。经查尿素

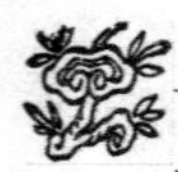

氮 38.22mmol/L，肌酐 1260.6μmol/L。

【辨证】五脏衰竭，气血耗竭，湿浊泛滥。

【立法】大补五脏，益气养血，利湿化浊。

【方药】方1. 内服方：红参10g，西洋参10g，冬虫夏草10g，蛤蚧1对，生黄芪30g，炒白术30g，淮山药30g，丹参30g，益母草30g，当归30g，白芍10g，生蒲黄10g，山萸肉10g，生熟地各10g，女贞子10g，生大黄10g，茯苓30g，车前子30g，川芎12g，三七粉3g。

上方5剂，以单味免煎中药颗粒剂混匀，装入0.5g胶囊，每次服12粒，日服3次，白开水送服。

方2. 灌肠方：大黄炭10g，熟大黄6g，麻黄10g，生黄芪30g，白芍30g，丹参30g，益母草30g，生蒲黄10g。

上方30剂，水煎，每日灌肠1次，每次肠内保持30～50分钟再排便。

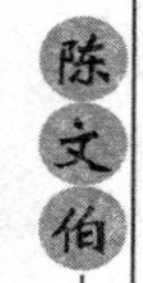

二诊：2005年3月10日。

用上方中药内外合治，病情好转，经查尿素氮 28.34mmol/L，肌酐 1194.5μmol/L，精神转佳。舌苔白稍腻。脉沉弱，继以前法前方内外合治。

三诊：2006年3月16日。

家属代诉：用上方病情稳定，尿素氮、肌酐指标仍有所下降，但不太明显。继服上方。

【按语】本案系五脏衰竭，气血亏耗，湿浊泛滥之水肿，西医诊为晚期尿毒症合并多种慢性病。内服药方中红参、西洋参合用，大补元气，益气养阴，为方中之君药；蛤蚧、冬虫夏草、生黄芪、炒白术、淮山药补肺气，纳肾气，健脾气，调补五脏，补元祛邪为臣药；四物汤与山萸肉、女贞子养肝血，益肾精，使气血调和，阴阳相济，为辅助君臣之药；丹参、益母草、生蒲黄、川芎、三七粉活血化瘀，使血行水行，水行肿消，为方中辅佐之药；茯苓、车前子、生大黄利水消肿，通腑化浊为使药。全方合用可补益脏腑，调和气血，通腑化浊，利水消肿。外用灌肠方药以大黄炭、熟大黄通腑化浊为君；麻黄、生黄芪、白芍发汗调和气血为臣药；丹参、益母草、生蒲黄活血化瘀，利水消肿为佐使药，全方合用，可奏通腑化浊，发汗祛湿，调和气血，利水消肿，化浊解毒。二诊服上方内服药与外用灌肠药，内外合用月余，病情好转，肾功能亦有好转，继用前法方药治之。三诊服上方年余，病情稳定且肾功能有所好转，继服上方内外合治。

医案5　脾肾阳虚，水泛水肿

赵某，女，24岁。初诊：2004年4月14日。

【病史】罹患肾病已8年，近期到京检查，血尿、蛋白尿（+++），尿素氮18.21mmol/L，肌酐186.1μmol/L。某医院诊断：慢性肾炎，肾功能不全。求余诊治。

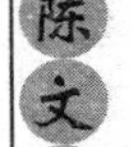

【证候】眼睑下肢浮肿，面色皖白，四肢逆冷，腰背酸痛，纳呆食少，大便时溏。舌质淡，边有齿痕，苔白，脉沉迟尺弱。

【辨证】脾肾阳虚，水湿泛滥。

【立法】温肾健脾，利水化瘀。

【方药】蛤蚧10g，巴戟天30g，党参30g，生黄芪30g，炒白术30g，茯苓30g，太子参30g，大黄炭30g，益母草30g，熟大黄6g，车前子30g，泽泻30g。

上方3剂，以单味免煎中药颗粒剂，混匀装入0.5g胶囊，每次服12粒，日服3次，白开水送服。

嘱低蛋白，低脂肪，低盐饮食。

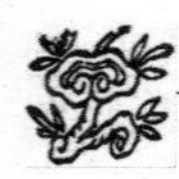

二诊：2004 年 5 月 16 日。

服上方诸药，肿势已退，血尿消失，尿蛋白（+），尿素氮 11.21mmol/L，肌酐 142.3μmol/L，均较前下降，精神转佳，他症亦有好转。舌质淡，边有齿痕，苔白，脉沉迟。正气已有转机，继以前方再进 7 剂。服法同前。

三诊：2004 年 7 月 18 日

服上方 2 月余，病情显著好转，大便日行 1 次，继宗前法进退。

核桃仁 30g，黑芝麻 30g，党参 30g，生黄芪 30g，炒白术 30g，茯苓 30g，太子参 30g，大黄炭 30g，益母草 30g，茜草 30g，丹参 30g，三七粉 10g，熟大黄 9g，车前子 30g，泽泻 10g，生甘草 9g。

上方 7 剂，以单味免煎中药颗粒剂混匀，装入 0.5g 胶囊，每次 12 粒，日服 3 次，白开水送服。

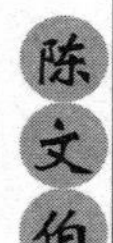

四诊：2004 年 9 月 16 日。

服上方诸药，经医院检查各项指标已恢复正常。舌淡红，苔白，脉沉弦缓。继以前法进退，以收全功。

淮山药 30g，山萸肉 30g，党参 30g，生黄芪 30g，炒白术 30g，全当归 30g，白芍 30g，熟地黄 30g，太子参 30g，大黄炭 30g，益母草 30g，茜草 30g，丹参 30g，三七粉 10g，车前子 30g，生甘草 9g。

上方 5 剂，仍以单味免煎中药颗粒胶囊剂治之，每次服 5 粒，日服 3 次，白开水送服，缓图根治。

五诊：2005 年 12 月 12 日。

服上方诸药未再出现水肿。舌质红，苔白，脉弦缓。各项化验检查均在正常范围。停药观察。

2006 年 4 月追访：一切良好。

【按语】本案系脾肾阳虚，水湿泛滥之水肿。西医诊为肾功能不全。方中蛤蚧温肾益肺为方中之君药；巴戟天、党参、生黄芪、白术、茯苓、太子参益肾健脾补肺，为臣药；大黄炭、熟大黄通腑化浊为辅助药；益母草、丹参、三七粉、茜草活血止血不留瘀，使血行水行，水行肿消，为辅助药；炮姜、车前子、泽泻温阳，利水消肿为使药。全方合用，可奏温肾健脾，补肺益气，通腑化浊，活血化瘀，温阳利水之功。二诊服上方诸药，肿势渐减，血尿已消失，尿素氮、肌酐均有下降。说明正气得复而浊邪渐退，继宗前方以观后效。三诊、四诊前后服药近5个月，精神转佳，经查各项指标均已正常，继以益肾健脾，补肺益气，养血活血化瘀，通腑化浊，利水消肿治之。五诊前后服药已15个月有余，肿势消退未再复发，肾功能正常。达临床治愈，可停中药观察。

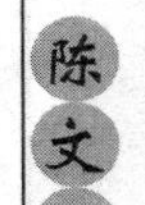

医案6　肝肾脾虚，水泛水肿

窦某，女，50岁。初诊：2000年8月8日。

【病史】多年罹患高血压、脑血栓、冠心病、肾萎缩、肾功能不全，且有青霉素、黄霉素过敏史，近日查血肌酐167.17μmol/L，尿素氮11.54mmol/L，尿酸463单位，蛋白尿（+），医院诊为“肾功能不全”，求余诊治。

【证候】眼睑及下肢轻度浮肿，腹胀，纳呆，左半身麻木，头晕目眩，胸闷刺痛，尿少短涩。舌质暗，苔白，脉弦细尺弱。

【辨证】肝肾不足，脾失健运，气滞血瘀，湿浊泛滥。

【方药】生地黄30g，白芍30g，炒白术30g，茯苓30g，郁金20g，川芎18g，丹参30g，益母草30g，水蛭9g，生蒲黄20g，车前子30g，泽泻30g，熟大黄30g，猪苓20g，桑

白皮30g，白茅根30g。

上方7剂，以单味中药颗粒剂混匀，装入0.5g胶囊，每次服12粒，日服3次，白开水送服。

二诊：2000年10月10日。

服上方诸症悉减，浮肿已退，经查尿素氮7.71mmol/L；肌酐131.1μmol/L，尿酸正常。舌质暗，苔白，脉弦细尺弱。继以前方7剂，服法同前。

三诊：2001年1月12日。

服上方未尽，外感发热，患肺炎住院治疗，前日出院，经查血肌酐180μmol/L，尿素氮9.24mmol/L，尿酸492单位，尿液中白细胞8～10/HP，红细胞0～1/HP，眼睑下肢稍肿。舌质暗，苔白，脉弦细尺弱。此乃复感外邪，已伤正气，故肾功能受损。继以益肾养血，扶正祛邪化浊治之。

生地黄30g，白芍30g，西洋参10g，生黄芪30g，炒白术30g，茯苓30g，白茅根30g，车前草30g，生大黄30g，猪苓30g，泽泻30g，丹参30g，益母草30g，川芎6g，怀牛膝10g，生甘草6g。

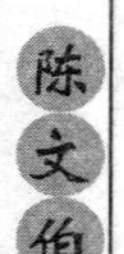

上方7剂，仍以单味免煎中药颗粒胶囊剂治之，每次服12粒，日服3次，白开水送服。

四诊：2001年3月16日。

服上方肿势已退，经医院检查肾功能已正常，舌质暗，苔白，脉弦细尺脉有力，继以前方进退，缓图根治。

二地各20g，山萸肉30g，淮山药30g，白芍30g，生黄芪50g，炒白术30g，茯苓30g，建泽泻30g，全当归30g，车前子30g，白茅根30g，益母草30g，丹参30g，大黄炭10g，冬虫夏草10g，生甘草6g。

上方5剂，继以单味免煎中药颗粒胶囊剂，每次服6

粒，日服3次，白开水送服。

2004年2月电告：诸症悉去，未再出现水肿，肾功能正常。

【按语】本案系肝肾不足，脾失健运，湿浊泛滥之水肿。西医诊为肾功能不全、肾萎缩、脑血栓、冠心病。方中生地黄、白芍滋肾养肝为君药；白术、茯苓健脾运化中州，渗湿消肿，为臣药；郁金、生蒲黄、川芎、丹参、益母草、水蛭六药合用，活血化瘀，祛瘀逐浊，使血行水行，水行肿消，为辅助药；熟大黄、车前子、泽泻、猪苓、桑白皮、白茅根通腑化浊，利水消肿。二诊服2月余中药，浮肿已退，肾功能已接近正常值，效不更方，前药再进7剂治之。三诊服上方2月余，一切均好，后因外感引发肺炎住院治疗，前日刚出院，肌酐已达180.1μmol/L，尿素氮9.24mmol/L，尿酸492单位，白细胞8～10/HP。浮肿再现，所患风寒肺热已耗伤正气，故肾脏受损，继以扶正祛邪药物治之。在前方基础上加用益气阴之西洋参以助正复邪除。四诊服上方诸药，肿势已退，经查肾功已正常。为巩固疗效，继宗前方缓图根治。间断服药前后3年有余，至2004年2月电告一切如常，未再出现水肿发作，肾功能亦正常。

医案7　脾肾亏虚，水泛水肿

王某，男，51岁。初诊：2001年11月16日。

【病史】罹患慢性肾炎多年，经医院近期检查：尿素氮13.6mmol/L，肌酐245.9μmol/L，尿酸461单位。诊为“肾功能不全”，经CT检查提示“甲状腺瘤”，求余诊治。

【证候】眼睑及下肢浮肿，泛恶欲呕，纳呆，食少，腹胀，甲状腺肿大，尿短少，大便略溏。舌苔白稍腻，脉沉

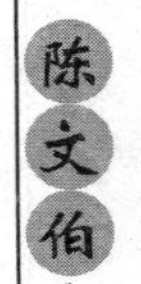

细尺弱。

【辨证】脾肾不足，湿浊泛滥，胃失和降，气血失和。

【立法】健脾益肾，利湿化浊，和降胃气，调和气血。

【方药】太子参30g，党参30g，炒白术30g，茯苓30g，生黄芪30g，生熟地各30g，山萸肉30g，炒白芍30g，全当归30g，车前子30g，熟大黄30g，益母草30g，水蛭6g，川芎18g，怀牛膝10g，法半夏10g，陈皮10g，生甘草3g

上方7剂，以单味免煎中药颗粒剂混匀，装入0.5g胶囊，每次12粒，日服3次，白开水送服。

二诊：2002年1月4日。

服上方诸药2月有余，浮肿消退，食欲转佳，甲状腺瘤明显缩小，二便如常。舌淡红，苔白，脉沉细尺脉有起色。此乃正气得复，邪气仍存。继以前方7剂，以观后效。

三诊：2002年3月11日。

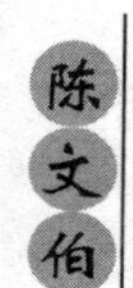

服上方诸药，经CT检查：甲状腺瘤已消退，肾功能已达正常值。舌红苔白，脉弦细。继以前法进退，缓图根治。

太子参30g，炒白术30g，茯苓30g，生黄芪30g，全当归30g，炒白芍30g，川芎12g，熟地黄20g，山萸肉30g，淮山药30g，车前子30g，泽泻30g，益母草30g，熟大黄10g，水蛭6g，生甘草6g。

上方5剂，仍以单味免煎中药颗粒胶囊剂治之，每次5粒，日服3次，白开水送服。

2004年11月电告：浮肿已消退，未再发病，经查肾功能正常。

【按语】本案系脾肾不足，湿浊泛滥，胃失和降之水肿。西医诊为肾功能不全、甲状腺瘤。方中党参健脾养胃，运化中州，为方中之君药；太子参、炒白术、茯苓、黄芪

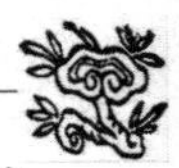

补肺气，健脾气，养心气，利水消肿为臣药；二地、山萸肉、当归、白芍益肾养血；熟大黄、车前子、通腑化浊，利水消肿；益母草、水蛭、川芎、牛膝、活血化瘀通络，助水行肿消；清半夏、陈皮和降胃止呕，为辅佐药；一味生甘草调和诸药，清热解毒，和胃补中。全方合用，可奏健脾益肾补肺，利水消肿，通腑化浊，活血化瘀，和胃止呕之功。二诊服上方中药2月余，浮肿消退，甲状腺瘤体缩小，继宗前方再进7剂。三诊前后服药4月有余，经查甲状腺瘤体消失，肾功能已达正常，为巩固疗效再进前药，缓图根治。2年后电告：浮肿未再复发。

医案8　脾肾虚衰，湿泛水肿

马某，男，65岁。初诊：2001年4月5日。

【病史】2年前因水肿到医院检查：肌酐480μmol/L，尿素氮19.7mmol/L。经常感冒，经治疗后病情反复，尿素氮、肌酐仍有上升趋势，近期尿糖（+++），空腹血糖17.1mmol/L，求余诊治。

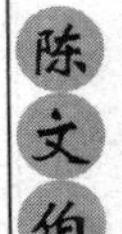

【证候】全身浮肿，恶心呕吐，尿短少，一天排尿量不足500ml，腰酸膝软，大便不通。舌淡，苔白稍腻，脉濡数。

【辨证】脾肾虚衰，湿浊泛滥。

【立法】健脾益肾，利湿化浊。

【方药】西洋参10g，太子参15g，炒白术10g，茯苓10g，熟地黄10g，枸杞10g，炒白芍10g，淮山药30g，麦冬10g，清半夏10g，怀牛膝10g，生甘草6g。

上方7剂，水煎服。

二诊：2001年4月12日。

服上方3剂吐止，可少量进粥食，尿量增加，大便量

少，已润下。舌淡红，苔白。脉濡稍数。此乃胃气得复，二便通下，无上关下格之虑，继以前法进退。

淮山药30g，太子参30g，炒白术10g，茯苓10g，生黄芪15g，山萸肉10g，熟地黄10g，全当归10g，白芍10g，怀牛膝10g，麦冬10g，五味子10g，清半夏6g，泽泻10g，熟大黄10g。

上方7剂，水煎服。

三诊：2001年4月20日。

服上方，尿量日排1000ml以上，大便日行1次，每日可进粥食3次，浮肿已消退。舌淡红，苔白，脉濡稍数。继以前法进退。

红参粉10g，淮山药30g，生黄芪30g，炒白术30g，茯苓30g，全当归30g，白芍30g，熟地黄30g，川芎18g，丹参30g，益母草30g，生蒲黄30g，水蛭6g，熟大黄30g，怀牛膝30g，车前子30g，泽泻30g，五味子10g，麦冬30g，生甘草6g。

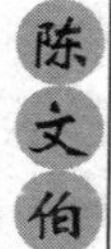

上方5剂，以单味免煎中药颗粒剂，混匀后装入0.5g胶囊，每次12粒，日服3次，白开水送服。

嘱低蛋白、低脂肪、低盐饮食。

四诊：2001年5月28日。

服上方月余，浮肿消失精神转佳，二便调。实验室检查：尿素氮13.3mmol/L，肌酐270.1μmol/L，空腹血糖8.7mmol/L，尿糖（-）。舌淡红，苔白，脉沉细。继以前方进退。

冬虫夏草30g，红参30g，太子参30g，炒白术30g，生黄芪30g，淮山药30g，茯苓30g，生熟地各20g，山萸肉30g，麦冬30g，五味子30g，白芍30g，川芎18g，益母草

30g，丹参30g，生蒲黄18g，水蛭9g，熟大黄30g，清半夏10g，车前子30g，泽泻30g。

上方5剂，仍以单味免煎中药颗粒胶囊剂治之，服法同前。

五诊：2001年8月2日。

服上方2月余，经查：肾功能基本正常，血糖空腹7.1mmol/L，尿糖（-）。继以前方再进5剂，每次服5粒胶囊，日服3次，缓图根治。

仍低蛋白、低脂肪、低盐饮食，并适当散步。

2004年6月电告：浮肿未再复发，肾功能基本正常，消渴病已平稳。

【按语】本案系脾肾虚衰湿浊泛滥之水肿。西医诊为肾功能不全合并糖尿病。方中西洋参益气养阴止消渴为君药；太子参、炒白术、茯苓、山药四药合用，健脾益气为臣药；熟地黄、枸杞、白芍、麦冬四药合用，益肝肾，滋水化源止消渴为辅助之药；清半夏、怀牛膝、生甘草和胃止呕，引药下行，调和诸药，为佐使之药。全方合用，可奏健脾益气，滋肾化源，利水消肿之功。二诊服上方药3剂，呕吐止，7剂可进少量粥食，尿量增多，消渴好转，大便已润下，无上关下格之虑，继以健脾益肾、养血利水消肿，活血化瘀，通腑化浊止消渴治之。三诊服上药尿量增多，每日1000ml以上，大便通畅，浮肿已退，继以前方加减治之。方中仍以淮山药、人参健脾益肾补肺为主药；生黄芪、白术、茯苓为臣药；以四物汤养血加用丹参、益母草、生蒲黄、水蛭活血化瘀，行血以利水；熟大黄、怀牛膝、车前子、泽泻通腑化浊，利水消肿以去水邪湿浊，五味子、麦冬、生甘草补肺生津，止渴和胃解毒，为佐使药。四诊服

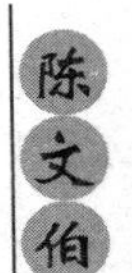

月余中药，精神转佳，二便调和，尿素氮降至13.3mmol/L，肌酐200.1μmol/L，空腹血糖降至8.3mmol/L，尿糖已转阴，继以前法进退。上方适量加服冬虫夏草、太子参补肺益肾健脾之品。五诊服上方2月有余，肾功能与血糖基本正常，继服前方缓图根治。间断服药3年余，病情稳定，水肿未发，肾功如常，消渴病亦平稳。

医案9 肝肾脾虚，水泛水肿

牛某，男，34岁。初诊：2003年4月5日。

【病史】病人于1年前罹患原发性高血压，肾功能不全、痛风，经查尿素氮13.8mmol/L，肌酐309.0μmol/L，尿酸537单位，经在当地进行治疗1年多未效，故来京求余诊治。

【证候】眼睑及下肢浮肿，按之凹陷，左足踇趾红肿热痛，膝关节疼痛，头晕目眩，腰膝酸软，尿少，便稍干。舌质红，苔淡黄，脉弦细数尺弱。

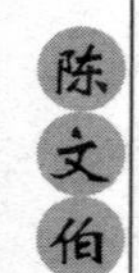

【辨证】肝肾脾不足，湿热下注，瘀阻经络。

【立法】滋肾养肝运脾，清热利湿，活血通络。

【方药】仙灵脾30g，生地黄30g，山萸肉30g，怀牛膝30g，白芍30g，生黄芪30g，太子参30g，炒白术30g，茯苓30g，生大黄30g，车前子30g，泽泻30g，麻黄6g，益母草30g，丹参30g，水蛭9g，桃仁20g，红花20g，生蒲黄20g，生甘草6g。

上方5剂，以单味免煎中药颗粒剂混匀，装入0.5g胶囊，每次12粒，日服3次，白开水送服。

二诊：2003年9月15日。

服上方中药月余，水肿消退，血压稳定，痛风好转，因北京地区疫毒肺（SARS）期间医院封闭，停药3个多月，经查尿素氮 8.2mmol/L，肌酐 194.1μmol/L，尿酸 430 单位。舌淡苔白稍腻，脉弦细滑，尺仍弱。继以前方5剂，以观后效。

三诊：2003 年 11 月 6 日。

服上方 1 个月诸症悉减，唯时时腰痛，尿频，肾功能检查已基本正常，为巩固前效，继以前方加减治之。

仙灵脾 30g，巴戟天 30g，菟丝子 30g，生地黄 30g，山萸肉 30g，怀牛膝 30g，白芍 30g，生黄芪 30g，炒白术 30g，茯苓 30g，熟大黄 30g，车前子 30g，泽泻 20g，益母草 20g，丹参 30g，水蛭 6g，生蒲黄 20g，五味子 20g，远志 20g，生甘草 6g。

上方5剂，仍以单味免煎中药颗粒胶囊剂治之，每次服 6 粒，服法同前。

嘱低蛋白、低脂肪、低盐饮食，少海鲜，远房帏。

间断服上药至 2005 年 4 月 18 日，病情稳定，未再浮肿。

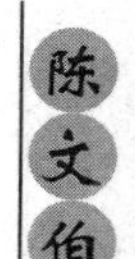

【按语】本案系脾、肾、肝不足，湿热下注，瘀阻经络之水肿。西医诊为高血压、肾功能不全、痛风病。方中仙灵脾、山萸肉益肾精温肾阳，调和阴阳为君药；生地黄、怀牛膝、白芍滋肾养肝为臣药；生黄芪、炒白术、茯苓健脾利水消肿；生大黄、麻黄、车前草、丹参、水蛭、桃仁、红花、蒲黄六药合用活血化瘀，通行经络，使血行水行，水行湿去肿消，为辅佐药物；一味生甘草和胃解毒，调和诸药。全方合用，扶正祛邪，消肿化湿，活血止痛。二诊服上方月余，诸症悉减，正值北京地区疫毒肺（SARS）流行，停药近3个月，病情虽有好转，但肾功能仍未正常，嘱继服上方以观后效。三诊服上方 1 个多月，肾功已基本正常，继宗前方加减治之，以胶囊剂缓图根治，直到2005年4月18日间断服胶囊剂，浮肿未再复发，肾功能仍正常。

医案10　肝肾阴虚，热郁水肿

付某，女，19岁。初诊：2003年3月20日。

【病史】罹患慢性肾炎多年，经西药治疗病情不稳定，蛋白尿长期（++），近期肉眼观察有血尿，腰痛。经查血尿（+++），潜血（++++），蛋白尿（++）求余诊治。

【证候】眼睑及下肢轻度浮肿，腰痛、神疲嗜卧，尿少且呈粉红色。舌红，苔淡黄，脉弦细稍数。

【辨证】肝肾阴虚，热迫血行。

【立法】滋养肝肾，清热凉血。

【方药】生地黄30g，玄参15g，白芍10g，核桃仁10g，黑芝麻30g，女贞子10g，旱莲草10g，白茅根30g，车前草10g，炒栀子10g，茜草10g，琥珀粉、三七粉各1.5g（冲服）。

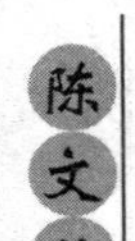

上方7剂，水煎服。

嘱饮食低盐，低脂肪，少食鱼、肉、蛋，适当散步，忌辛辣及酒类食品。

二诊：2003年3月27日。

服上方后浮肿好转，肉眼已不见血尿，腰痛已止。舌质红，苔白，脉弦细，尺脉仍弱。继以前方进退。

生地黄30g，玄参30g，生黄芪30g，泽泻30g，白茅根30g，茜草30g，益母草30g，琥珀粉、三七粉各3g（冲服）

上方7剂。以单味免煎中药颗粒剂装入0.5g胶囊，每次服10粒，日服3次，白开水送服。

三诊：2003年5月18日。

服上方诸药经水来潮，腰酸腹痛，有散在小血块，浮肿已消退，他症均减，经查：蛋白尿（-），血尿（+），潜血（++）。舌质红，苔白，脉弦细。继以前法加减治之。

全当归10g，白芍10g，熟地黄10g，川芎6g，炒白术15g，茯苓10g，香附10g，生蒲黄10g，益母草10g，木香6g，三七粉1.5g（冲服），炙甘草6g。

上方7剂，水煎服。

四诊：2003年5月25日。

服上方7剂，腰腹痛已止，他症如前。舌质红，苔白，脉弦细。继以滋肾养肝，健脾利水，化瘀止血治之。

生熟地各20g，白芍30g，山萸肉20g，淮山药30g，车前子30g，泽泻20g，茜草30g，益母草30g，香附20g，白茅根30g，生甘草9g，三七粉、琥珀粉各3g。

上方7剂，以单味免煎中药颗粒剂混匀，装入0.5g胶囊，每次服10粒，日服3次，白开水送服。

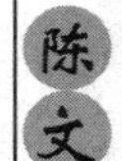
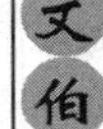

嘱低盐、低蛋白、低脂肪饮食，不宜剧烈活动。

五诊：2003年7月26日。

服上方病情较为稳定，未发现水肿，无蛋白尿，偶见红细胞，潜血（++）。舌质红，苔白，脉弦细。继以前法治之。

六诊：2003年11月24日。

服以上方药一切均如常，停服药已近2个月，尿检潜血（+++），偶见红细胞，腰酸膝软不明显，他症如前。舌质红，舌苔白，脉弦细。继以前法治之。

生熟地各20g，白芍30g，山萸肉30g，淮山药30g，女贞子30g，旱莲草10g，车前草30g，炒白术30g，茜草30g，

川芎6g，白茅根30g，三七、琥珀粉各3g（冲服）。

上方15剂，仍以单味免煎中药颗粒胶囊剂治之，每次服5粒，日服3次，白开水送服。

七诊：2004年3月27日。

服上方偶有腰酸乏力，食欲、睡眠均正常。舌质红，舌苔白，脉弦细。继以前方加减治之。

生熟地各20g，山萸肉30g，川续断30g，炒杜仲30g，炒白芍30g，淮山药30g，女贞子30g，太子参30g，炒白术30g，生黄芪30g，茜草30g，益母草30g，车前草30g，琥珀粉3g，三七粉6g，生甘草12g。

上方5剂，继以单味免煎中药颗粒胶囊剂治之，日服3次，每次5粒，白开水送服。

八诊：2004年6月28日。

服上方诸药，复查尿潜血（+），精神转佳，月经如常，口干舌燥。舌质红，苔白，脉弦细。继宗前方进退。

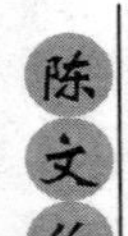

生熟地各20g，山萸肉30g，炒白芍30g，淮山药30g，太子参30g，炒白术30g，女贞子30g，生黄芪30g，炒栀子30g，白茅根30g，丹皮30g，茜草30g，大黄炭10g，三七粉10g，琥珀粉6g，生甘草12g。

上方5剂，制法、服法同前。

九诊：2004年10月20日。

服上方尿检潜血（++）偶见红细胞，时有腰酸乏力，无其他不适。舌质红，苔白，脉弦细。继以前法进退。

生熟地各20g，炒白芍30g，山萸肉30g，炒杜仲30g，淮山药30g，女贞子30g，川续断30g，旱莲草10g，丹皮10g，茜草30g，益母草30g，三七粉10g，琥珀粉10g，血余炭10g，紫珠草30g，大黄炭30g。

上方15剂，继服单味中药颗粒胶囊剂，日服3次，每次6粒，白开水送服。

嘱出国学习期间不停药，低脂肪、低蛋白、低盐饮食，适当散步。

十诊：2006年4月15日。

在国外学习期间仍坚持服药，自觉一切良好，经尿检潜血（+），偶见红细胞0～1/HP。

生熟地各20g，山萸肉20g，炒白芍30g，炒杜仲30g，川续断20g，炒白术30g，生黄芪30g，女贞子30g，旱莲草20g，仙鹤草30g，大黄炭30g，地榆炭30g，茜草30g，琥珀粉10g，三七粉10g，生甘草12g。

上方15剂，仍服单味免煎中药颗粒胶囊剂，日服3次，每次5粒，白开水送服，缓图根治。

【按语】本案系肝肾阴虚，热迫血行之水肿。西医诊为慢性肾炎。方中生地黄滋阴清热凉血为君药；核桃仁、黑芝麻补肾气，益肾精；茅根、车前草、炒栀子凉血清热，为辅助药物；茜草、琥珀、三七粉三药合用活血化瘀，使血止而不留瘀，为使药。全方合用滋肾养肝，凉血止血，活血化瘀。二诊服上方诸药浮肿好转，肉眼不见血尿，继以前方加用益气健脾之党参、黄芪与利水消肿之泽泻，减去核桃仁、黑芝麻、炒栀子。三诊服上方诸药，蛋白尿、血尿好转，但月经来潮出现小血块，继以四物汤调和冲任二脉，白术、茯苓健脾利水消肿，香附、生蒲黄、益母草、木香、三七粉理气活血化瘀，一味炙甘草调和诸药，和胃缓中。四诊服上方诸药，腰痛已止，继以滋肾养肝之四物减川芎，加健脾利水之山药、车前子、泽泻；化瘀止血之茜草、益母草、三七粉、琥珀粉；清利理气和胃之香附、

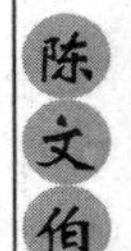

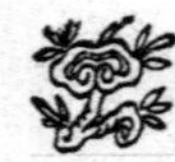

白茅根、生甘草。五诊服上方药，蛋白尿消失，偶见红细胞，潜血（++）。六诊、七诊月经如常，精神转佳，尿潜血（+）。九诊服上方药尿检仍有潜血（++），偶见红细胞，时有腰酸乏力，继以滋补肝肾之二地、白芍、山萸肉、炒杜仲、山药、女贞子、续断、旱莲草；止血药血余炭、大黄炭、紫珠草，活血化瘀药丹皮、茜草、益母草、三七粉、琥珀粉，带药出国学习，以观后效。十诊间断服药2年，在国外学习回国后自觉一切良好，经检查仍有潜血（+）。嘱继服上药以此巩固疗效。

医案11 脾肾不足，水泛水肿

陈某，男，15岁。初诊2002年3月19日。

【病史】有肾炎史，近日突发水肿，经当地医院检查：尿蛋白（++++），诊断为“肾病综合征”，求余诊治。

【证候】全身浮肿，按之没指，动则喘甚，胸满结气，尿量短少，面色皖白。舌淡，边有齿痕，苔白腻，脉沉细尺弱。

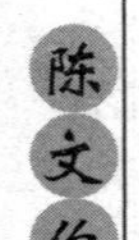

【辨证】脾肾不足，水湿泛滥。

【立法】益肾健脾，利水消肿。

【方药】淮山药30g，仙灵脾30g，巴戟天30g，山萸肉10g，生地黄10g，白芍10g，女贞子10g，怀牛膝10g，生黄芪30g，炒白术50g，茯苓10g，车前子30g，建泽泻10g，白茅根30g，丹参30g，生蒲黄10g，虎杖30g，马齿苋100g，地骨皮30g，麻黄9g。

上方6剂，以单味免煎中药颗粒剂混匀，装入0.5g胶囊，每次服10粒，日服3次，白开水送服。

二诊：2002年4月26日。

服上方月余，肿势消退，唯尿中蛋白仍有（+），神疲

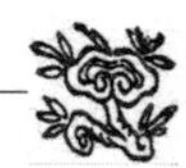

嗜卧。舌淡红，苔白，脉沉细，尺脉仍弱。继宗前方进退。

党参30g，生黄芪30g，仙灵脾30g，巴戟天30g，山萸肉10g，生地黄10g，白芍10g，女贞子10g，淮山药30g，炒白术30g，茯苓30g，车前子30g，建泽泻10g，丹参30g，虎杖30g，麻黄6g。

上方6剂，仍服胶囊剂，每次5粒，日服3次，白开水送服，缓图根治。

三诊：2002年6月16日。

服上方后复查尿常规已正常，唯纳食仍差。舌淡红，苔白，脉沉细，尺弱已有起色。继以益肾健脾养胃剂治之。

仙灵脾30g，巴戟天20g，山萸肉10g，生地黄10g，淮山药30g，女贞子10g，怀牛膝10g，白芍10g，生黄芪30g，白术30g，虎杖10g，白茅根10g，茯苓10g，车前子10g，马齿苋30g，丹参30g。

上方5剂，仍服颗粒剂胶囊，每次服5粒，日服3次。

四诊：2002年8月12日。

服上方诸药，未见浮肿，尿检正常。舌淡红，苔白，脉沉细。继宗前方巩固疗效。再进5剂，服法同前。嘱上学时暂时免体育课。

2003年4月12日起停中药观察。2005年4月来电：患儿一切如常。

【按语】本案系脾肾不足，水湿泛滥之水肿。西医诊为肾病综合征。方中淮山药补肾健脾益肝为君药；巴戟天、山萸肉、生地黄、白芍、女贞子、怀牛膝滋补肝肾，生黄芪、炒白术、茯苓健脾益肺，利水消肿，为臣药；麻黄、车前子、白茅根、泽泻发汗利水消肿，丹参、生蒲黄、虎杖活血化瘀为辅佐药；地骨皮清热养阴，利水消肿为使药。

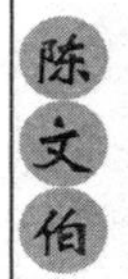

全方合用，健脾益肾，活血化瘀，利水消肿。二诊服上方肿热消退，尿蛋白降至（+），继以前方减去白茅根、马齿苋、地骨皮、生蒲黄四药，仍入胶囊剂，减半服用，缓图根治。三诊服上方2月余，经查尿常规已正常，继服前药。四诊、五诊仍服前药巩固疗效，服药3年来病情稳定，水肿，尿蛋白未再复发。

医案12　脾肾不足，瘀阻水肿

张某，男，21岁。初诊：2002年2月19日。

【病史】罹患血尿多年，经医院肾穿诊为“IgA性肾病”，曾用西药治疗，病情不稳定，尿潜血（+++），并见少量红细胞，求余诊治。

【证候】活动量稍大则尿血，眼睑水肿，足胫稍肿，腰酸膝软，神疲嗜卧，体瘦盗汗，时有梦遗，头晕耳鸣。舌红，苔少脉细稍数，尺脉弱。

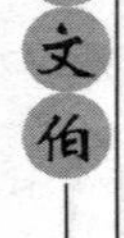

【辨证】脾肾不足，水湿泛滥，瘀阻出血。

【立法】健脾益肾，利湿消肿，化瘀止血。

【方药】党参30g，炒白术30g，生黄芪30g，生熟地各20g，山萸肉20g，白芍20g，茜草30g，丹参30g，川芎12g，益母草30g，生蒲黄10g，三七粉10g，紫珠草30g，车前草10g，生甘草9g。

上方5剂，单味免煎中药颗粒剂混匀，装入0.5g胶囊，日服3次，每次12粒，白开水送服。

嘱忌辛辣及酒类，低蛋白、低盐、低脂肪饮食。

二诊：2002年3月26日。

服上方诸药，已无肉眼血尿，尿检潜血（++），腰酸乏力，面色㿠白。舌红苔白，脉细尺弱，继宗前方进退。

淮山药30g，五味子20g，女贞子20g，旱莲草10g，山

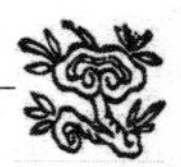

萸肉30g，生熟地各20g，生黄芪30g，白术30g，茜草30g，三七粉10g，生蒲黄20g，丹皮10g，紫珠草30g，车前草20g，仙鹤草30g，生甘草6g。

上方5剂，仍以单味免煎中药颗粒胶囊剂治之，每次10粒，日服3次，白开水送服。

三诊：2002年4月28日。

服上方腰酸乏力好转，尿检潜血（+）。舌脉同前。继以前方加虎杖30g，炒栀子30g，黄芩炭10g，大黄炭10g。

仍服颗粒剂胶囊，继服7剂，服法同上。

四诊：2002年6月26日。

服上方复查尿检仍有潜血（+）。舌质红，苔白，脉弦细尺弱。继以前法进退治之。

生熟地各20g，女贞子30g，旱莲草20g，山萸肉10g，生黄芪30g，党参30g，炒白术30g，茜草30g，三七粉10g，生蒲黄10g，丹参30g，益母草30g，白茅根30g，马齿苋60g，紫珠草30g，生甘草9g。

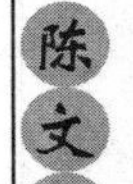

上方15剂，仍服中药颗粒剂胶囊，日服3次，每次10粒，白开水送服。

五诊：2002年11月11日

服上方尿检已正常，唯神疲嗜卧。舌红苔白，脉弦细尺弱，继以前法治之，再进前方15剂。服法同前。

六诊：2002年12月16日。

坚持服上方中药年余，已正常工作，虽感疲劳，但尿检正常，体稍瘦。嘱继服前药，以观后效。

七诊：2006年4月11日。

近2年时有因外感发热时尿中见红细胞（+）、潜血（++）外，一般情况尿检均正常，近期单位工作较忙仍感

疲劳。嘱：可继服前药以防复发。

【按语】本案系脾肾不足，瘀阻性出血水肿。西医诊为IgA肾病。方中党参健脾益气，统摄止血，为君药；白术、生黄芪益气健脾，利水消肿，辅助君药功效，二地、山萸肉、白芍益肝肾消肿为臣药；茜草、丹参、川芎、益母草、生蒲黄、三七粉活血化瘀，止血不留瘀，行血消肿为辅助药；车前草、生甘草清热止血，调和诸药。全方合用可奏健脾益肾，利水消肿，活血化瘀，行血消肿之功。二诊服上方浮肿著减，尿潜血（＋＋），他症均减，继以前方减白芍、党参、川芎、益母草、丹皮，加仙鹤草，仍以胶囊缓图根治。三诊经查尿潜血（＋），上方加虎杖、炒栀子、黄芩炭、大黄炭。四诊、五诊查尿中潜血已转阴。六诊坚持服上方中药，已全日上班，虽感疲劳，但尿检正常。直到2006年4月11日，共2年有余，除外感发热时尿中有红细胞与潜血外，一般情况下尿检均正常。近期单位工作虽然繁忙，甚至加班加点仍未出现血尿与潜血，嘱继服上方，以此巩固前效。

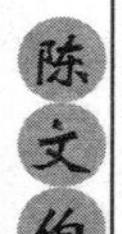

【按语】以上12个案例均为以“肾”病为主体的水肿病。此病被历代医家一致认为是“难治之病”。汉代著名外科鼻祖华佗指出：“百病难疗者，莫出于水也。”唐代苍生大医孙思邈也指出：“大凡水病难治”。其后，诸医家一则告诫病人当“水肿”病好转后，必须节制饮食，否则此病难以治愈；二则告诫医者不可随波逐流，其意念全在钱财上，不以病人的生命为本；三则斥责那些不学无术的医生误诊、误治，实为愚医杀人。明代医家王肯堂进一步指出：“水肿病多死，不救者有二”。一则病人“不善调摄”，不限制食盐的摄入，而且过于食

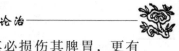

用肥甘厚味、煎炸烹炒之食品，其必损伤其脾胃，更有甚者，各种酒类狂饮不断，起居无常，纵欲无度，耗伤肾之精气，致使其生命危在旦夕；二则医者过用下法，攻之过猛，“竭其阴阳，绝其胃气”，故造成病人脾、肾、肺衰竭，难以挽救其生命。古人之言，医者患者皆要引以为戒。尽管西方医学早已进入“肾移植”阶段，但仍不尽人意。以中医药治疗水肿病仍有一定优势。2000 多年来，历代医家积累了极其丰富的宝贵经验，创立了防治水肿病的科学的理论体系。作为现代的中医，我们应该在继承前人理论及经验的基础上，辅以现代科学手段，不断地充实、完善和创新中医治疗“水肿病”的理论内涵，不断地提高防治水肿病的医疗水平。

（二）淋证

淋之病名，首见于《素问·六元正纪大论》。张仲景在《金匮要略》有“淋之为病，小便如粟状，少腹弦急，痛引脐中”的论述。《中藏经·卷中·论诸淋及小便不利》中分淋证为冷、热、气、劳、膏、沙、虚、实八种，启发了后世划分气、血、石、膏、劳、热诸淋的认识。并提出“诸淋与小便不利者，皆由五脏不通，六腑不和，三焦痞塞，荣卫耗失，冒热饮酒，过醉入房，耗散精神，劳伤气血，或因女色兴而败精不出，或因迷宠不已而真髓多输，或惊惶不定，或思虑未宁，或饥饱过时，或奔驰才定，或隐忍大小便，或发泄酒兴，或寒入膀胱，或暑入胞囊，伤兹不慎，致起斯疾”。隋·巢元方《诸病源候论》精辟指出：“诸淋者，由肾虚而膀胱热也”，又说：“肾虚则小便数，膀胱热则水下涩，数而且涩，则淋沥不宣，故谓之淋”，其病

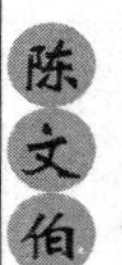

位在膀胱和肾，与脾、心、肝有关。热、气、血、石诸淋早期多为实证，邪实主要为湿热、砂石、气滞、血瘀等，日久虚证渐显，虚实夹杂为多，发展为膏、劳淋，则多属虚证，脾肾亏虚为主。实则通利，虚则补益，清热利湿、凉血止血、通淋排石、利气疏导以治实，健脾益气、补虚益肾以治虚。应强调“祛邪不伤正，补益不留邪”，临证每获良效。

医案1 火郁膀胱，瘀阻淋病

佟某，男，36岁。初诊：1994年2月16日。

【病史】婚后10余年从未曾罹患过淋病。近因频繁外出应酬，过食肥甘酒肉辛热所致当天夜晚，小便疼痛难忍，故求余往诊治之。

【证候】溺时滴沥灼热，其色黄赤痛如刀割，味臊臭，强忍憋尿，少腹胀满，大便稍干。舌红，苔淡黄，脉弦数。

【辨证】火郁膀胱，溺道瘀阻。

【立法】清热抑火，壮水通淋。

【方药】速饮凉白开水1杯（200ml），一气而尽，数分钟溺色淡黄，量稍多疼痛已止。

嘱：半小时后再服凉白开水1杯，其法用水之纯阴抑火之纯阳，以善其后。

第二天告之：晨起又饮1杯凉白开水，溺时尿量增多而清长，未再疼痛。

嘱：每日宜清茶常饮，尤其是不可过食肥甘酒肉之品，果然事过多年后未再发作。

【按语】本案系火淋病，老、中、青年龄段男子均可发病。其证特点为“火邪”为主，痛如刀割。方中取凉白开水，水温在25.5℃为宜，不宜用冰水及18℃以下冷水，以

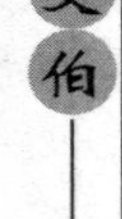

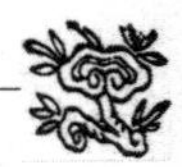

防寒热格拒，致火邪内伏。凉白开水为地脉也，其体纯阴，其性甘平无毒，其用纯阴水为万物之源，饮资于水，饮食者人之命脉，水去则“营”竭，营竭则火上炎。火移于膀胱则成火淋。为此，用甘平之凉白开水，以纯阴之体抑纯阳之火，抑其火邪而通其火淋，实为治“本”之法。在临床中治疗火淋，不仅有简便易行、安全有效的特色，而且是“水”到病除，屡建奇功之良药。

医案2 湿热内郁，膀胱热淋

某国家前总理夫人，女，成人。初诊：1997年11月13日9时。

【病史】随夫进行国事访问，于11月12日晚发热恶寒，尿频，尿急，尿痛，北京某医院检查后诊断为“急性泌尿系感染”，需住院治疗1周。患者提出中医会诊，在饭店贵宾楼内治疗，请求余前往会诊。

【证候】高热（39℃）恶寒，尿中带血，尿频（切脉时约6分钟，2次去卫生间），尿急，尿痛，尿中带血，少腹疼痛，腰痛。舌质红，苔淡黄，脉弦滑数。

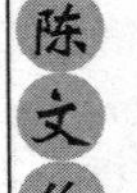

【辨证】外感风热，膀胱热淋。

【立法】疏风清热，解毒通淋。

【方药】金银花30g，连翘10g，白茅根15g，黄芩10g，滑石10g，川木通10g，生地黄10g，丹皮15g，丹参10g，炒栀子15g，川黄连10g，苦参10g，蒲公英15g，紫花地丁15g，车前草10g，生甘草15g。

上方3剂，水煎服。每剂煎2次药液400ml，3剂共1200ml，每4小时服200ml。

二诊：1997年11月14日上午10时去贵宾楼往诊，共服800ml，患者身热已退，尿频、尿急、尿痛、尿血均已消

退。已购飞机票 15 日回国。

【按语】本案为急性发作之热淋病。方中以银花、连翘、白茅根疏风清热为主药，辅以蒲公英、紫花地丁清热解毒，截断热毒蔓延之势；以黄芩、川黄连、苦参、炒栀子清热，泻膀胱之火邪；滑石、丹参清热凉血，活血通淋；一味生甘草调和诸药，清热通淋止痛。全方合用，有疏风清热，解毒抑火，利尿通淋，活血止痛之功。为使病情迅速好转，又以 4 小时服 1 次药，以强势药力祛邪，邪去正气方可得复。因此，在 24 小时之内身热诸症悉退，体力复原而痊愈。

医案 3　湿热下注，热迫血淋

张某，女，37 岁。初诊 1997 年 10 月 15 日。

【病史】素食辛辣厚味食品，时有尿频、尿急、尿痛诸症，前服西药已愈，近 10 余日尿中带血，小便灼热刺痛，虽服药物，但病情未能好转，求余诊治。

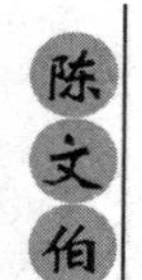

【证候】小便热灼疼痛，尿色深红，时有血块，心烦口干，大便干。舌尖红，苔黄，脉弦数。

【辨证】湿热下注，热迫血行。

【立法】清热凉血，通淋止血。

【方药】生地黄 30g，白茅根 30g，焦栀子 10g，滑石 10g，侧柏叶 10g，大黄炭 10g，生甘草 9g，琥珀粉、三七粉各 1.5g（冲服）。

上方 7 剂，水煎服，每剂药煎 2 次，药液合计 400ml，每次服 200ml，早晚服。

二诊：1997 年 10 月 22 日。

服上方药，尿痛、尿血已退，他症均减。舌质红，苔白，脉弦缓。继以前法进退。

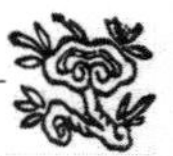

生地黄 15g，白茅根 10g，生甘草 6g，琥珀粉、三七粉各 1g（冲服）。

继服 3 剂，希冀全功。

嘱少辛辣，多清淡；少厚味，多菜果。以善其后。

【按语】为血淋病。方中生地黄滋阴清热、凉血止血为君药；茅根清热凉血，利尿通淋为臣药；辅以滑石、琥珀通淋止血，焦栀子、侧柏炭、大黄炭、三七粉清热凉血，通瘀止血；一味甘草调和诸药，清热，缓急止痛。全方合用，清热凉血，通淋止血。

医案 4 肝肾不足，肾虚劳淋

岳某，女，47 岁。初诊：1963 年 7 月 6 日。

【病史】素体虚弱，时有尿频、尿急、尿痛、腰酸膝软之症，经某医院检查诊为“肾盂肾炎”。每遇外感、劳累则发病，虽服中西药物未能根治，求余诊治。

【证候】面色萎黄，尿频赤涩，淋沥不断，腰膝酸软，夜寐梦多，神疲乏力，足胫微肿。舌质淡苔少，脉沉细尺弱。

【辨证】肾虚劳淋。

【立法】益肾固摄。

【方药】淮山药 30g，山萸肉 10g，熟地 10g，菟丝子 10g，巴戟天 10g，五味子 10g，车前子 10g，怀牛膝 10g，泽泻 10g，茯苓 10g，琥珀粉、三七粉各 1.5g（冲服）。

上方 7 剂，水煎服。每剂药煎 2 次，早晚服。

二诊：1963 年 7 月 13 日。

服上方药诸症悉减，效不更方，继宗前方 7 剂以观后效。

三诊：1963 年 7 月 20 日。

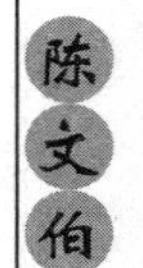

药后面色转佳，尿频、尿涩淋沥不断、腰膝酸楚、足胫浮肿诸症悉退。唯纳呆食少，午后神疲乏力。继宗前方加减治之。

生黄芪30g，党参30g，炒白术30g，当归20g，淮山药30g，熟地20g，山萸肉20g，车前子20g，鸡内金10g，茯苓10g，巴戟天10g，菟丝子10g，炒谷芽10g，五味子10g，怀牛膝10g，生甘草9g。

上方5剂，14味药共研细末，合蜜为丸，每丸重9g，每次2丸，早晚服。

1年余电告：病已痊愈，未再发作。

【按语】为“劳淋”，多为久病而成。劳淋病分为劳伤心脾、劳伤心肾。此病例为肾虚劳淋，用药以淮山药、山萸肉、熟地补肾填精为主药，辅以菟丝子、巴戟天、五味子益肾固摄；车前子、泽泻、茯苓利水消肿通淋；一味怀牛膝引药下行，琥珀粉、三七粉化瘀止痛。全方合用益肾固摄，通淋止痛以收全功。

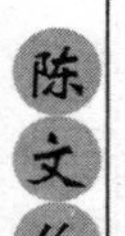

医案5　肾虚邪盛，湿热石淋

李某，男，47岁。初诊：1969年4月2日。

【病史】患者从事野外地质勘探工作，常年在外，以饮泉水为主。因右肾结石，切除右肾，在北京医院体检左肾发现结石，医院称已无法手术。为此，求余诊治。

【证候】时有小便艰涩，尿中带血，腰痛乏力，神疲嗜卧，情志抑郁，纳呆食少，夜寐不安，面带病容。舌质淡红，苔黄白兼见，脉沉细尺弱（某医院查左肾盏部有2.1cm大小的结石兼肾功能不全）。

【辨证】肾虚邪盛，湿热石淋。

【立法】益肾利湿，化石通淋。

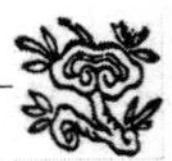

【方药】西洋参15g，生黄芪30g，炒白术10g，生地黄15g，怀牛膝10g，鱼脑石10g，滑石10g，芒硝6g，大黄炭10g，金钱草30g，车前子10g，海金沙10g，鸡内金10g，三七粉、琥珀粉各1.5g（冲服）。

上方7剂。水煎服，每次服200ml，早晚服。

嘱忌烟酒、辛辣及厚味甘食品。

二诊：1997年4月9日。

服上方诸症悉减，精神转佳。舌质淡红，苔淡黄，脉弦细尺弱。继以前方再进7剂。

三诊：1997年4月15日。

昨日外感头痛身热，尿中带血。舌红，苔淡黄薄白，脉浮数尺弱。拟以疏风透邪，解表退热。

银花15g，连翘10g，荆芥10g，柴胡9g，淡豆豉10g，茅芦根各10g，枯黄芩10g，牛蒡子10g，生甘草6g。

水煎服。3剂。每剂药煎2次，每煎药液300ml，计600ml，每6小时服200ml，日服3次。

嘱避风寒，多饮水，食清淡。

四诊：1997年4月18日。

服上方3剂，身热外感诸症悉退，继以益肾利湿、化石通淋治之。

生地黄15g，怀牛膝10g，淮山药30g，滑石10g，鱼脑石15g，芒硝6g，金钱草30g，车前子10g，海金沙10g，鸡内金10g，白茅根15g，生甘草6g。

上方7剂，水煎服。以观后效。

五诊：1997年4月25日。

服上方7剂，小便通畅，未见血尿，精神转佳，继以前方进退。

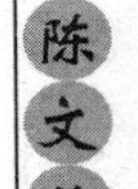

西洋参5g，红参5g，淮山药30g，生黄芪30g，生地黄10g，怀牛膝10g，鱼脑石15g，芒硝6g，鸡内金10g，车前子10g，海金沙10g，生甘草9g。

14剂。水煎服。服法同前。

六诊：1997年5月9日。

服上方体力增强，食欲尚可，夜寐梦多，时有口干。舌质红，苔白，脉沉弦细尺弱。继以前法加减治之。

西洋参10g，生地黄15g，怀牛膝10g，淮山药15g，滑石10g，鱼脑石15g，芒硝6g，金钱草30g，海金沙10g，鸡内金10g，车前子10g，泽泻10g，大黄炭6g，琥珀粉、三七粉各1.5g（冲服）。

上方14剂，水煎服。服法同前。

七诊：1997年5月24日。

经北京某医院检查：肾结石毛边部分已消失，结石缩小至1.8cm，结石中部已出现裂纹，肾功能完全正常，患者精神振奋在庭院散步壮如常人，守前方继服14剂。

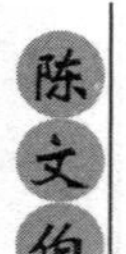

八诊：1997年6月9日。

服上方药未见不适，嘱守前方继服。

九诊：1997年7月2日。

经北京某医院检查：此肾结石中间断开，呈0.8cm、0.6cm两小块，结石已下移输尿管部，决定手术取出。8月份来院告知手术取石后，一切良好，已回地质队上班。

【按语】方中以西洋参大补元气以复肾之功能为君药，肺主一身之气，脾为后天之本，以黄芪、炒白术补脾之气，亦为补元之气为臣；辅以生地黄、怀牛膝补肾精引药下行，使肾精与肾气相得益彰，精充气足使肾功能得以复原为治病之本；方中鱼脑石、滑石、芒硝以石化石为治标之主药；

金钱草、车前子、海金沙、鸡内金通利排石为佐使；大黄炭、琥珀粉、三七粉通瘀活血止痛。全方合用益肾利湿活血止痛，化石通淋。坚持用药近百日，大块肾结石中间断裂，化成0.6cm与0.8cm两块小结石，而且已下移至输尿管部位，切开取石而获全功。此案例说明结石过大要以化石为主，肾功不全者要治本补元，不可轻易切除结石之肾脏，以保人体重要器官之完整。

医案6　本虚标实，热郁石淋

邓某，男，55岁。初诊：2002年1月11日。

【病史】自2001年11月份以来，腰痛颇甚，多次服中西药物未见明显效果，后住院治疗，经检查：双肾发现结石数个，大者0.8cm，合并双肾积水。住院服药治疗月余未能排出，出院1周后疼痛继作，再次住院检查结石、肾积水有增无减，故求余诊治。

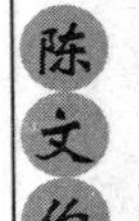

【证候】小便赤涩，疼痛难忍，腰痛难眠，痛苦万分，体稍胖，大便如常。舌质红，苔淡黄厚腻，脉弦细尺弱。

【辨证】肾虚热郁石淋。

【立法】益肾利湿化石。

【方药】生地黄30g，生黄芪30g，鱼脑石15g，金钱草30g，滑石10g，海金沙10g，车前子10g，泽泻10g，薏苡仁30g，怀牛膝15g，丹参10g，乳没各10g，延胡索20g，白花蛇舌草30g，琥珀粉2g（冲服）。水煎服，5剂，日服2次。

二诊：2001年1月15日。

患者告之服上方5剂，尿痛已止，经医院检查，多个结石已排出，双肾积水消失。

嘱饮食少肥甘，多清淡，远房帏，以收全功。

【按语】此患者为肾虚热郁石淋。虽然已至七八年龄，但热郁而易发肾结石合并双肾积水，治疗以生地黄、生黄芪益肾补元为主药；辅以鱼脑石、滑石、金钱草、海金沙利水通淋，化石排石并举；车前子、泽泻、怀牛膝清热利湿，消积利水，通淋止痛；乳香可内通脏腑，外达经络，既能使血宣通，又可入肾温补，使肾脏气血相互通活；丹参使肾脏瘀血可去，新血可生，扶正祛邪可助化石；延胡索为血中之气药，气中之血药，能行血中之气滞，气中之血滞，解一身之疼痛，可助肾之排石；琥珀粉为千年之松脂化生，可镇惊安神，利水通淋，消瘀化石。一味白花蛇舌草清热解毒，消肿止痛。全方合用可益肾通淋，化石排石，清热消肿，祛瘀生新，活血止痛。

医案7　湿热下注，热郁石淋

周某，女，58岁。初诊：2004年6月28日。

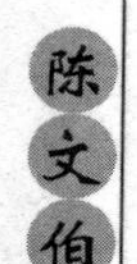

【病史】因腰痛甚来京治病，经某医院检查：左肾结石0.4cm，WBC（10~26/HP），RBC（+++），PRO（+++）。愿服中药治疗，求余诊治。

【证候】尿中带血，赤涩疼痛，腰痛乏力，面色萎黄。舌质红，苔淡黄，脉弦滑数尺弱。

【辨证】湿热石淋。

【立法】清热利湿，排石通淋。

【方药】金钱草30g，生黄芪30g，车前子15g，瞿麦10g，石韦10g，鱼脑石10g，猪苓10g，茯苓10g，泽泻10g，生地黄10g，白茅根30g，海金沙10g，滑石10g，仙鹤草10g，生甘草6g。

上方14剂，水煎服。日服2次，每次药液200ml。

二诊：2004年7月12日。

服上方经医院检查结石已排除，唯 RBC（+），PRO（++），他症悉除。余外出讲学未归，经他医治疗，以固肾荣络方药治疗。

熟地黄、山萸肉、山药、枸杞、泽泻、菟丝子、杜仲、续断、金樱子、桑螵蛸、阿胶珠、龟板。

上方7剂，水煎服。

三诊：2004年7月29日。

服上方后经医院检查 PRO（+++），RBC（+++），WBC 0～2/HP，自觉周身不适。舌质暗红，苔淡黄，脉弦滑尺弱。继以清热通淋治之。

马齿苋30g，白茅根30g，生地黄10g，泽泻10g，滑石10g，仙鹤草10g，黄芩10g，地榆炭10g，琥珀粉、三七粉各1.5g（冲服）。

上方14剂，水煎服。

后电告体如常人，已痊愈。

【按语】此患者为湿热石淋。方中以金钱草清利排石为君药；生黄芪、车前子、瞿麦、石韦益气通淋排石为臣药；佐以鱼脑石、滑石以石化石，生地黄、茯苓、泽泻、猪苓、海金沙、白茅根滋肾淡渗利湿，利水通淋；一味仙鹤草与上药同用可益气补虚，清热解毒，消肿止血通淋。全方合用清热利湿，排石通淋。服14剂中药，肾结石已排出，唯有少量红白细胞。二诊易医以固肾荣络之方药治之，药后使红白细胞大量增加，患者自觉全身不适。三诊继以养阴清热，凉血止血之药以收全功。

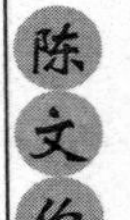

医案8　正气不足，热郁石淋

刘某，女，63岁。初诊：2002年3月18日。

【病史】罹患肾结石，大者0.8cm，尚有数个小结石，

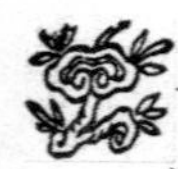

同时有肾积水，3 年来采用中西药物治疗未能排出，故求余诊治。

【证候】腰痛，尿频，尿急，尿痛，少腹胀痛，夜寐不安，大便如常。舌质淡，苔白厚腻，脉弦滑。

【辨证】石淋。

【立法】利水排石。

【方药】金钱草 30g，滑石 10g，芒硝 6g，鱼脑石 10g，茯苓 10g，茅根 10g，生黄芪 30g，猪苓 10g，泽泻 10g，车前子 10g，薏苡仁 30g，赤小豆 30g。

上方 7 剂，水煎服。每日服 2 次，各 200ml。

二诊：2002 年 3 月 25 日。

服上方中药，经 B 超证实：肾结石已排出，肾积水亦消失。舌质淡，苔白稍腻，脉弦稍滑。嘱再进 7 剂以巩固疗效，不饮矿泉水、生水，不服钙片，以淡茶水、热水、白开水为主，坚持散步调和气血，保持正常的机体代谢。

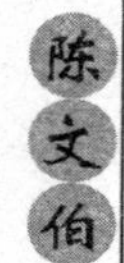

【按语】本案系多发肾结石合并肾积水。方中以金钱草利水通淋散瘀化石为君药；滑石、芒硝、猪苓、茯苓、泽泻、车前子、白茅根、赤小豆大队利水通淋，消肿排石为佐使药；生黄芪补肺气利水而助上药排石；一味薏苡仁健脾祛湿利水而不伤真气，为助上药排石之良药。

（三）癃闭

癃闭之名首见于《内经》。《素问·宣明五气》云：“膀胱不利为癃”。《素问·气厥论》“胞移热于膀胱，则癃溺血”。《灵枢·本输》有“实则闭癃，虚则遗溺。遗溺则补之，闭癃则泻之”记载。《素问·标本病传论》曰：“膀胱病，小便闭”。《素问·五味论》云：“酸走筋，多食之，令

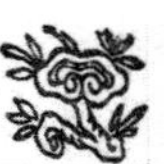

人癃”，“酸入于胃，其气涩以收，上之两焦，弗能出入也。不出则留于胃中，胃中和温，则下注膀胱，膀胱之胞薄以濡，得酸则缩绻，约而不通，水道不行，故癃”。癃闭是指肾与膀胱功能失调，三焦气化不利导致的以排尿困难，小便量少，点滴而出，甚则闭塞不通为主症的疾病。小便不利，点滴短少，病势缓慢为癃，小便闭塞，点滴不通，病势较急为闭。因两者有区别，又有联系，临床合称癃闭。《景岳全书》把癃闭的病因病机归纳为火邪结聚小肠膀胱、热居肝肾、真阳下竭气虚不闭和肝强气逆气实而闭四大方面。治疗癃闭的基本原则是通利，正所谓“六腑以通为用，以通为补。”实证常宜清湿热、散瘀结、利气机而通水道；虚证则宜补脾肾、助气化、通补结合。《伤寒论》有五苓散证、桃仁承气汤证、抵当汤丸证等，《医宗必读》有癃闭七法：清金润肺、燥脾健胃、滋肾涤热、淡渗分利、疏利气机、苦寒清热、温补脾肾。古法众多，不胜枚举。临证多变，治病当求本。

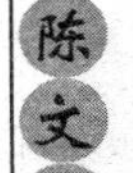

医案1 热郁血瘀，败精癃闭

方某，男，38岁。初诊：2006年3月5日。

【病史】罹患慢性前列腺炎已10余年，近期在当地医院治疗多时，自觉小便排尿困难。经查：前列腺大小约5.1cm×3.7cm×3.12cm，诊为前列腺增生。当地治疗中西医认为，待增生再大时考虑手术，故来京求余诊治。

【证候】尿细如线，排尿困难，尿意不尽，时有赤浊，尿黄短少涩痛，大便不畅。舌红，苔黄，脉弦滑稍数。

【辨证】热郁精室，血瘀败精，阻塞精溺二窍。

【立法】泄热清宫，活血通精，行气通窍。

【方药】熟大黄6g，玄参15g，车前子10g，泽泻10g，

丹参10g，红花10g，赤芍10g，怀牛膝10g，王不留行15g，急性子10g，薏苡仁30g，皂角刺10g，沉香3g，穿山甲6g，莪术10g，蟋蟀3g，蝼蛄3g。

上方30剂，水煎服。

嘱忌酒及辛辣肥甘厚味之品。远房帏，少欲念，食清淡，多散步。

二诊：2006年4月6日。

服上方30剂中药，排尿通畅，赤浊已止，他证均减，大便溏泻。复查前列腺已缩小至4.1cm×2.9cm×2.1cm，已基本正常，前方加淮山药30g，炒白术30g。研细末，合蜜为丸，每丸重9g，每次服2丸，日服3次，以善其后。

【按语】本案系热郁精室、血瘀败精、阻塞精溺二窍所致癃闭病。方中熟大黄、玄参、车前子、泽泻四药合用，泻热清宫，利水化浊，共为君药；丹参、红花、赤芍、怀牛膝、王不留行、急性子、薏苡仁、皂角刺八药合用，活血通精，通调水道，为臣药；王不留行、穿山甲、莪术、蟋蟀、蝼蛄行气开闭，活络通精，共为佐使药。全方合用，可泄热清宫，利水化浊，通调水道，活血通精，行气开闭。二诊用上方中药后，小便通畅，赤浊已止。复查前列腺已缩小至4.1cm×2.9cm×2.1cm，前方加山药、白术配成蜜丸以善其后。

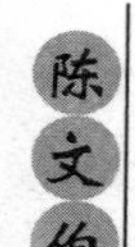

医案2　肝脾不足，精瘀癃闭

刘某，男，60岁。初诊：2003年4月19日。

【病史】罹患前列腺增生已3年有余，曾服中西药疗效不佳，求余诊治。

【证候】尿细如线状，性欲减退，排尿不畅，会阴不适，时有尿后余沥不尽，大便溏。舌淡，苔白稍腻，边有

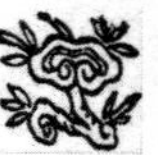

齿痕，脉沉缓尺弱。经查前列腺大小约 6.4cm × 5.1cm × 3.3cm。

【辨证】肝肾不足，脾失健运，精道瘀阻。

【立法】补益肝肾，健运中州，活血通络。

【方药】鹿茸粉 1.5g，五味子 30g，熟地黄 30g，当归 30g，仙灵脾 30g，巴戟天 30g，菟丝子 30g，仙茅 10g，炙黄芪 30g，红参 10g，炒白术 30g，穿山甲 20g，丹参 30g，川芎 15g，红花 30g，葛根 30g，车前子 30g，川萆薢 20g，怀牛膝 30g，三七粉 6g。

上方 12 剂，以单味中药免煎颗粒剂混匀，装入 0.5g 胶囊，每次服 10 粒，日服 3 次，白开水送服。

嘱远房帏，多散步，忌酒及辛辣食品。

二诊：2003 年 7 月 26 日。

服上方 3 个月中药，自觉疗效极佳，性欲增强，排尿通畅，他症均减。继以前方 3 剂胶囊，以善其后。半年后追访：排尿通畅，性欲极佳，前列腺大小约 4.6cm × 3.1cm × 2.3cm，已基本正常。

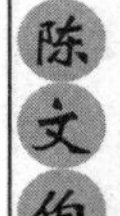

【按语】癃闭病是当前男子中老年人多发病之一，精腺癌病已成为男子癌症的第二杀手，系统治疗癃闭病，不仅解除病人的痛苦，而且是预防男子精腺癌病的有效手段之一。中医防治癃闭有 2000 多年的历史，积累了极其丰富的理论、方药和导尿术等宝贵的经验。癃闭之病名首见于《内经》一书，对于癃闭症的病因病机进行了全面的论述。阐明癃闭与人体肾、膀胱、小肠、肝脾、三焦、督脉等脏腑经络以及过食酸味有密切关系。汉代仲景先师所创制的桃仁承气汤、抵当汤，在当今治疗因热郁血瘀阻塞不通所致癃闭仍有药到病除之效。金元四大家之一朱丹溪独辟

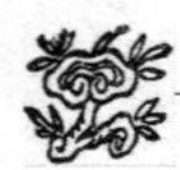

“探吐法”治疗癃闭。至明清时期中医治疗癃闭的理、法、方、药已日臻完善。如明代张景岳对癃闭的论述可谓精当：“小水不通是为癃闭。此最危最急证也”。又说“癃闭之证其因有四：一则因火邪结聚小肠膀胱者，此以水泉干涸而气门热闭不通也；二则有因热居肝肾者或以败精或以槁血阻塞水道而不通也；三则气虚而闭者必以真阳下竭，元海无根，水火不交，则水腑枯竭者；四则气实而闭者，不过肝强气逆移碍膀胱。膀胱热闭不通者，必有火证，火脉及溺管疼痛等证，宜大分清饮、抽薪饮、益元散、玉泉散及绿豆饮之类利之。若肝肾实火不清或遗浊或见血者，大都清去其火，水必自通”。又提出癃闭病，气闭证当分虚、实、寒、热治之。凡气实者，气结于小肠膀胱之间而壅闭不通，多属肝强气逆之证，宜以破气行气为主，如香附、枳壳、乌药、沉香、茴香之属；有痰气逆滞不通者即以二陈汤、六安煎之类；有热闭气逆者以大分清饮探吐之；有气实血虚而闭者用四物汤。凡气虚小便闭者，年老气竭者方有此证最为危候；若素无内热之气者是必阳虚，用左归、右归、六味、八味等汤丸；若气虚下陷升降不利者，宜补中益气汤；若阳脏内热不堪温补而小便闭绝者，此必真阴败绝，无阴则阳无以化，水亏证也，宜补阴抑阳，以化阴煎之类，或偏于阳亢而水不制火者，用滋肾丸亦可。“其通闭之法可诸药不效危困将死者，用鹜翎尖插入马口（尿道口）膀胱气透则小水自出”。其次，“败精干血或溺孔结垢阻塞水道”者亦用鹜翎插入马口（尿道口），乃以水银一二钱徐徐灌入，诸塞皆通而水自出，水银亦从而喷出，毫无伤碍。再者“灌洗通便法”。用皂角、葱头、王不留行各数两，煎汤1盆，令病者坐浸其中，熏洗小腹下体，久之热气

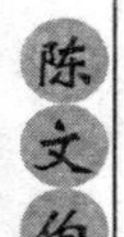

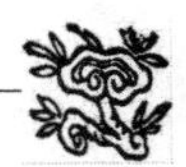

内达，壅滞自开，癃闭可通。

癃闭病包括西医学多种疾病，所举2例癃闭病均为前列腺增生的病人。

【按语】本案系肝肾不足、脾失健运、精道瘀阻所致癃闭病。方中鹿茸粉、仙灵脾、五味子、熟地黄、当归补益肝肾，益精养血，共为君药；巴戟天、菟丝子、仙茅、生黄芪、红参、白术六药合用，益肾健脾，运化中州，共为臣药；穿山甲、丹参、川芎、红花活血散结，溃坚通闭，共为辅佐药；葛根、车前子、川萆薢、怀牛膝、三七粉活血化瘀，通精开窍，共为佐使之药。二诊服上方中药3月有余，性欲增强，排尿通畅。继服上方中药半年后追访排尿通畅，性欲增强，前列腺小至4.6cm×3.1cm×2.3cm，已基本正常。

（四）阳痿

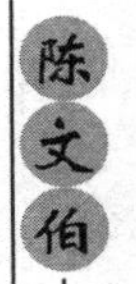

《素问·五常政大论》云："太阴司天，湿气下临，肾气上从，黑起水变，埃冒云雨，胸中不利，阴痿，气大衰而不起不用，"此处"阴痿"即阳痿；《素问·痿论》曰："思想无穷。所愿不得，意淫于外，入房太甚，宗筋弛纵，发为筋痿，及为白淫。筋痿者，生于肝使内也"，此处"筋痿"即阳痿。《灵枢·邪气脏腑病形》云："肝脉急甚者为恶言……微大为肝痹阴缩"，"肾脉急甚者为骨癫疾……大甚为阴痿"。《素问·阴阳别论》有"二阳之病发心脾，有不得隐曲，女子不月……"《素问·至真要大论》云："湿客下焦，发为濡泄，及为肿，隐曲之疾"。王冰注曰："隐曲之疾谓隐蔽委曲之处病也"。由此可知，此病病位在宗筋与肾，但与心、肝、脾关系密切，病机复杂。陈老缘《内

经》之旨，主张“从肾论治，兼及诸脏，随证施治，反对蛮补滥补”。正如《临证指南医案》所云：“盖因阳气既伤，真阴必损，若纯乎刚热燥涩之补，必有偏胜之害，每兼血肉温润之品缓调之。亦有因恐惧而得者，盖恐则伤肾，恐则气下，治宜固肾，稍佐升阳。有因思虑烦劳而成者，则心脾肾兼治。有郁损生阳者，必从胆治……更有湿热为患者，宗筋必弛纵而不坚举，治用苦味坚阴，淡渗去湿，湿去热清，而病退矣……治惟有通补阳明而已”。圆机活法，在于临证应用。

医案1　脾肾不足，阳虚阳痿

孙某，男，45岁。初诊：2005年1月17日。

【病史】婚后20年有1子。5年前出现早泄，不到半年出现阳痿、早泄，曾服中西药物，近期服万艾可仍阳事不举，故来京求余诊治。

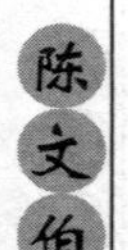

【证候】腰酸疼痛，举而不坚，每次房事难以成功，体胖多痰，尿频，尿后余沥不尽，时有精浊，神疲嗜卧，腹胀便溏，睾丸偏坠。舌苔白腻，舌边有齿痕，脉沉缓尺弱。

【辨证】肾阳不足，脾失健运，败精阻窍。

【立法】温肾兴阳，健运中州，通精开窍。

【方药】鹿茸粉3g，红参10g，仙灵脾60g，补骨脂30g，巴戟天30g，菟丝子30g，炒白术30g，茯苓30g，生黄芪30g，车前子30g，川萆薢20g，怀牛膝10g。

上方3剂，共研细末，合蜜为丸，每丸重9g，每次2丸，日服2次，白开水送服。

嘱忌烟酒，避免过度疲劳。

二诊：2005年2月21日。

服上方配制蜜丸月余，阳事易举，每次房事可维持3～

4分钟，他症均减，继守前方再进。

三诊：2005年3月26日。

精神转佳，每次房事可维持7～8分钟，每次排出精液量少，约1ml左右。舌淡红，苔白，脉沉缓，尺脉稍有力。继以前方进退治之。

鹿茸粉3g，红参15g，仙灵脾60g，补骨脂30g，巴戟天30g，菟丝子30g，炒白术30g，茯苓30g，枸杞30g，熟地黄30g，肉苁蓉30g，山萸肉30g，车前子30g，川萆薢10g，红花30g，山药30g。

上方3剂，共研细末，合蜜为丸，每丸重9g，每次服2丸，日服2次，白开水送服。每10～15天同房1次为宜。

四诊：2005年4月28日。

服上方诸药，每次同房可维持10余分钟，精液量已达3ml以上，但房事后有腰酸疲劳之感。继服前方，每20日同房1次，以观后效。

五诊：2005年6月2日。

精神振作，性生活如常。上方药每次睡前1小时服2丸即可，每10～15日1次同房为宜。

【按语】本案系肾阳不足、脾失健运、败精阻窍所致阳痿病。方中鹿茸粉温肾兴阳，填精益髓，温阳起痿，为君药；红参、仙灵脾、补骨脂、巴戟天、菟丝子五味药合用，健脾补元，温肾增精，兴阳起痿，共为臣药；生黄芪、白术、茯苓补中益气，健脾益精起痿，为辅佐之药；车前子、川萆薢、怀牛膝通利精窍，益肾起痿，为佐使之药。全方合用，可奏温肾兴阳、健脾补元、通利精窍、荣筋起痿之功。服上方诸药，阳事易举，其势已强，唯精液量尚少，减生黄芪，茯苓补中益气之药，增加肉苁蓉、山萸肉、枸

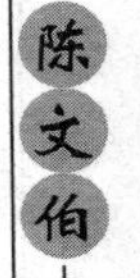

杞、熟地黄四味滋肾增精、益肾填髓之药以观后效。四诊服上方，精液量已增至3ml，阳事易举，其势已达10分钟以上，守前方再进。五诊精神振作，房事如常，再进前药而收全功。

医案2 肝肾不足，气虚阳痿

姚某，男，39岁。初诊：2002年3月4日。

【病史】罹患高血压10余年，阳痿、早泄已3年多，曾服中西药物，疗效欠佳，近又服万艾可仍无效，经介绍求余诊治。

【证候】腰酸疼痛，头晕目眩，阳事不举，夜寐梦多，健忘耳鸣。舌质红，苔白，脉细数尺弱。

【辨证】肝肾不足，宗筋失养。

【立法】养肝益肾，荣筋起势。

【方药】熟地黄30g，山萸肉30g，巴戟天30g，菟丝子30g，仙灵脾30g，仙茅20g，怀牛膝30g，白蒺藜30g，枸杞30g，当归30g，蜈蚣3条，鹿角胶10g。

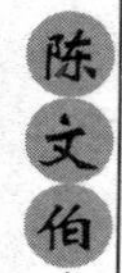

上方3剂，共研细末，合蜜为丸，每丸重9g，每次服2丸，日服3次，白开水送服。

嘱忌烟酒，远房帏，多散步。

二诊：2002年4月8日。

服上方月余，腰酸头晕好转，阳事易举，合房后，数分钟即排精，仍不尽人意，继宗前法。上方增沙苑子30g，覆盆子30g，桑螵蛸30g益肾固精。

三诊：2002年5月16日。

服上方药月余，每周同房1次，可维持10余分钟，已达夫妻和谐美满之目的。上方再进，每日睡前1小时服2丸，巩固前效。

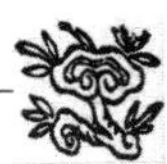

【按语】本案系肝肾不足、宗筋失养所致阳痿病。方中熟地黄、山萸肉、巴戟天、菟丝子滋补肝肾，增精益气，使宗筋得养，为君药；仙灵脾、仙茅、怀牛膝、白蒺藜四药合用养肝温肾，荣筋起痿，共为臣药；枸杞子、当归、蜈蚣、鹿角胶四药合用，养肝滋肾，活络通精，荣筋起痿，共为佐使之药。全方合用，可达补益肝肾、荣筋起痿之功。二诊服上方诸药，荣筋得养，阳事易举，同房时短，继宗前方加用沙苑子、覆盆子、桑螵蛸益肾固精，以观后效。三诊服上方前后2个多月中药，同房已状如常人，继服上药以巩固疗效。

医案3 先天不足，火衰阳痿

姜某，男，24岁。初诊：1983年3月11日。

【病史】婚后1年有余，阳事不举，经医院检查为睾丸发育不全，故来京求余诊治。

【证候】腰酸膝软，阳事不举，晨间有勃起，神疲嗜卧，胡须阴毛稀疏，双侧睾丸均小于正常左侧4ml，右侧4.5ml。舌淡红，苔白，脉沉细尺弱。

【辨证】先天不足，命门火衰。

【立法】补肾填精，温肾起阳。

【方药】人参10g，熟地30g，山萸肉30g，巴戟天30g，菟丝子30g，紫河车10g，附子10g，肉桂10g，鹿茸粉3g，白术30g，炙甘草9g。

上方3剂，共研细末，合蜜为丸，每丸重9g，每次2丸，日服3次，白开水送服。

嘱远房帏，忌烟酒。

二诊：1983年4月18日。

服上方，阳事易举，但举坚时短，房事仅维持2~3分

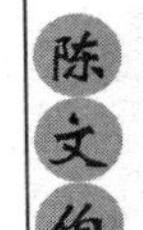

钟，神疲乏力。舌淡红，苔白，脉沉细，尺稍有起色。继以前方3剂，制法服法同前。

三诊：1983年5月20日。

服上方，精神转佳，阳事易举，房事可维持5~6分钟，但房事后仍神疲倦怠。嘱每10日同房1次，前方再进1个月，以观后效。

四诊：1983年6月24日。

服上方诸药，房事可维持10余分钟，胡须亦有新生，睾丸已增长到左5.5ml，右6.5ml，唯药后口干口渴。继以前方加枸杞、制首乌、女贞子育肾增精填髓，与上药合用，使阴阳相济，无伤阴之虑。

五诊：1983年7月26日。

服上方中药精神倍增，房事交合，状若常人。守方再进，每次服2丸，日服2次，以观后效。

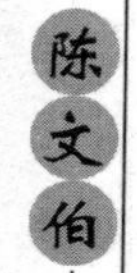

【按语】本案系先天不足、命门火衰所致阳痿病。方中人参、紫河车合用，补肾填精，益肾添髓，温肾起阳，共为君药；菟丝子、熟地黄、山萸肉、远志、五味子诸药合用，温肾益气增精，为臣药；鹿茸粉、附子、肉桂温肾起阳，为辅助之药，白术健脾和胃以补先天，一味甘草调和诸药，使温而不燥，为佐使药。全方合用，有补肾填精、温肾起阳之功。二诊服上方药月余，阳事易举，但举坚时短，效不更方，守方再进。三诊服上方中药精神转佳，房事可维持5~6分钟，房后仍感神疲倦怠，击鼓再进前方。四诊诸症悉减，同房可维持10分钟以上，胡须已有新生，睾丸已增至左5.5ml，右6.5ml，元气得复，阳刚之气已上扬，为使阴阳相济，前方加用滋阴益精之品，以观后效。五诊服上方，精神倍增，房事壮若常人，前方再进以固

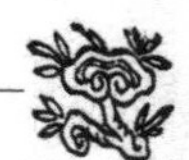

疗效。

医案4 热郁肝肾，湿热阳痿

贺某，男，41岁。初诊：1984年5月16日。

【病史】婚后11年有1女儿。近1年性欲减退，时有早泄。平素嗜烟酒及辛辣食品。半年来阳事不举，求余诊治。

【证候】阳事不举，阴囊汗出如洗，尿频，尿余沥不尽，且黄少灼痛，会阴不适，子睾触之疼痛。舌红，苔黄腻，脉弦滑数。

【辨证】湿热下注，热郁肝肾。

【立法】清利湿热，泻肝滋肾。

【方药】柴胡18g，龙胆草30g，黄柏30g，泽泻30g，知母20g，怀牛膝30g，生地黄30g，丹参30g，归尾30g，滑石30g，生甘草18g。

上方3剂，共研细末，含蜜为丸，每次服2丸，日服3次，白开水送服。

嘱远房帏，禁忌烟酒及辛辣厚味食品。

二诊：1984年6月18日。服上方诸药，阴囊潮湿缓解，尿频、尿急、尿痛好转，睾丸疼痛亦缓解。阳事仍不举势，继前方进退。

柴胡18g，龙胆草30g，蒲公英30g，泽泻30g，生地黄30g，怀牛膝30g，黄柏30g，知母30g，丹参30g，滑石30g，车前子30g，丹皮20g，女贞子20g，山萸肉20g，归尾30g，生甘草18g。

上方3剂，共研细末，合蜜为丸，每丸重9g，每次服2丸，日服3次，白开水送服。

三诊：1984年7月20日。

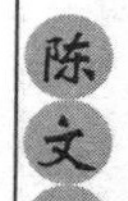

服上方中药月余，诸症悉减，自觉性欲增强，阳事易举，交合可达10余分钟。前方减去龙胆草、蒲公英、滑石、丹皮，仍以蜜丸剂，每次2丸，日服2次，以观后效。

四诊：1984年8月20日。

服上方诸症悉除，每周同房1次，状若常人。可停中药，达临床治愈。

【按语】本案系湿热下注、热灼肝肾、宗筋失养所致阳痿。柴胡、龙胆草、黄柏、泽泻四药合用而泻肝滋肾，为君药；蒲公英、怀牛膝、生地黄三药合用，清利湿热为臣药；丹参、归尾二药合用，活血养肝荣筋起痿，为辅佐药；滑石、生甘草清利湿热，调和诸药，为佐使之药。全方合用，可奏清利湿热、泻肝滋肾、荣筋起痿之功。二诊服上方诸药，诸证好转，阳事不举仍存，继以前方加山萸肉、女贞子、车前子、丹皮等滋肾阴，通肾活血之品。三诊服上方月余，诸证悉减，性欲增强，阳事易举，交合可达10余分钟，继以前方减去清利湿热之品。四诊服上方诸药，每次同房状若常人，达临床治愈之效。

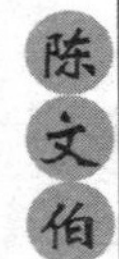

医案5　惊恐伤肾，惊怯阳痿

周某，男，27岁。初诊：1986年7月6日。

【病史】3周前去某处途中偶遇突发事件，一位年轻人中弹倒下被救护车送往医院，惊恐之下他一口气跑了3000多米，回家后心有余悸，梦中仍然再现这一幕可怕事件。近3周以来阳事不举，难以完成性事活动，故求余诊治。

【证候】腰膝酸楚，夜寐梦多，时有惊醒则汗出心悸怔忡。近数日整夜难眠，阳事不举，精神恍惚。舌质暗，苔白，脉弦细尺弱。

【辨证】惊恐伤肾，胆虚惊怯。

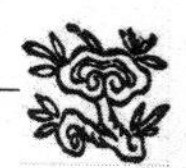

【立法】镇心安神，坚胆益精。

生龙骨30g，石菖蒲10g，远志10g，炒枣仁15g，柏子仁15g，紫贝齿30g，珍珠母30g，生牡蛎30g，五味子10g，丹参10g，磁石30g，琥珀粉1.5g，三七粉1.5g。

上方15剂，水煎服，每日1剂。

二诊：1986年7月20日。

服上方半月，未见夜间惊醒，已能安然入睡6~7小时，汗出惊悸怔忡已除，精神转佳，已有性欲感。舌质暗，苔白，脉弦，尺脉已有起色。继宗前方进退治之。

生龙骨30g，石菖蒲30g，远志30g，炒枣仁30g，柏子仁30g，紫贝齿30g，珍珠母30g，生牡蛎30g，五味子30g，丹参30g，磁石30g，仙灵脾60g，巴戟天30g，菟丝子30g，红参10g，琥珀粉3g（冲服），三七粉3g（冲服）。

上方3剂，共研细末，合蜜为丸，每丸2丸，日服3次，白开水送服。

嘱不要饮用茶水、咖啡等兴奋饮料，少思虑，多散步。

三诊：1986年8月24日。

服上方中药精神振作，他症均除，合房如常人。嘱前方再进，每晚睡前2丸，可收全功。

【按语】本案系惊恐伤肾、胆虚惊怯所致阳痿。方中龙骨镇心安神，坚胆益精而为君药；石菖蒲、远志、炒枣仁、柏子仁四药合用，开心窍，益心志，养心血，安心神，使心安而五脏六腑俱安，共为臣药；紫贝齿、珍珠母、生牡蛎镇心安神，坚胆益精起痿；五味子、丹参、磁石三药合用补五脏，安心神，益肾精，为辅佐之药；琥珀、三七镇心安神，活血通精，壮胆起痿，为佐使之药。全方合用，可奏镇心安神、坚胆益精起痿之功。二诊服上方15剂水煎

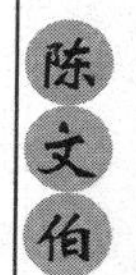

中药，已能安然入睡，他症均有好转，继宗前方进退。加用人参、仙灵脾、巴戟天、菟丝子四味大补元气，温肾益气，增精起痿。三诊服上方蜜丸月余，精神振作，他症均除，合房如常人，服前方蜜丸再进，巩固疗效。

医案6　忧思过度，心郁阳痿

王某，男，46岁。初诊：1986年8月20日。

【病史】近因工作繁忙，神疲乏力，经医院检查空腹血糖15.6mmol/L，血压130/90mmHg，半年以来阳事不举，求余诊治。

【证候】腰膝酸楚，阳事不举，夜寐梦多，心悸短气，胸部结气，腹胀纳呆。舌淡，边有齿痕，苔白，脉沉弦缓尺弱。

【辨证】思虑过度，心脾郁结。

【立法】养心益气，开心解郁。

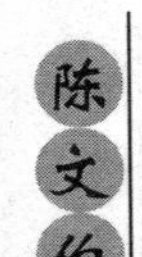

【方药】红参30g，远志30g，生黄芪30g，龙眼肉30g，炒枣仁30g，柏子仁30g，五味子30g，炒白术30g，石菖蒲30g，木香20g，郁金20g，鹿茸粉3g。

上方3剂，共研细末，合蜜为丸，每丸重9g，每次2丸，日服3次，白开水送服。

嘱忌烟酒，远房帏，少思虑，多散步。

二诊：1986年9月22日。

服上方药，诸症悉减，阳事易举，但举坚时短。舌淡红，苔白，脉沉弦缓，尺脉已有起色。守前方加巴戟天、菟丝子温肾坚举之药，以观后效。

三诊：1986年10月24日。

服上方药精神振作，每日可散步3000米以上，阳事易举，房事已达性和谐，每周1次，可维持10分钟以上，继

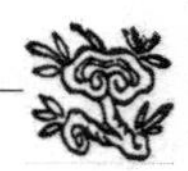

服上药。

四诊：1986 年 11 月 20 日。

服上方，诸症悉除，精力充沛。嘱服上方药，每晚睡前 1 小时服 2 丸药，白开水送服。

【按语】本案系思虑过度、心脾郁结所致阳痿病。方中红参、远志、生黄芪、白术四药合用，养心益气健脾而为君药；龙眼肉、酸枣仁、柏子仁、五味子养心血，安心神，益心气，共为臣药；石菖蒲、木香、郁金开心窍，安心神，理气滞，解郁闷，共为辅佐之药；一味鹿茸粉温肾起痿，为佐使之药。全方合用，可养心气，安心神，补心血，开心窍，健脾养肾，理气解郁，温肾起痿。二诊服上方诸药，夜寐眠安，阳事易举，但举势时短，前方加巴戟天、菟丝子以增强温肾起痿之力。三诊服上方诸药，精神振奋，可步行日 3000 步，房事可达 10 分钟以上，心脾郁结渐解，继服上方再进。四诊服上方药，精力充沛，诸症悉除，继服前方以巩固疗效。

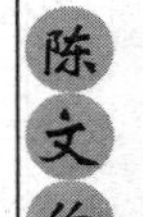

医案 7　五脏衰弱，气亏阳痿

岳某，男，76 岁。初诊：1996 年 7 月 11 日。

【病史】前妻 5 年前去世，第 2 年又与 36 岁女士结婚，近 1 年来多次房事难以交合，从国外来京专门求余诊治。血压、血糖略高。

【证候】腰膝酸痛，阳事举而不坚，神疲嗜卧，力不从心，夜寐梦多，动则心悸短气，时有夜不得寐，耳鸣晕眩。舌质暗，苔白腐，脉弦细尺弱。

【辨证】五脏衰弱，精气不足。

【立法】补益五脏，益气填精。

【方药】鹿茸粉 10g，蛤蚧尾 20g，红参 30g，炒白术

30g，柴狗肾1具，五味子30g，当归30g，山萸肉30g，淮山药30g，枸杞子30g，熟地30g，制首乌30g，海马20g，生黄芪30g，丹参60g，麦冬30g，玉竹30g，黄精30g，远志30g，炒枣仁30g，葛根30g，车前子30g，仙灵脾60g，炙甘草12g。

上方3剂，共研细末，合蜜为丸，每次2丸，日服3次，白开水送服。嘱远房帏，多散步。

二诊：1996年10月16日。

服上方中药近3个月，精神振奋，每月有1~2次房事，可维持7~8分钟，他症均减，继服上方每次1丸，日服3次，白开水送服。嘱每月房事不可超过2次，以1次为宜。

三诊：1997年2月20日。

来京诊病，服上方药后，一切如常，因故停服1个多月中药，自觉性欲较差。嘱继服上方，每日服2次，每次服1丸，进行房事前1小时可服2丸，白开水送服。

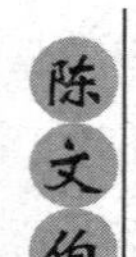

此后每半年来京治疗1次，2年来始终保持常态。

【按语】本案系五脏皆虚、精气虚衰所致阳痿病。方中鹿茸粉、蛤蚧、柴狗肾、红参温肾补元，温阳起痿，而肾为人体生命之本，受五脏六腑之精而藏之，故上述补肾精之品为方中之君药。白术、山药健脾运化中州，补后天之本；炒枣仁、麦冬、远志三药与人参合用以益心气，滋心阴，补心血，益心志。心为五脏之首，心不安则五脏六腑皆不安；生黄芪与蛤蚧合用以补肺气；当归、枸杞、熟地黄、首乌、山萸肉补肝肾；五味子、海马、玉竹、黄精、仙灵脾五药合用以补五脏，为臣药。方中丹参一味药与全药合用，有调和气血之功，起痿之力；车前子入肾、肝、肺三脏与膀胱一腑，有养肺强阴益精之功，为辅佐之药；

一味甘草调和诸药，为佐使之药。全方合用，可奏补五脏、益精气、温阳起痿之功。二诊、三诊服上方半年余，诸症悉减，房事状如常人。

医案8 精竭气弱，肾虚阳痿

马某，男，17岁。初诊：1998年6月3日。

【病史】约在11岁时有手淫，15岁后曾一度每日手淫数次，头晕目眩，腰酸乏力，盗汗遗精频繁发作。为此，休学在家，经当地中医治疗有所好转，但至今阳事不举，故来京求余诊治。

【证候】腰膝酸楚，面色晦暗，眼睑黧黑，阳事不举，梦遗滑泄，时有白浊，精神恍惚，夜寐不安。舌淡苔白，脉沉细数无力。

【辨证】色欲伤肾，精竭气弱。

【立法】养心固肾，填精益髓。

【方药】石菖蒲30g，远志30g，柏子仁30g，炒枣仁30g，五味子30g，生龙骨60g，煅牡蛎60g，沙苑子30g，金樱子30g，分心木30g，桑螵蛸10g，菟丝子10g，山萸肉30g，淮山药30g，车前子10g，生甘草9g。

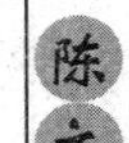

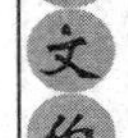

上方3剂，共研细末，合蜜为丸，每丸重9g，每次2丸，日服3次，白开水送服。

嘱忌手淫，多散步，忌烟酒及辛辣食品；忌食羊肉、狗肉、鹿肉、牛尾、鸽肉、雀肉、大虾、韭菜等补肾壮阳食品，以清淡食品为主。

二诊：1998年8月2日。

服上方诸药，梦遗滑精著减，精神转佳，阳事仍不举。舌淡，苔白，脉沉细仍无力。继宗前方再进。

三诊：1998年9月10日。

服上方诸药 1 个月，只遗精 1 次，可睡 6～7 个小时，阳事稍举，继服前方减龙骨、牡蛎固摄之药，加巴戟天 30g，枸杞 30g 益肾填精之品，以观后效。

四诊：1998 年 10 月 16 日。

服上方药精神振作，气力充沛，每日可步行 1 个多小时，不觉神乏，阳事已举，势如常人。嘱其可复学，每日坚持散步。但不可过劳，不可手淫，不可喝酒，不食各种壮阳食品，不可与女友接触过频，不看带有色情的录像、电视、报刊等。再服前方蜜丸药，每次 1 丸，日服 2 次，可收全功。

【按语】本案系色欲伤肾、精竭气弱所致阳痿病。方中石菖蒲、远志、柏子仁、酸枣仁、龙骨、牡蛎、分心木七药合用，养心固肾，共为君药；五味子、沙苑子、金樱子、桑螵蛸、菟丝子、山萸肉、山药、车前子八药合用，温精固肾，填精益髓，共为臣药；一味甘草为佐使药。服上方，精气已固，但阳事不举，宗前方再进。三诊诸症均有缓解，但正气仍未复，在前方基础上，加巴戟天、枸杞益肾填精之品，以观后效。四诊服上方精神振作，精力充沛，阳事已举，势如常人，已收全功。

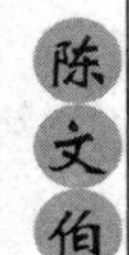

医案 9　脾肾不足，元虚阳痿

李某，男，26 岁。初诊：1999 年 3 月 17 日。

【病史】平素酗酒、嗜食肥甘厚味，罹患高血压、高血脂、脂肪肝已 3 年。近期阳事不举，晨起亦无举势，故来京求余诊治。

【证候】腰酸膝软，体胖多痰，食后腹胀，阳事不举，大便溏，日行 1～2 次。舌边有齿痕，舌苔白厚腻，脉沉弦缓尺弱。

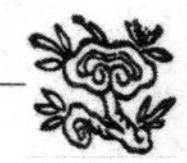

【辨证】脾肾不足，宗筋失养。

【立法】健脾益肾，活血荣筋。

【方药】葛根30g，炒白术30，茯苓30g，红参10g，仙灵脾60g，仙茅10g，巴戟天30g，菟丝子30g，车前子30g，川萆薢10g，丹参30g，红花10g，怀牛膝30g，川芎12g，蜈蚣5条，制马钱子0.5g。

上方2剂，浸入65°白酒2000ml泡1周，每晚睡前1小时服用此药酒30ml。

嘱只服药酒，不可再服用白酒，少肉，多菜，远房帏，多散步。

二诊：1999年4月20日。

服上方阳事已举，便溏已止，每周同房1次可维持10余分钟。继服上方药酒，每10天1次房事，不可贪杯。

三诊：1999年5月28日。

服上方药酒，一切如常人。继服上方药酒，保持常态，不贪杯，不纵欲，少鱼肉，多散步。服此药酒1年多后血压、血脂、脂肪肝均已正常。

【按语】本案系脾肾不足、宗筋失养所致阳痿病。方中人参大补元气，益肾健脾，助势起痿，为君药；仙灵脾、仙茅、巴戟天、菟丝子、葛根、白术、茯苓七药合用，温肾益精，荣筋起痿，健脾养胃，以滋先天，为臣药；车前子、川萆薢益肾分清祛浊；丹参、红花、川芎、牛膝活血通经，荣筋起痿，为辅佐之药；蜈蚣、附子温阳起痿，为佐使之药。全方合用，可补元温肾，健脾养胃，活血通络，温阳荣筋起痿。二诊服上方1个月药酒，阳事易举，其势如常人，同房可维持10分钟，正气已复，阳痿已起，继以前治之。三诊服上方药酒后一切如常人。继服此药1年余病未

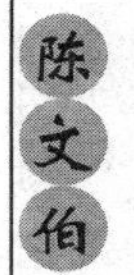

复发。

医案10　肝郁气滞，血瘀阳痿

张某，男，32岁。初诊：2001年2月27日。

【病史】婚后5年有一女儿，近半年多来因工作繁忙，又与上司争吵，从而影响晋级，心情压抑，致使性欲淡漠，近1个月以来阳事不举，求余诊治。

【证候】阳事不举，胁下胀痛，情志抑郁，夜寐梦多，腹胀食少，寡言少语，睾丸坠胀，龟头紫暗，小便不畅。舌质暗，有瘀点，苔白，脉沉弦尺弱。

【辨证】肝郁气滞，肝脉瘀阻。

【立法】舒肝理气，活血化瘀。

【方药】柴胡18g，郁金30g，木香30g，香附30g，当归30g，白芍30g，炒白术30g，茯苓30g，水蛭9g，土鳖虫10g，红花30g，川芎18g，蜈蚣5条，蚕蛾10g，九香虫10g。

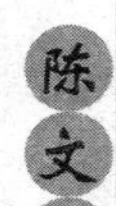

上方3剂，共研细末，合蜜为丸，每丸重9g，每次2丸，日服3次，白开水送服。

嘱忌烟酒，少思虑，多散步。

二诊：2001年3月30日。

服上方中药月余，精神转佳，诸症悉减，阳事易举，每次房事可维持7～8分钟。肝气郁结已解，阳气已舒，继宗上方再进。

三诊：2001年5月6日。

服上方中药精神振作，房事如常，诸症皆除。舌质稍暗，苔白，脉弦尺弱已有起色。此乃邪去正复，守前方再进，每次1丸，日服2次，以巩固前效，可收全功。

【按语】本案系肝郁不疏、精脉瘀阻所致阳痿病。方中

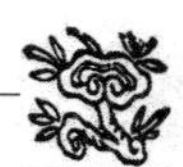

柴胡、郁金、木香、香附、当归、白芍六药合用，疏肝解郁，理气化滞，共为君药；白术、茯苓健脾养胃以运化中州，补先天荣筋起痿，为臣药；水蛭、土鳖虫、红花、川芎、蜈蚣、蚕蛾、九香虫活血化瘀，温肾起痿，为佐使之药。全方合用可达疏肝解郁，理气化滞，消胀止痛，健脾养胃，运化中州，补先天益肾荣筋，活血化瘀，温肾起痿。二诊服1月药阳事易举起势可维持7～8分钟，继服前方以观后效。三诊服上方月余精神振作，房事如常，邪去正复，继服前方巩固疗效。

【按语】阳痿病自有史以来，始终为男子的多发病、常见病之一。阳痿病在中国古代称为“阴痿”，直至明代著名中医学家张景岳首次公开正名为“阳痿”病，系指阴茎临房不举，或举而不坚，或举坚时短。西医认为此病是“勃起障碍”，其发病率占成人男子中的10%左右。阳痿病虽然不会危及病人的生命，但是可以严重影响男子的身心健康，甚至可以造成家庭的破裂。为此，阳痿病的防治在医学领域中占有极为重要的位置。

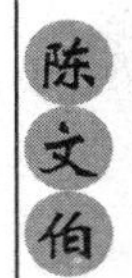

目前世界各国医药学家，以高科技手段研制治疗阳痿病的药物、手术、器械，可谓达到登峰造极的阶段，遗憾的是仍不尽人意。到目前为止，药物治疗仍是各种治疗阳痿手段的首选方法之一，西医以激素疗法（如睾酮类药物）、以兴奋药物疗法如育亨宾碱类药物、以扩张血管药物疗法如万艾可类药物，仍无法解决所有阳痿病人的痛苦。而中医药物，特别是以“辨证论治”的方法治疗很多服用“万艾可”失败的病人，仍然得到很有效的治疗，说明中医药治疗阳痿病人，仍然有很大的优势。

所举10例医案的病人其证型的分类虽然不能概括阳痿

病人各个类型，但从中可见一斑；治疗阳痿病人的方法与药物，虽无奇特与创新之处，但是在临证中，医者只要审证求因，辨证论治，系统地治疗，均可收到较满意的疗效。

（五）遗精

《灵枢·本神》曰："心怵惕思虑则伤神，神伤则恐惧，流淫而不止。恐惧不解则伤精，精伤则骨酸痿厥，精时自下"，说明了人的情志变化与遗精密切相关。遗精是指由于肾虚不固或邪扰精室，导致不因性生活而精液排泄的病证。有梦而遗精曰梦遗，无梦而遗精，甚至清醒时精液流出曰滑精。本病病位在肾与精室，与心、肝、脾都有密切关系。《类证治裁》云："昔人谓梦而后泄，相火之强为害。不梦自遗者，心肾之伤为多。且谓五脏有见证，宜兼治，终不如有梦治心，无梦治肾为简要也"。大抵梦遗有虚有实，初起心火、肝郁、湿热居其大半，君相火动，扰动精室失位，应梦而泄，多属实证、热证。然久遗则伤及脾肾，由实转虚。滑精以虚证为多，亦可因虚致实而有虚实夹杂表现。"故先生于遗精一症，亦不外乎宁心、益肾、填精固摄、清热利湿诸法。如肾精亏乏，相火易动，阴虚阳冒而为遗精者，用厚味填精，介类潜阳，养阴固涩诸法；如无梦遗精，肾关不固，精窍滑脱而成者，用桑螵蛸散填阴固摄及滑涩互施方法；如有梦而遗，烦劳过度，及脾胃受伤，心肾不交，上下交损而成者，用归脾汤、妙香散、参术膏、补心丹等方，心脾肾兼治之法……"此段引文出自《临证指南医案》，论述全面精辟，可为临床效仿。

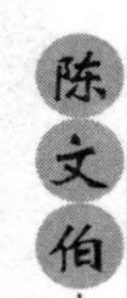

医案1 心神失养，肾虚遗精

赵某，男，17岁。初诊：2006年3月11日。

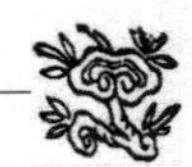

【病史】因遗精病休学在家已4年之久，其父为子治病在京打工，代诉时，黯然泪下。曾于各大城市寻医治病，有以心火而治者，药后自觉心寒意冷、畏风恶寒；有以心肾不交而用清热滋阴之品，药后遗精如前；有以久病肾虚而用补药，遗精更甚者，为此来京求余诊治。

【证候】面色青瘦，晦暗无光，眼睑青黑，腰膝酸软，每日或数日梦遗，或有滑精，月遗7~8次，神疲乏力，夜不得寐，大便微溏，日行2~3次。舌淡红，苔白，脉涩尺弱。

【辨证】心神失养，脾肾不足，心肾不交。

【立法】养心安神，健脾固肾，交通心肾。

【方药】石菖蒲10g，远志10g，莲子心10g，莲子肉30g，淮山药30g，椿根皮10g，五倍子10g，鸡内金10g，煅龙骨30g，煅牡蛎30g。

上方15剂，水煎服，每日早晚各1次。

二诊：2006年3月26日。

服上方15剂药，遗精已止，夜晚可安睡6~7小时，大便日行1次，稍溏，食欲尚可，唯畏风恶寒。舌质淡红，苔白，脉弦细。继以前方减莲子心，加芡实30g。15剂，以观后效。

三诊：2006年4月16日。

服上方水煎中药，遗精未再复发，二便调，食欲尚可，眠安。舌红苔白，脉弦缓尺稍弱。继以前方进退。

分心木10g，莲子肉30g，山药30g，鸡内金15g，五倍子10g，椿根皮15g，砂仁1.5g，芡实30g，煅龙骨30g。

上方15剂，水煎服。

四诊：2006年5月10日。

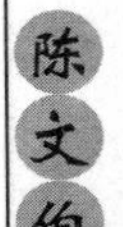

服上方15剂中药，精神转佳，夜寐安睡，遗精已止。嘱可回家读书或工作，每日坚持散步，少思虑，戒色。

【按语】本案系心神失养，脾肾不足、水火不济所致遗精病。方中石菖蒲、远志、莲子心养心益志，清心泻火止遗，为君药；莲子肉、淮山药、椿根皮、五倍子健脾固肾、涩精止遗，为臣药；鸡内金、龙骨、牡蛎镇心益肾，交通心肾安神，固精止涩，为辅佐药；一味内金健脾消食，涩精止遗，为佐使之药。全方合用可奏养心益志、清心泻火、交通心肾、健脾消食、涩精止遗之功。二诊诸药使心神守舍，脾肾坚固，遗精自止。唯药后微恶风寒，故减去莲子心苦寒清热之品，守前方再进。三诊寒邪已去，便溏已止。仍以健脾益肾，安神固精为主进退。四诊服上方诸症悉除，劝告患者可回家读书，亦可做一些力所能及的工作。

医案2　精关不固，气虚遗精

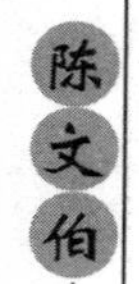

胡某，男，41岁。初诊：2004年7月6日。

【病史】近半年由于工作繁忙时有梦遗、滑精，在春节期间曾因房事过频，在行房后大汗淋漓有欲脱之势，送医院进行抢救，近期仍时时遗精、滑精，精神恍惚，故求余诊治。

【证候】面色皖白，腰酸膝软，动则汗出，心悸梦多，神疲嗜卧，每周遗精1~2次，头晕目眩。舌红苔白，脉弦细数尺弱。

【辨证】气阴两虚，精关不固。

【立法】益气养阴，固精止遗。

【方药】党参30g，炙黄芪30g，淮山药30g，山萸肉15g，五味子10g，麦冬10g，沙苑子30g，菟丝子10g，金樱子10g，芡实30g，煅龙骨30g，煅牡蛎30g。

上方15剂，水煎服。

二诊：2004年7月22日。

服上方中药15剂，遗精已止，精神转佳，他症均减。舌红苔白，脉弦缓，尺脉已有起色。继以前方再进15剂，以观后效。

三诊：2004年8月18日。

服上方汤药，精力倍增，状若常人。嘱：停服汤药。易益气养阴可收全功。

另予人参生脉饮10盒，每次1支，日服2次。每次同房时服1支，房事后服1支，以此益气养阴，使正气得复，以防精脱遗精之虑。

【按语】本案系气阴两虚、精关不固所致遗精病。方中党参、黄芪、山药、山萸肉、五味子、麦冬五药合用补中益气、滋肾固精、安神定志为君药；沙苑子、菟丝子、金樱子、芡实益肾固精、涩精止遗为臣药；煅牡蛎、煅龙骨镇心安神、滋阴潜阳、敛汗涩精为佐使之药。全方合用可达补中益气、安神定志、滋肾固精、镇心安神、敛汗涩精之功。二诊遗精已止，精神转佳，正气得复。守前方再进。三诊上方诸药服尽，精充气足神旺，继以益气养阴之生脉饮，力求全功。

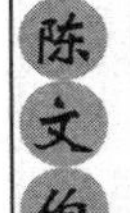

医案3　五脏衰竭，精脱遗精

王某，男，84岁。1958年10月22日。

【病史】早年为皇宫糊棚匠，终身未婚。近因阳事易举，时有遗精滑泄，求余诊治。

【证候】头倾视深，腰膝酸楚，语声低微，阳事易举，遗精滑泄，神疲嗜卧，纳呆食少。舌质灰暗，苔白腐，脉浮大无力。

【辨证】五脏衰竭，阴阳相离，精气欲脱。

【立法】大补元气，调和阴阳，益气固脱。

【方药】红参10g，生黄芪30g，炒白术15g，山萸肉15g，麦冬15g，五味子15g，当归10g，熟地黄10g，淮山药30g，芡实30g，煅龙骨30g，煅牡蛎30g。

上方5剂，水煎服。每剂水煎3次，混匀兑在一起，早晚服。

二诊：1958年10月28日。

服上方5剂精神转佳，势举、遗精、滑泄已止，正气得复，病势稍有转机。舌质灰暗，苔白腐，脉浮缓。胃气尚存。继以前方再进5剂，以观后效。

三诊：1958年11月4日。

服上方诸药可坐立抬头，平视诉说病情，但语声仍然低微，每餐可食米粥1大碗，大便细软量少，尿量不多。舌质灰暗，苔白腐，脉浮缓。守前方再进5剂。

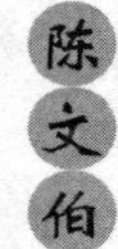

四诊：1958年12月6日。

服上方精神好转，可自行扶床下地行走，继以前方进退。

党参30g，生黄芪30g，炒白术30g，山萸肉15g，淮山药30g，五味子15g，麦冬10g，熟地黄10g，莲子30g，芡实10g，当归15g，炙甘草6g。

上方5剂，水煎3次，混匀兑在一起，早晚服。

五诊：1959年2月大年初二。往诊时一阵寒冷之气袭来，按其脉寸关已无，尺脉似有似无，收缩压在50～60mmHg之间，呼吸微弱，呼之不应，邻居给他穿衣服时发现玉柱直立，精液外溢在内裤上，其病已进入阴阳离决，精脱气绝之危急时刻，急拟大剂回阳救脱之方，待穿好衣

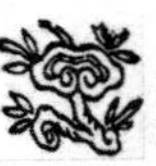

服后尚未取药，病人已仙逝。此刻，笔者顿感医药已无回天之力。

【按语】本案系五脏衰竭、阴阳相离、精气欲脱所致遗精病。方中红参大补元气，益五脏之气弱，功魁群草，为方中君药；黄芪、白术、山萸肉、麦冬、五味子五药合用，补五脏精气，调和人体之阴阳，为臣药；当归、熟地黄补血益精，与人参合用，使气血常通，阴阳相合，为辅助药物；淮山药、芡实、龙骨、牡蛎益气固脱，涩精止遗，为佐使之药。全方合用，可大补元气，益五脏之气弱，补五脏之精气，益气养血，调和阴阳，涩精固脱止遗。二诊服上方大补元气固涩止遗之品，势举、遗精、滑精之症均止，病势已有转机，继服上方，以观后效。三诊服上方使正气得复，可坐立抬头平视诉说病情，守前方再进。四诊药后精神转佳，扶床可自行下地行走，继以补中益气之党参、黄芪、白术、山药，益肾补肺养肝之山萸肉、五味子、麦冬、芡实、熟地黄，健脾固肾、养血和中之莲子、芡实、当归、甘草，以观后效。五诊自服上方5剂中药后，月余未再服药。往诊入室一阵寒冷之气扑面而来，当切其脉寸关已无，尺脉似有似无，收缩压已浮在50～60mmHg之间，呼吸微弱，呼之不应，当邻居给他穿衣服时发现其玉柱直立，精液外溢，其后已进入阴阳离决，精脱气绝危急之刻，急拟大剂益气固脱之方，意想有形之精不能速生，无形之气所宜急固，待穿好衣服尚未取药之时，病人已撒手人寰而仙逝。此刻医者顿感医药已无回天之力，此案例已有40余年，仍难以忘怀。

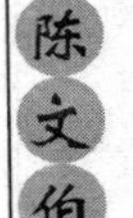

【按语】遗精也称“失精”。是指在无房事而精液排出的一种病证。遗精有梦遗和滑精之分，有梦而遗精者为梦

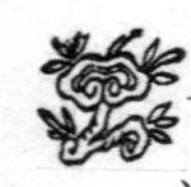

遗，无梦而遗精者为滑精。二者皆失精之病证，其临床表现不一，但究其病因病机基本一致。正如张景岳所说“梦遗精滑总皆失精之病，虽其症有不同，而所致之本则一”。为此，梦遗、滑精均可从遗精论治。

余认为，在现代的中国青少年已进入性开放阶段，性压抑已不复存在。问题在于青少年手淫不可过频，婚前不可频繁性接触，婚后不可纵欲无度，中年不可疲劳过度，花甲之年不可鞭打老牛。遗精之病其要在防，其标在治，其本在自爱、自重。

（六）早泄

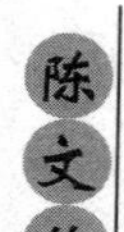

早泄是指男子进行性交时，一触即行射精，或尚未与女方接触即行射精，或进行性交不满2分钟即行射精者。早泄常与阳痿同时出现，为此，古代医家对此少有独立论述。现行临床常用的早泄诊断标准是以正常男子性交持续时间的统计学数据为参照。实际上，男子对射精的控制能力是后天获得的，因此个体差异较大，临床治疗应结合具体情况，具体分析，不可完全机械照搬。陈老认为：本病病因多为精神紧张，恐惧伤肾；君相火动，扰动精关，封藏失司；情志不遂，肝失疏泄，约束失能；纵欲竭精，固摄无权；肝经湿热，精关受灼，闭合失司；手淫过频，肾虚失固；湿热下注，精伤不固等。病位主要在肾，但与心脾肝有密切关系。病情较为复杂，临床辨证施治，可参照治疗阳痿与遗精的方药灵活取舍。

医案1　精气不足，气虚早泄

张某，男，31岁。初诊：1986年3月2日。

【病史】婚后4年，夫妻和睦，育有1女，2年前性欲

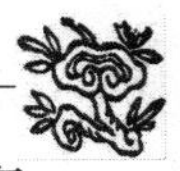

减退，近期房事交合时数秒钟内则泄精，其势萎软，其妻顿感失意，故求余诊治。

【证候】腰酸膝软，神疲嗜卧，房事交合时10余秒则泄精，其势委顿。舌淡红，苔白，脉弦缓尺弱。

【辨证】肾气不固，摄精失司。

【立法】补益肾气，固摄司职。

【方药】人参30g，桑螵蛸30g，沙苑子30g，巴戟天30g，菟丝子30g，金樱子20g，覆盆子20g，韭子20g，五味子30g，远志30g，补骨脂30g，淮山药30g。

上方3剂，共研细末，合蜜为丸，每丸重9g，每次2丸，日服3次，白开水送服。

嘱房中时先调情再交合，交合之时其势宜静不宜动，待女方性欲高潮时再进行动静结合之势，可延长交合时间。

二诊：1986年4月6日。

服上方诸药，精神转佳，气力倍增，同房交合时间可达7~8分钟，继以前方再进。

三诊：1986年5月10日。

诸症悉减，每次同房其势举坚可维持10余分钟，夫妻和谐，守方再进以此巩固药效。

四诊：1986年6月10日。

服上方诸药，房事交合已如常人，前方再进3剂，每晚睡前服2丸，药尽可暂停服中药，以观后效。

【按语】本案系肾气不固，摄精失司所致早泄病。方中人参大补元气，固肾摄精而为君药；桑螵蛸、沙苑子、巴戟天、菟丝子四药合用，固肾涩精止早泄，共为辅佐药；补骨脂、山药、远志交通心肾，固肾止泄，为佐使之药。全方合用，可达补元固肾、交通心肾、涩精止泻之功。二

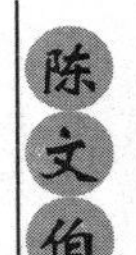

诊服上方，早泄著减，他症好转，继服上药3剂。三诊服上方诸药月余，举势可达10分钟以上，已达夫妻性生活和谐之要求，守前方再进。四诊服上方中药前后3月有余，早泄病除，房事交合如常人。嘱再服3剂，服药减半，以此巩固前效。

医案2 心脾不足，气虚早泄

孙某，男，45岁。初诊：2005年1月17日。

【病史】年至40岁自觉性欲减退，但可维持正常房事交合，近年余临房早泄，求余诊治。

【证候】临房早泄，神疲嗜卧，心悸短气，夜寐梦多，腹胀纳呆，大便溏泄。舌淡苔白，脉沉缓尺弱。

【辨证】心脾不足，气不摄精。

【立法】养心健脾，益肾摄精。

【方药】党参30g，炒白术30g，茯神30g，生黄芪30g，炒枣仁30g，远志30g，当归30g，龙眼20g，山萸肉20g，桑螵蛸20g，巴戟天20g，沙苑子30g。

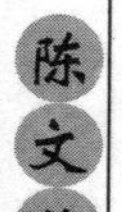

上方3剂，研细末合蜜为丸，每丸重9克，每次2丸，日服3次，白开水送服。

嘱远房帏、多散步。

二诊：2005年2月20日

服上方心悸失眠著减，腹胀便溏好转，临房早泄好转，但仍不尽人意。舌质淡，苔白，脉沉缓尺弱。继宗前方加用补骨脂、菟丝子、金樱子、覆盆子各30g，仍合成蜜丸，再进3剂，以观后效。

三诊：2005年2月24日

服上方诸药，诸症悉减，临房可维持10分钟以上，精神振作，状若常人。继以前方再进，以防泄精过早。嘱每

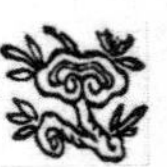

晚睡前1小时服2丸药。2月余经追访，阳事易举，早泄已除。

【按语】本案系心脾不足、气不摄精所致早泄病。方中党参益心气，健脾胃而为方中君药；白术、茯神、生黄芪三药合用，补中益气，养心安神，为臣药；酸枣仁、远志、当归、龙眼肉补心血，安心神，益心志，交通心肾，为辅佐之药；山萸肉、桑螵蛸、巴戟天、沙苑子固肾摄精，为佐使之药。全方合用，可益气，健脾养心安神，交通心肾，固肾摄精，使早泄自止。二诊诸症悉减，早泄之症亦有起色，继宗前方加用补肾气涩精之补骨脂、菟丝子、金樱子，覆盆子各30g，以此增强固肾止早泄之效。三诊服上方诸药，临房可维持10余分钟，其精神振作，气力倍增，继守前方再进，每日睡前1小时服2丸中药蜜丸，巩固前效。

医案3　肝经热郁，湿热早泄

胡某，男，27岁。初诊：2002年8月6日。

【病史】近年罹患早泄病，经当地医院治疗多以健脾益肾、宁心固涩诸法治之，但未治愈，故来京求余诊治。

【证候】临房早泄，欲念时起，阳事易举，阴囊潮湿，阴茎奇痒，口苦咽干，心烦急躁。苔黄厚腻，脉弦滑数。

【辨证】肝经热郁，湿热下注。

【立法】清肝泄热，利湿止痒。

【方药】龙胆草30g，黄芩20g，车前子30g，泽泻20g，苍白术各20g，黄柏30g，白鲜皮30g，地肤子30g，蛇床子10g，苦参10g，当归10g，生甘草9g。

上方3剂，共研细末，合蜜为丸，每次2丸，日服3次，白开水送服。

嘱忌烟酒、辛辣、海鲜、羊肉等发物食品，远房帏，

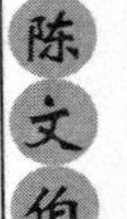

多散步。

二诊：2002 年 9 月 10 日。

服上方诸药，阴囊潮湿，阴茎奇痒著减。舌苔黄稍腻，脉滑数，继宗前方再进 3 剂，以观后效。

三诊：2000 年 10 月 16 日

服上方前后 2 月，阴茎奇痒已除，他症均愈，临房交合可达 10 分钟以上，状若常人。嘱忌烟酒、辛辣、海鲜发物之品百日，冀希根治。

【按语】本案系肝经湿郁、湿热下注所致早泄病，方中龙胆草苦寒入肝胆二经清热燥湿，泻肝定惊，开胃进食，为君药；黄芩、车前子、泽泻三药合用，清三焦之热，利诸经之湿，强阴益精，养五脏，益气力，使肾精自藏，早泄自止，共为臣药；苍白术、黄柏、白鲜皮、地肤子清热燥湿，利水渗湿止痒以除早泄；蛇床子、苦参、当归燥湿，祛风止痒，补肾滋阴，益脾止早泄，为辅佐之药；一味甘草调和诸药。全方合用，清热燥湿祛风止痒，养五脏，益气力，补肾益脾，精自藏，泄自止。二诊服上方诸药，阴囊潮湿，阴茎奇痒著减，服上方药再进。三诊前后服药2 月余早泄病已愈，状若常人。

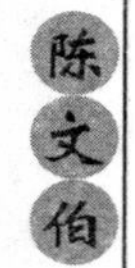

【按语】“早泄病”历代少有专论，多以阳痿早泄并论治者多。早泄病是指房事交合之时，未触即泄精可谓重者；交合数秒钟内即泄精者为中度早泄病。早泄之诊断首先要与阳痿相鉴别，早泄病势（指男子的阴茎）举（勃起度）如常人，如不与女性交合势举可维持 10 分钟左右，甚至更长的时间，而阳痿是其势不举或举而不坚，或举坚时短。其次，要与遗精病相鉴别。早泄病是在与女性交合时所出现的泄精，而遗精病一则是梦中与女性交合时泄精者称为

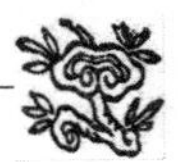

梦遗；二则是不与女性相交合时而出现泄精者称之为滑精。笔者认为早泄病虚者多，如肾气不固、心脾不足、精气不足、脾肾不足、心肾不足、肾阳不足、惊恐伤肾、心肾不交等因素皆可致早泄。实者少，如肝经湿热所致相火亢进，肝气郁结、郁则火动者在临证时亦有所见。早泄病多为阳痿病之先兆，早泄病得不到有效的防治则必然导致病人出现阳事不举，或举坚时短，或举而不坚所见的阳痿病证，为此防治早泄病十分重要。

所举3例早泄病案，只是个人之管见，临床之病案录。

（七）精浊

精浊与西医学“慢性前列腺炎”极为相似。精浊病是青壮年男子的常见病和多发病之一。精浊病是以“精室”病变为主症，以精窍出现的赤白浊为特征的病种。浊病在精道，故列在肾与膀胱。精为浊者，病在肾，而精道应通于“精室”，那么精浊病，病位在“精室”（前列腺、精囊腺、尿道腺体等）。注意与淋浊的鉴别：一则淋病在溺道，浊病在精道。二则要分清赤浊多热，白浊寒热俱有。三则要分清由精而浊者，其动在心肾；由溺而浊者，其病在膀胱、肝、脾二脏一腑。四则必须分清赤浊证若溺之黄赤者，多有火证，然必赤而痛涩及有火证火脉方可以火证赤浊论治，若以劳倦过分或久病或酒色，耗伤真阴，或久服清凉药物无痛涩等证，此系水亏液涸。经曰：中气不足，当温补下元使之气化，水必自清，切不可因小便黄赤皆从火治。五则必须分清白浊证，有浊在溺者，其色白如泔浆，过食酒肉辛热煎炸之品，皆能致白浊，此内生湿热者多。又有炎热湿蒸，时令之邪气侵及脏腑而致白浊者，此外邪

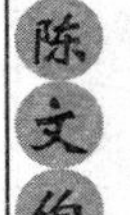

湿热者少，但必有热证热脉方是热证，有白浊在精者必有相火妄动淫欲，逆精以致精离其位不能闭藏，淫溢而下，移热膀胱，则溺孔涩痛，清浊并至，此为热证……总之，临床强调有热证当辨心肾而清之，无热之证当求脾肾而固涩之。

医案1 相火亢进，热扰精浊

张某，男，27岁。初诊：1996年6月11日。

【病史】婚后2年有余，数月以来时时溲有白浊，到当地医院检查，诊断为“前列腺炎”，用西药后未愈，故求余诊治。

【证候】溲出白淫，清浊并下，黏稠如胶，尿赤涩痛，腰膝酸楚，会阴不适，少腹胀痛，时有尿石余沥不尽。舌红，苔淡黄，脉弦稍数。

【辨证】相火亢进，热扰精室。

【立法】清心泻肾，解热化浊。

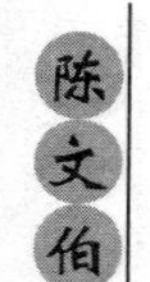

【方药】莲子心15g，生地黄10g，黄柏10g，知母10g，炒栀子10g，麦冬10g，车前子10g，泽泻10g，怀牛膝10g，瞿麦10g，滑石10g，生甘草9g。

上方15剂，水煎服。

嘱忌烟酒及辛辣厚味、煎炸食品，远房帏，少思虑，多散步。

二诊：1996年6月26日。

服上方15剂中药，精浊已止，尿亦通畅，他症均减。舌红苔白，脉弦滑。守前方减滑石、瞿麦、莲子心，加山药30g，白术10g，莲子肉10g，继服15剂。仍水煎服，日服1剂，以观后效。

三诊：1996年7月12日。

服上方诸药，诸症悉除，停服中药。嘱远房帏，少欲念，宜清淡，多散步。

【按语】系相火亢进、热扰精室、精浊外溢所致精病之白浊症。方中莲子心清心泻热，心为五脏六腑之首，心安则水火相济，相火自退，精室自安，精浊可化故而其为君药；生地黄、黄柏、知母养阴清肾，可导龙归海，使精室无扰，精浊自化，共为臣药；炒栀子、麦冬、车前子、泽泻解热化浊；瞿麦、滑石、生甘草清热利水，渗湿化浊，为辅佐之药；一味怀牛膝引药下行，补肝肾，益精血，活血通络，可去败精阻窍而化精浊，为佐使之药。全方合用，可清心泻肾，除热化浊，活血通络，使精室无扰，精浊自退。二诊服上方15剂中药精浊已止，他症均减，继以前方加减治之。三诊前后服中药30剂，诸症悉除，浊止身安。

医案2　脾肾不足，气虚精浊

贺某，男，36岁。初诊：1998年3月16日。

【病史】婚后有1女已12岁，时有尿频，尿后余沥不尽，会阴不适，经西医诊为“慢性前列腺炎”，服西药后症状未减。近期尿时有白浊，大便后亦有白浊排出，故求余门诊治之。

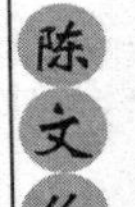

【证候】尿带白浊，大便后亦有白浊，尿频，会阴不适，腰酸倦怠，纳呆便溏，神疲嗜卧。舌质淡，苔白，脉沉细尺弱。

【辨证】脾肾不足，精关不固。

【立法】健脾益肾，固涩精关。

【方药】人参15g，炒白术30g，淮山药30g，菟丝子30g，巴戟天30g，沙苑子30g，车前子30g，川萆薢30g，益智仁10g。

上方3剂，共研细末，合蜜为丸，每丸重9g，每次服2丸，日服3次，白开水送服。

嘱远房帏、少思欲、宜散步、多静养。

二诊：1998年4月20日。

服上方诸药月余，二便白浊均已消失，他症均减，舌红苔白，脉沉缓尺脉有起色，宗前方再进。后追访半年余未再复发。

【按语】本案系脾肾不足、精关不固、气不摄精所致精病之白浊症。方中红参为大补元气，使气充精固而止白浊，故为君药；炒白术、山药、菟丝子、巴戟天、沙苑子五药合用，健脾益肾，固摄精关而止白浊，故为臣药；川萆薢、益智仁固涩精关以止白浊，为辅佐药；一味车前子渗湿止浊，用泻于补之中，得菟丝子可升清降浊，利水不耗气，水窍开则精宫闭，故为佐使之药。全方合用，可大补元气，健脾益肾，固涩精关，升清降浊。二诊服上方中药月余，二阴之白浊均已消失。守前方再进前药，前后服2月中药，半年后脾肾健运，白浊自愈。

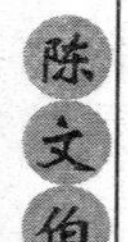

医案3　热郁精宫，离宫精浊

石某，男，26岁。初诊：1998年5月11日。

【病史】婚后年余，平素应酬较多，嗜烟酒及肥甘油炸食品。近数月以来发现小便赤浊，到检查为“慢性前列腺炎”，经治疗效果不佳，故来医院门诊求余诊治。

【证候】小便赤浊，尿少涩痛，阳事易举，面红耳赤，大便秘结。舌红，苔淡黄，脉滑数。

【辨证】精室热盛，迫精离宫。

【立法】清宫泻火，引精归室。

【方药】连翘15g，生地黄10g，玄参10g，麦冬10g，

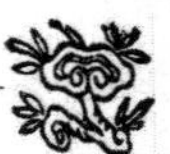

炒栀子10g，黄柏10g，知母10g，泽泻10g，滑石10g，木通10g，白茅根10g，怀牛膝10g，生甘草9g。

上方15剂，水煎服。

嘱忌食酒类及辛辣肥甘厚味之品，远房帏，少欲念，清淡饮食，多散步。

二诊：1998年5月26日。

服上方15剂中药，浊痛均愈，他症均减。舌红苔白，脉弦滑。继守前方，再进7剂，以观后效。

三诊：1998年6月12日。

服上方，诸症悉除，状若常人。嘱远房帏，清淡饮食，多散步，继以育阴清热以善其后。

生地黄15g，黑玄参10g，山萸肉10g，青连翘10g，白茅根10g，生甘草6g。

上方7剂，水煎服。后追访，半年余未再复发。

【按语】本案系精室热盛迫精离宫、精浊外溢所致精病之赤浊症。方中连翘清宫泻火，解郁散结，导下焦膀胱之湿热，化精室之赤浊，故而为君药；生地黄、玄参、麦冬、炒栀子四药合用，养阴清精室之热，热退赤浊自止，故而为臣药；黄柏、知母、泽泻、滑石、木通、白茅根六药合用，清热利湿，利水化浊，为辅助之药；怀牛膝益阴活血，通络化浊，为佐使之药。全方合用，共奏清宫泻火，解郁散结，清精室之热郁，养阴活血，通络化浊之功。二诊服上方中药15剂，浊痛均除，守前方再进，以观后效。三诊服上方诸药，诸症悉除，浊去身安，继以养阴清热之药以善其后。

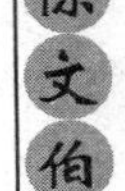

医案4 脾肾亏耗，气虚精浊

杨某，男，36岁。初诊：1999年9月4日。

【病史】罹患中度脂肪肝，活动量少体稍胖，近半年来时有尿浊，自服一些中西药物，疗效不佳，故求余诊治。

【证候】小便赤浊，大便后仍有少量溺浊并下，腰酸倦怠。房事后会阴不适，尿有余沥，时有尿等待，夜尿多频，食少便溏。舌淡红，边有齿痕，苔白稍腻，脉弦缓尺弱。

【辨证】脾肾亏耗，固摄无权。

【立法】健脾益肾，固肾摄精。

【方药】党参 30g，炒山药 30g，炒白术 10g，炙黄芪 15g，沙苑子 10g，巴戟天 10g，补骨脂 10g，山萸肉 10g，五味子 10g，远志 10g，益智仁 3g，川萆薢 6g。

上方 7 剂，水煎服。

嘱禁忌酒及辛辣食品，远房帏，少欲念，清淡饮食，多散步。

二诊：1999 年 9 月 20 日。

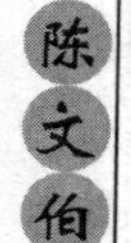

服上方 15 剂中药，二便精浊著减，他症均有好转。舌淡红，苔白稍腻，脉弦缓，尺脉稍弱。继守前方 15 剂，以观后效。

三诊：1999 年 10 月 8 日。

二浊均已痊愈，诸症悉退，继以固肾健脾，摄精以善其后。

党参 30g，炒白术 30g，炙黄芪 30g，巴戟天 30g，菟丝子 30g，山萸肉 30g，益智仁 10g，车前子 10g，川萆薢 10g。

上方 5 剂，研细末合蜜为丸，每丸重 9g，每次服 2 丸，日服 3 次，白开水送服。

嘱远房帏，多散步。

【按语】本案系脾肾亏耗、固摄无权、精浊外溢所致精病之白浊症。方中党参、山药、白术、黄芪四药合用，健

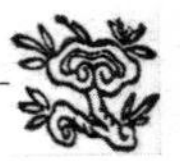

脾益肾，固滲止浊，为君药；沙苑子、巴戟天、补骨脂、山萸肉四药合用，温肾涩精，为臣药；五味子、远志、益智仁、川萆薢温脾止浊，暖肾固精，化阴助阳，为佐使之药。全方合用，可健脾益肾，温肾固精，固肾止浊，化阴助阳，则白浊可降。二诊服上方15剂中药，精浊著减，前方再进，以观后效。三诊服上方15剂，精浊已止，继服固肾健脾之蜜丸，以收全功。

医案5 热扰精室，外溢清浊

周某，男，26岁。初诊：2005年11月14日。

【病史】罹患支原体感染性前列腺炎1年有余，经治疗经久不愈，尿培养仍呈阳性，故来门诊求余诊治。

【证候】溺浊色赤，精溺并下，尿短赤涩痛，腰膝酸痛，大便后有赤浊自尿道溢出，会阴不适，大便秘结。舌红苔黄，脉弦滑数。尿支原体培养（+）。

【辨证】房中疫毒，热扰精室，迫精外溢。

【立法】清瘟解毒，泻火清宫，安宫化浊。

【方药】银花30g，连翘30g，板蓝根30g，大青叶30g，熟大黄30g，黄芩30g，炒栀子30g，黄柏30g，怀牛膝30g，土茯苓60g，车前子30g，川萆薢10g。

上方3剂，共研细末，合蜜为丸，每丸重9g，每次服2丸，日服3次，白开水送服。

嘱远房帏，勿乱性。忌烟酒，勿辛辣，食清淡，多散步。与妻子同房时要戴安全套。

二诊：2005年12月16日。

服上方诸药，二浊精溺已止，尿支原体培养（-）。尿已通畅，色淡黄。舌红，苔淡黄，脉弦滑。继以前方1个月以观后效。

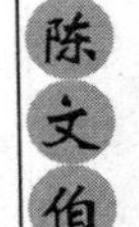

三诊：2006 年 1 月 18 日。

服上方尿支原体培养仍为（－），二浊未再发作，尿通畅，无其他不适。嘱停药观察。

2006 年 3 月复查，尿支原体培养结果阴性。

【按语】本案系房中疫毒，热邪扰室，迫精外溢所致精病赤浊证。方中银花、连翘、板蓝根、大青叶四药合用，清瘟解毒，化浊止溢，共为君药；熟大黄、黄芩、栀子、黄柏四药合用，泻火清宫，安精止溢，共为臣药；怀牛膝、土茯苓、车前子、川萆薢四药合用，引药下行，活血通络，清热除湿，利水止溢，解毒化浊，共为佐使之药；全方合用，可奏清瘟解毒，泻火清宫，活血通络，化浊止泄之功。二诊服上方月余中药二浊已止，他症均除。三诊尿培养支原体培养仍呈阴性，已收全功。

【按语】便浊有精溺之别，由精而为浊者其动在心肾，其位在精室；由溺而为浊者其病在肝脾，其位在膀胱。精浊又有赤白之分。凡赤浊多由于火，亦有寒者为少数；白浊有寒热之分，在临证时不可不辨。浊在精者，必因相火妄动或逆精而致精溺并至。如涩痛者以火证治之；如久病精浊不止者当用宁心固肾法治之，无不药到病除。值得提出的是当今往往把“血精”看做是西医所说的“精囊炎”，而“精浊”看做是“前列腺炎”。众所周知，精浆的组成主要是精囊腺分泌液占 60% ~70%，前列腺液是 20% ~30%，其余的占 10%，其中精子在精浆中仅占精液总量的 5% ~10%，那么为什么血精症就一定是精囊炎而不能合并前列腺与其他腺体的炎症呢？而中医之“精室”或“精宫”包括西医所说的组成精液的附性腺体如“精囊腺”、“前列腺”、“尿道腺体”等器官。为此中医之病名不一定要套在

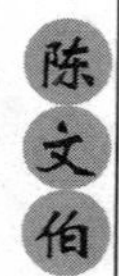

西医病名上，特别是至今有的病，西医尚未证实的情况下更不宜对号入座。

所举案例均为门诊病历。

（八）血精

血精是指男性在性交或手淫时射出的精液呈红色或粉红色，即射出血性精液。血精是男科常见病之一。相当于西医所指的精囊炎所出现的血精，其次是前列腺炎、精囊结核、精囊肿瘤均可引起血精。血精的病因病机早在隋·巢元方《诸病源候论》一书中就有精辟的论述："虚劳精血出侯，此劳伤肾气故也。肾藏精，精者血之所成也。虚劳则生七伤六极，气血俱损，肾家偏虚，不能藏精，故精血俱出也"。血精的病位在精室，属于男子胞，由肾主管，为此，肾虚是血精病的主要发病机制，或纵欲过度，阴精过耗；或素体阴虚，滋生内热，热扰精室；或过服壮阳、兴阳药物致阴虚内热，迫血妄行；或饮食不节，湿热内蕴，或外感湿热，扰动精室；中老年人强力入房，或青年人手淫过度，致使精室血络损伤，精窍失司，半精半血；或思虑无穷，疲劳过度，远来入房，致脾肾不足，精关不固，血失统摄，皆可导致本病发生。治疗原则与治疗其他出血证相同，明代缪希雍在《先醒斋医学广笔记》中提出治疗吐血的"宜行血不宜止血"、"宜补肝不宜伐肝"、"宜降气不宜降火"三要诀以及清代唐容川在《血证论》中提出治疗吐血的止血、消瘀、宁血、补血四法，对治疗血精同样具有指导性意义。唯应时时注意本病的肾虚之本。

医案1　相火亢进，热迫血精

李某，男，47岁。初诊：1986年4月11日。

【病史】婚后20余年有2个子女。近2年余出现血精。平素喜食辛辣、烟酒、厚味食品。在当地治疗服中西药物均未治愈，故求余诊治。

【证候】每周同房后即可出现血精，射精涩痛，尿赤短少，面红耳赤，双目布满红丝，大便秘结。舌红，苔黄稍腻，脉弦数。检查精液中红细胞满视野，白细胞3~5/HP。

【辨证】相火炽盛，热迫血行。

【立法】清泄相火，凉血止血。

【方药】黄柏15g，知母10g，龙胆草10g，熟大黄6g，生地黄30g，玄参15g，炒栀子10g，女贞子10g，旱莲草10g，琥珀粉1.5g（冲服），三七粉1.5g（冲服），生甘草9g。

上方15剂，水煎服。

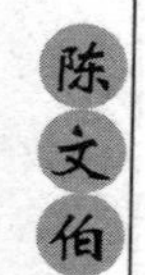

嘱忌烟酒及辛辣食品。月内禁忌房事。

二诊：1986年4月26日。

服上方，诸症悉减，排精时肉眼看不到血精。检查精液中红细胞3~5/HP，白细胞0~2/HP。舌红苔白，脉弦稍数。守前方再进15剂中药，以观后效。

三诊：1986年5月10日。

服上方诸药，排精时已通畅，肉眼见不到血精，大便如常，他症均愈。检查：红细胞0~1/HP，白细胞0~2/HP。停服汤药。易以三七粉3g，琥珀粉3g，每次服各1.5g，早晚服，白开水送服，共服30天。经追访数月，未发现血精，状若常人。

【按语】本案系相火炽盛、阳络受损、血热妄行所致血精病。方中黄柏、知母、龙胆草、熟大黄四药合用，清肾火，抑肝火，引火归经，共为君药；生地黄、玄参、炒栀子、女贞子、旱莲草五药合用，养阴清热，凉血止血，共为臣药；琥珀、三七粉止血不留瘀而为辅助之药；一味甘草清热和胃止血，为佐使之药。全方合用共奏清肾火、抑肝火、养阴清热、凉血止血不留瘀之功。二诊服上方 15 剂中药，诸症悉减，肉眼看不到血精。三诊服上方 1 个月中药，血精病已愈，继以化瘀止血不留瘀之品，以善其后。

医案 2　精室浊热，热郁血精

陈某，男，31 岁。初诊：1997 年 9 月 25 日。

【病史】罹患“血精”合并子痈（附睾炎）、精浊（前列腺炎）。近 3 个月以来，每次同房交合后，肉眼可见血精，经服中西药物，未能治愈。经人介绍求余诊治。

【证候】腰酸疼痛，精血俱下，精窍涩痛时有精浊、尿频、尿痛，睾丸胀痛，会阴不适。舌暗有瘀斑，苔淡黄，脉沉弦涩，经查精液中有大量红细胞，白细胞 3 ~5/HP。

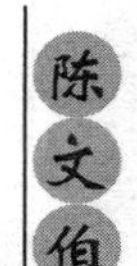

【辨证】精室血瘀，热郁精宫。

【立法】化瘀止血，清热化浊。

【方药】茜草 15g，生蒲黄 10g，白及 10g，三七粉 1.5g，卷柏 15g，熟大黄 10g，车前草 15g，白茅根 30g，泽泻 10g，生地黄 10g，车前子 10g，蒲公英 30g，紫花地丁 30g，虎杖 10g，琥珀粉 1.5g（冲服）。

上方 15 剂，水煎服，每剂煎 3 次，第 1、2 煎早晚内服，第 3 煎睡前 1 小时坐浴 10 分钟，水温在 30℃以下，不宜过热、过凉。

嘱忌烟酒及辛辣食品，宜清茶淡饭，忌房事 1 个月。

二诊：1997 年 10 月 10 日。

服上方诸药，诸痛均减，肉眼看不到血精。经查精液

中红细胞 1～3/HP，白细胞 1～2/HP。

三诊：1997 年 10 月 26 日。

前后服药 1 个月，诸症悉除，以凉血化瘀止血之品以善其后：白茅根 10g，三七粉 1.5g，共 30 剂。每日用保温杯浸泡白茅根，以此为引子，每次送服三七粉 0.5g，日服 3 次。嘱忌辛辣、酒类食品 1 个月。

【按语】本案系血瘀精室、热郁精宫、阳络受损所致血精病。方中茜草、蒲黄、白及、三七粉四药合用，化瘀止血不留瘀，共为君药；卷柏、熟大黄、车前草、白茅根、泽泻泻火清宫，凉血止血，为臣药；生地黄、车前子、蒲公英、紫花地丁、虎杖五药合用，养阴坚肾，清热化浊，为辅佐之药；一味琥珀粉镇惊安神，化瘀止血，为佐使之药。全方合用，可化瘀止血，泻火清宫，养阴清热凉血，坚肾化瘀止血。二诊服上诸药，血精精浊均有好转，继以前方治之。三诊服上方诸药，血精精浊已愈，继以凉血化瘀止血以善其后。

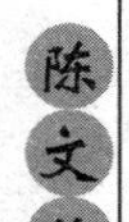

医案 3　阴虚内热，火妄血精

王某，男，24 岁。初诊 2001 年 1 月 16 日。

【病史】自幼有手淫史。2 年前曾患精浊病（前列腺炎）。近 3 个月余与女友性接触时肉眼看到精液呈粉红色，来院求余诊治。

【证候】精液量粉红色，时有头晕耳鸣，五心烦热，腰膝酸楚。舌红少津，脉细数。

【辨证】阴虚内热，血热妄行。

【立法】养阴清热，抑火止血。

【方药】生地黄 30g，玄参 30g，白茅根 30g，黄柏 15g，知母 10g，炒栀子 10g，荆芥炭 6g，琥珀粉 1.5g（冲服），

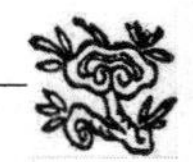

三七 1.5g（冲服）。

上方 15 剂，水煎服。

嘱忌食辛辣、酒类，戒女色，勿性接触 1 个月。清淡饮食，少欲念静养性，适当散步活动。

二诊：2001 年 2 月 3 日。

服上方中药，诸症悉减，半月内未排精，精神转佳，守前方再进 15 剂。

三诊：2001 年 2 月 18 日。

中间排精 1 次，肉眼观察精液量呈灰白色，未见粉红色血液，继服上方，巩固前效。

生地黄 30g，玄参 30g，白茅根 30g，黄柏 30g，知母 30g，炒栀子 30g，琥珀粉 3g，三七粉 3g。

上方 6 剂，以单味免煎中药颗粒剂混匀，装入 0.5g 胶囊，每次 10 粒，日服 3 次，白开水送服。经追访，服药后半年未见血精。

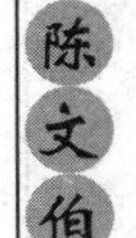

【按语】本案系阴虚内热、热迫血行、阳络受损所致血精病。方中生地黄养肾阴，清虚热止血，为君药；玄参、白茅根滋肾阴，凉血止血，共为臣药；黄柏、知母、栀子清肾火止血，为辅佐之药；琥珀、三七粉化瘀止血不留瘀，荆芥炭引血归经，为佐使之药。全方合用，共奏养阴清热，滋阴凉血，泻火止血不留瘀，引血归经之功。二诊服上方15 剂中药精神转佳，守前方再进。三诊服上方 15 剂药，排精时肉眼已未看到血精，继以养阴清热，抑火止血之药以善其后。

【按语】血精病虽然不是多发病，但在临证时亦为常见病之一。自隋唐以来历代中医学家对于血精病的论述代不乏人。其中明代张景岳在《血证·溺血论治》中独具慧眼，

提出："精道之血必自精宫"明确指出了血精病的病位。"五脏或五志之火，致令神任动血"为血精病的主要病因病机。并提出了"水道之血宜利，精道之血不宜利，涩痛不通者，亦宜利血，滑不痛者不宜利"的治疗原则。对血精病的证治分类及具体治法，提出"若肾阴不足而精血不固者，宜养阴养血为主，佐以左归饮，或人参固本丸；若肾虚不禁或病久精血滑泄者，宜固涩为主，以秘元煎、苓术菟丝丸、金樱膏、玉锁丹、金锁思仙丹之类主之；若心气不定，精神外弛，以致水火相残，精血失守者，宜养心安神为主，以人参丸、天王补心丹、王荆公妙香散之类主之；若脾肺气下陷不能摄血而下者，宜归脾汤、人参养荣汤、补中益气汤、举元煎之类主之"。300 字的概括，可谓之论述精确，言简意赅。余在临证时多以"清火止血"、"化瘀止血"、"益气统血"三法进行辨证论治加减用药，可收到事半而功倍的效果。

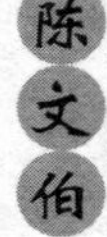

（九）腰痛

腰痛是指由外感、内伤或外伤等致病因素导致腰部经络气血运行不畅，或腰部失于精血濡养，使腰之一侧或两侧出现疼痛为主症的病证。本病病位在肾及腰部经络。大抵外感在经络，内伤多以肾为主，但涉及脾、肝等脏。以本虚标实、虚实夹杂为特点。本虚是肾虚为主，涉及脾肝；标实常是风寒、风热、风湿、寒湿、湿热、瘀血、气滞等相因为患。病初多实，病久多虚。实则泻之，分辨邪之不同，采用祛风、散寒、除湿、清热、行气、活血、涤痰等法祛邪通络；虚者补之，宜补益肾精，填髓壮骨。《素问·脉要精微论》指出"腰者，肾之府，转摇不能，肾将惫

矣”。明代张景岳认为“腰痛之虚证十居八九”。我治疗腰痛，宗前人疗法，认为“从肾论治”，正如《七松岩集·腰痛》所说：“然痛有虚实之分，所谓虚者，是两肾之精神气血虚也，凡言虚证，皆两肾自病耳，所谓实者，非肾家自实，是两肾经络血脉之中，为风寒湿之所侵，闪腰挫气之所得，腰内空腔之中，为湿痰瘀血凝滞不通而为痛，当依据脉证辨析而分治之”。验之临床，效如桴鼓。

医案1 寒湿痹阻，肾虚腰痛

刘某，男，52岁。初诊：1998年3月1日

【病史】近3年以来，腰痛伴下肢疼痛时作。春节期间自觉腰痛加重，下肢疼痛明显。2月中旬去医院检查CT示：腰4、5椎间盘明显膨出，相应椎管硬膜囊受压，椎间孔变窄，腰椎4、5明显，腰椎侧弯如弓形，经当地医院治疗疼痛未减。近1周腰痛甚，下肢疼痛举步维艰，来京准备手术治疗，后经友人介绍，求余诊治。

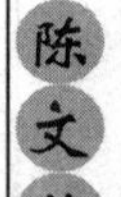

【证候】昼夜腰痛，搀扶站立，寸步难行，阴天疼痛加重，卧床翻身时更甚，夜不得寐，纳呆食少。舌质暗，苔白腻，脉弦细尺弱。

【辨证】肾虚寒湿痹阻，血脉凝涩。

【立法】益肾散寒利湿，活血通脉。

【方药】骨碎补15g，狗脊10g，川草乌各2g（先煎1小时），羌独活各10g，细辛3g，秦艽15g，灵仙15g，木瓜15g，白芷10g，薏苡仁30g，土鳖虫10g，川芎6g，红花10g，全当归10g，炙甘草9g。

上方7剂，水煎服。

1998年3月8日电告：服上方7剂后，可行走3华里。继服上方7剂。

二诊：1998 年 3 月 15 日。

服上方 14 剂后，步行距离已达 6 华里，可免除手术，病人大喜。继服上方 7 剂。并以外用酒剂为辅助治疗。

乳没各 15g，全蝎 5g，蜈蚣 3 条，川草乌各 3g，羌独活各 5g，白芷 10g，红花 10g，青海风藤各 10g，秦艽 15g，威灵仙 30g，骨碎补 30g，补骨脂 10g。

上药浸泡于 65 度白酒 1000ml 之中，1 周后备用。以药酒每日擦腰、腿部 3 次，每次 5 分钟。前后调理月余，健步如常人，痊愈返乡。2005 年 6 月来京告之：腰椎病始终未犯。

嘱远房帏，避风寒，常散步，勤按摩腰腿部。

【按语】本案为肾虚寒湿痹阻，兼血脉凝滞之腰痛。西医诊为“腰椎间盘突出，椎间孔变窄，腰椎侧弯”。方中以骨碎补、狗脊合用，补肾强腰壮骨，祛风湿，利关节，通调百脉，活血止痛，为方中君药；川草乌、细辛温经散寒，祛风除湿，消肿止痛，共为臣药；羌独活、秦艽、威灵仙、木瓜、白芷、薏苡仁祛风除湿、通畅血脉、活络止痛，有辅佐君臣之力；土鳖虫、川芎、红花、当归和血养血、破血祛瘀、活络止痛；炙甘草调和诸药，缓急止痛。全方合用强腰壮骨，祛风除湿，通利关节，温经散寒，消肿活血止痛。二诊服上方 14 剂中药，可步行达 6 华里，病人遂增强了治病信心。2005 年 6 月腰椎病已临床治愈。

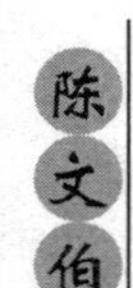

医案 2 湿郁精浊，寒湿腰痛

陆某，男，47 岁。初诊：2005 年 3 月 29 日。

【病史】多年腰痛，时时尿频、尿急、分叉，会阴不适，经某医院检查，诊为“慢性前列腺炎”。近半年腰痛加重，下肢亦疼痛，经某医院 X 线片检查示：“脊柱侧弯，椎间盘狭窄”。CT示：“椎间盘椎骨突出”。近来走不到1～2里路，腰腿痛加重，经中西医以及按摩、针灸、外敷治疗可有一定缓解，但腰仍然未见明显改善。

【证候】腰腿疼痛，转动受限，阴天加重，肢体逆冷，会阴不适，尿频，尿分叉。苔白腻，脉沉缓。

【辨证】寒湿腰痛，湿郁精浊。

【立法】散寒止痛，利湿化浊。

【方药】川草乌各2g，补骨脂10g，骨碎补10g，羌独活各10g，五加皮10g，威灵仙10g，穿山龙15g，透骨草10g，乳没各10g，当归10g，车前子10g，川萆薢10g。

上方7剂，水煎服。

二诊：2005年4月6日。

服上药腰腿痛好转，尿频亦有改善，他症如前，继宗前方，加用生甘草9g和中解毒，再进7剂。

三诊：2005年4月14日。

服上方药半个月，腰痛显著好转，下肢活动灵活，可步行4～5里亦不觉痛。舌质淡，苔白，脉沉缓。继宗前法进退。

川草乌各6g，细辛9g，羌独活各20g，骨碎补30g，补骨脂30g，五加皮30g，威灵仙30g，穿山龙30g，透骨草30g，乳没各20g，当归30g，怀牛膝30g，车前子30g，川萆薢30g，生甘草9g。

上方5剂。以单味免煎中药颗粒剂混匀，装入0.5g胶囊，每次服10粒，日服3次，白开水送服，缓图根治。

四诊：2005年5月10日。

服上方诸症悉退，唯步行10余华里或受风寒腰仍有酸痛。舌质暗，苔白，脉沉缓。继宗前方胶囊剂再进1个月。

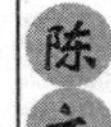
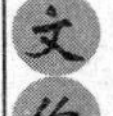

嘱散步不要太快过长，仍需避风寒，以巩固疗效，防止复发。

2005 年 10 月中旬来电告之体健如常人，步行 10 余华里稍有疲劳之感，腰腿痛未再发作。

嘱勿过劳，勤按摩腰腿部，每次 15 分钟左右，日行 2 次。

【按语】为本案寒湿腰痛，湿郁精浊。西医诊为“椎间盘突出病，椎间盘狭窄”、“慢性前列腺炎”。方中川草乌温经散寒，祛风除湿止痛，为方中之君药；骨碎补、补骨脂益肾通督脉，强筋壮骨，活血止痛，为臣药；羌独活、五加皮、灵仙、穿山龙、透骨草祛风除湿，温经散寒，通痹止痛，为辅助药；乳没、当归、车前子、川萆薢活血止痛，利尿化精浊，为佐使药。全方合用，可温经散寒，祛风除湿，益肾通督，强筋壮骨，活血通痹止痛，利尿化浊。二诊服上方诸症悉减，继宗前方，加用生甘草和中解毒。三诊服半个月药后可步行 4～5 华里，继宗前方进退以胶囊剂缓图根治。四诊服上方药诸症悉除，可步行 10 余华里。为巩固疗效，继服前方胶囊剂。2005 年 10 月中旬来电告之体健如常人。

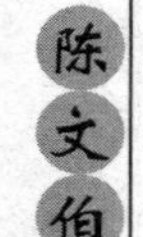

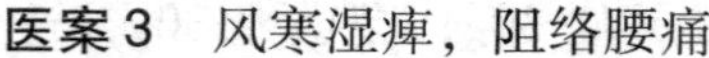
医案 3 风寒湿痺，阻络腰痛

李某，女，38 岁。初诊：2000 年 3 月 10 日。

【病史】10 余年前患有“类风湿病”，经中西医治疗有所好转，但关节疼痛时有发作，近半年腰腿痛甚，走路艰难，经医院 CT 片检查为“腰椎病椎管狭窄，腰间盘严重突出”，故来京住院治疗，经治疗月余只能卧床，不能下地活动。经介绍求余往诊治。

【证候】腰腿痛甚，阴天加重，卧床转侧痛剧，时有夜

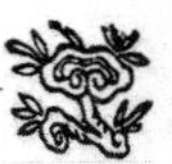

间疼痛，彻夜不眠，痛苦万分，手指关节略有变形。舌边有齿痕，苔白腻，脉沉缓尺弱。

【辨证】肝肾不足，风湿壅滞，经络郁阻。

【立法】补益肝肾，祛风利湿，通经活络。

【方药】骨碎补15g，羌独活各10g，炒杜仲10g，川续断10g，桑寄生10g，威灵仙15g，青海风藤各10g，五加皮10g，乳没各10g，血竭3g，当归10g，雷公藤10g（文火先煎1小时以上，再入群药），川草乌各3g（文火先煎1小时以上，再入群药）。

上方7剂，水煎服。每剂煎3次，混合在一起分3次服完。

嘱避风寒。

二诊：2000年3月17日。

服上方腰腿关节疼痛著减。舌边有齿痕，苔白腻，脉沉缓尺弱。继宗前方，加生甘草9g。再进14剂，以观后效。

三诊：2000年4月2日。

服上药后可下床行走10余步，诸痛均已大减。舌边有齿痕，苔白腻，脉沉缓尺弱。继宗前法进退。

骨碎补15g，炒杜仲15g，川续断15g，桑寄生10g，炙黄芪30g，当归30g，羌独活各10g，威灵仙15g，青海风藤各30g，血竭3g，五加皮10g，穿山龙30g，乳没各10g，川芎6g，鳖虫10g，川草乌各3g（文火先煎1小时再入群药），雷公藤10g（文火先煎1小时再入群药）。

上方14剂，水煎服。每剂药煎3次，混匀分3次服。

四诊：2000年4月16日。

服上方诸痛皆止，指关节仍有弯曲痛。舌边有齿痕，

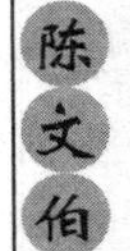

苔白稍腻，脉沉缓。继以前法进退。

方1．内服方：炙黄芪30g，炒白术30g，全当归30g，骨碎补30g，炒杜仲30g，川续断30g，桑寄生30g，羌独活各20g，木瓜30g，青海风藤各20g，威灵仙30g，五加皮30g，乳没各20g，土鳖虫20g，川芎12g，雷公藤30g，川草乌各9g。上20味药5剂，共研细末，合蜜为丸，每丸重9g，每次2丸，日服3次，白开水送服。

方2．外用方：雷公藤30g，川草乌各9g，乳没各20g，血竭10g，土鳖虫30g，全蝎10g，蜈蚣5条，地龙30g，红花10g，薄荷10g，透骨草30g，生黄芪30g。以65°白酒1000ml将上药浸泡1周（密封）后，以药酒擦按腰腿、关节部位，每次15分钟，每日3次。

2000年4月25日出院回家休息用药。2005年春节期间到门诊致谢，称此病已痊愈，数年来未再发病，体健如常人。

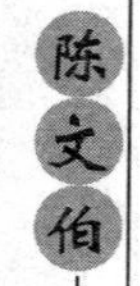

【按语】本案为肝肾不足，风湿壅滞，经络郁阻。西医诊为“腰椎病，椎管狭窄，腰间盘严重突出。”方中骨碎补、炒杜仲、续断、桑寄生益精养血，强腰壮骨，祛风除湿、活络止痛，为君药；川草乌、雷公藤、羌独活、威灵仙、青海风藤、五加皮散寒通督，祛风除湿，温经通脉，活络止痛，为臣药；乳没、血竭、当归养血活血，行气活络，消肿止痛，为佐使药。全方合用，可填精养血，强筋壮骨，祛风除湿，散寒通督，温经通脉，活血祛瘀、消肿止痛。二诊服上方诸痛著减，继宗前方加和中解毒之甘草。三诊服上药可下床步行，诸痛大减，继宗前法进退。四诊诸症皆止，继宗前法进退，内服以蜜丸2月，巩固前效，外用酒剂按摩病位，以内外同治，速去病邪。

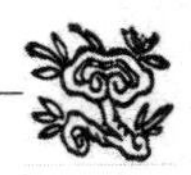

医案4 精血不足，肾虚腰痛

张某，男，60岁。初诊：2004年2月26日。

【病史】3年前嗜酒。此后出现腰腿疼痛，经治疗好转。近1年来经医院检查X线片显示：股骨头坏死，骨区塌陷。诊断为“股骨头坏死”，精神负担颇重，唯恐形成下瘫成为残疾。近1个月以来腰腿和髋部疼痛，手扶木杖行走困难，求余诊治。

【证候】腰腿及髋部疼痛，阴天加剧，下肢诸关节屈伸不利，时有麻木，四肢逆冷。舌淡，苔白稍腻，脉弦滑尺弱。

【辨证】肝肾不足，风寒湿痹，脉络瘀阻。

【立法】补益肝肾，祛风湿散寒凝，活血通脉。

【方药】骨碎补15g，补骨脂10g，续断10g，炒杜仲10g，桑寄生10g，羌活10g，独活10g，威灵仙10g，乳没各10g，当归10g，土鳖虫10g，血竭3g。雷公藤6g，川草乌各2g（上三药文火先煎1小时以上再入群药）。

上方7剂，水煎服。每剂药煎3次，混匀分3次服用。

嘱避风寒，多按摩，适当走路。

二诊：2004年3月6日。

服上方3剂痛减，7剂药后疼痛大减，精神转佳。舌淡，苔白稍腻，脉滑尺弱。再服上方14剂。

三诊：2004年3月21日。

服上方20余日，散步1～2华里也较为轻松且不用手杖。舌红苔白，脉弦滑，尺脉已有起色，继宗前法进退。

骨碎补30g，补骨脂30g，肿节风10g，川续断30g，炒杜仲30g，狗脊10g，炙黄芪30g，当归30g，羌独活各20g，青海风藤各20g，威灵仙30g，木瓜10g，乳没各20g，血竭

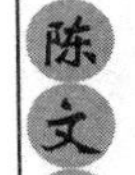

10g，䗪虫30g，炙甘草9g，雷公藤30g，川草乌各9g（上三药文火先煎1小时再入他药）。

上方5剂，以单味免煎颗粒剂混匀，装入0.5g胶囊，每次10粒，每日3次，白开水送服，以胶囊剂缓图根治。

四诊：2004年6月20日。

服上方胶囊剂，诸症悉除，每日轻松散步可达5000米以上而未见明显不适，体健如常人。

嘱暂时停药，以观后效。

五诊：2005年10月中旬。

来京询问：此病未再复发，是否继续服药。答曰：每日坚持适度散步3000～5000步为宜，进行早晚两次腰髋部、关节部按摩，每次15分钟，需避风寒，不可过劳，可不必服药。

【按语】本案为肝肾不足，风寒湿痹，脉络瘀阻。西医诊为“股骨头缺血性坏死”。方中骨碎补、补骨脂、川续断、炒杜仲、桑寄生补肝肾强筋壮骨，祛风散寒，除湿活络为君药；羌独活、威灵仙、雷公藤、川草乌温经散寒，祛风除湿，通经活络止痛为臣药；乳没、当归、土䗪虫、血竭活血化瘀，养血益气，消肿止痛。全方合用，可补益肝肾，强筋壮骨，祛风除湿，温经散寒，活血止痛。二诊服上方7剂，疼痛大减，继宗前方。三诊服上方20余剂，可行走1～2华里，诸症悉减，继宗前法进退，服用胶囊剂缓图根治。四诊药后可步行10余华里，健如常人。五诊疼痛虽已止，但不可大意，调理适度方可正复邪除。

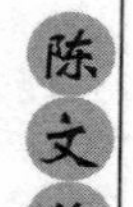

医案5　肝肾不足，风湿腰痛

雍某，男，23岁。初诊：2005年7月19日。

【病史】4年前曾发现腰背痛，血沉40mm/小时。以风

湿性关节炎治疗，病情有所好转，但腰背痛仍时时发作，而且腰背僵直，时有关节、足跟疼痛感，去年又到医院检查，淋巴细胞组织相容抗原（HL－B27）阳性，确诊为“强直性脊柱炎”。经用西药治疗，未见明显效果，经人介绍，求余诊治。

【证候】腰背疼痛，晨起发僵，活动不利，关节、足跟疼痛，时有神疲乏力。舌质淡，苔白稍腻，脉沉缓尺弱。

【辨证】肝肾不足，风湿阻络，督脉不通。

【立法】补益肝肾，祛风利湿，活络通督，活血止痛。

【方药】骨碎补15g，补骨脂10g，鹿角霜15g，当归10g，核桃仁10g，蜈蚣2条，全蝎3g，羌独活各15g，威灵仙15g，木瓜15g，青风藤15g，乳没各10g，血竭5g，土鳖虫10g，红花10g，炙甘草9g，川草乌各2g，雷公藤10g（上三药文火先煎1小时，再入群药）。

上方14剂，水煎服。

嘱适当散步，勤按摩。

二诊：2005年8月4日。

服上方诸药，腰背痛、僵直均有好转。舌苔白稍腻，脉沉缓尺弱。效不更方。继服上方14剂，以观后效。

三诊：2005年8月18日。

服上方诸药后疼痛僵直较服药前有好转，但阴天下雨时疼痛又加重。苔白稍腻，脉沉缓尺弱，继宗前方进退。

方1. 内服药：骨碎补30g，补骨脂30g，鹿角霜30g，当归30g，核桃仁30g，蜈蚣10g，全蝎10g，羌独活各20g，威灵仙30g，木瓜30g，青风藤30g，乳没各20g，血竭10g，土鳖虫30g，红花20g，炙黄芪30g，炒白术30g，炙甘草12g，雷公藤30g，川草乌各9g。5剂。

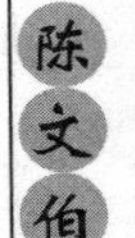

上方5剂，以单味免煎中药颗粒剂混匀，装入0.5g胶囊中，每次服10粒，日服3次，白开水送服。

嘱每日坚持服药，坚持散步，坚持按摩。

方2. 外涂药：透骨草30g，羌独活各20g，麻黄9g，细辛10g，全蝎10g，蜈蚣5条，血竭10g，红花10g，乳没各20g，当归30g，川草乌各10g，雷公藤30g，炙黄芪30g，补骨脂30g，骨碎补30g。用65°白酒1000ml浸泡上药1周后备用，使用时每次倒在手心中适量，按摩腰背、关节等痛处，每次15分钟，一日3次。

四诊：2005年11月12日。

服上方及外用药近4个月，血沉已正常，腰背疼痛、关节僵直诸症悉除。舌红苔白，脉弦，尺脉已有起色。上方胶囊剂继服3个月，每次服6粒，日服3次。药酒擦治按摩如前。缓图根治。

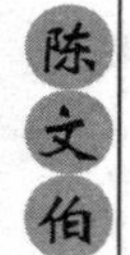

2006年2月春节期间电告：一切良好，嘱仍需坚持服中药胶囊剂，每次5粒，日服3次。

【按语】为肝肾不足，风湿阻络，督脉不通。西医诊为“强直性脊柱炎”。方中骨碎补、补骨脂、鹿角霜、核桃仁、当归补益肝肾，强筋壮骨，益精养血，为君药；蜈蚣、全蝎、雷公藤、川草乌、羌独活、灵仙、木瓜、清风藤祛风除湿，搜风活络，温里止痛，为臣药；乳没、血竭、鳖虫、红花活血消肿，祛瘀止痛；一味炙甘草和中解毒止痛。二诊服上方疼痛减轻，继服上方药14剂，以观后效。三诊服上方14剂，脉症均减，继宗前方进退，以内服药为主，外用药酒按摩病位，内外合治可加速病情好转。四诊服上方近4个月血沉已正常，腰背疼痛、晨起僵硬诸症悉除。嘱服上方胶囊与外用酒剂缓图根治，达到满意疗效。

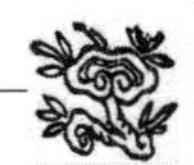

医案6　精血不足，风湿腰痛

张某，女，39岁。初诊：2005年4月15日。

【病史】颈部及腰腿痛3年余，经医院检查为“强直性脊柱炎”。在当地医院治疗期间疗效不佳，经人介绍，进京求余诊治。

【证候】颈项强痛，腰背疼痛，晨起腰肾僵直感，时有足跟疼痛，不敢用力践地，夜寐梦多，月经尚可，但量少色淡。舌质淡，苔白，脉沉弦细尺弱。

【辨证】精血不足，风湿阻络，督脉瘀滞。

【立法】填精补血，祛邪活络，活血通脉。

【方药】炒杜仲30g，川续断30g，鹿角霜10g，当归30g，白芍10g，青海风藤各20g，威灵仙30g，川芎12g，熟地黄10g，骨碎补30g，补骨脂30g，羌独活各20g，乳没各20g，血竭10g，土鳖虫10g，红花10g，炙甘草9g，川草乌各9g，雷公藤30g。

上方7剂，以单味免煎中药颗粒剂混匀，装入0.5g胶囊中，每次服10粒，日服3次，白开水送服。

嘱定时服药，坚持散步，勿过劳。

二诊：2005年7月10日

服上方2月余，疼痛、晨起腰背僵直感显著好转，唯夜寐梦多。舌质淡，苔白，脉弦，尺脉有起色。宗前方减川草乌、雷公藤，加五味子30g，远志30g，炒枣仁30g。7剂。

上方7剂。单味免煎中药颗粒剂混匀，装入0.5g胶囊，每次10粒，日服3次，白开水送服。

嘱坚持服药，坚持散步，坚持按摩。

三诊：2005年10月16日

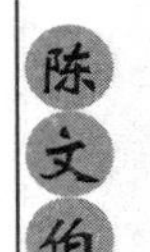

服上方近半年，诸症悉除。舌淡苔白，脉弦。继宗前方进退，缓图根治。

鹿角霜30g，川续断20g，桑寄生30g，炒杜仲30g，全当归30g，白芍20g，川芎12g，熟地黄30g，骨碎补30g，补骨脂20g，青风藤30g，羌独活各20g，威灵仙30g，葛根30g，乳没各10g，血竭10g，土鳖虫10g，红花10g，雷公藤10g，川草乌各3g，五味子10g，远志10g，枸杞子10g，炙甘草9g。

上方7剂，仍单味免煎颗粒剂入胶囊，每次改服5粒，日3次，服法同上。

服药、按摩、散步需坚持医嘱同前。

【按语】本案为精血不足、风湿阻络、督脉瘀滞所致腰脊痛。西医诊为“强直性脊柱炎”。方中杜仲、续断、鹿角胶益精填髓，强筋壮骨，为君药；当归、熟地、白芍、骨碎补、补骨脂补肝肾，养精血，祛风活络止痛，为臣药；羌独活、清风藤、威灵仙、川草乌、雷公藤祛风除湿，温经散寒，通畅血脉，通督止痛，为辅助药；乳香没药、血竭、土鳖虫、红花活血化瘀，破瘀散结，行气止痛，为佐使药物；一味甘草和中解毒缓痛。二诊服上方胶囊剂2个多月，腰脊疼痛、僵硬显著好转。继服上方减去川草乌、雷公藤诸散寒活络之药，加远志、枣仁养心安神，以助正气得复。三诊服上方半年，诸症悉除，舌质淡，苔白，脉弦，继宗前方进退，缓图根治，取得了满意疗效。

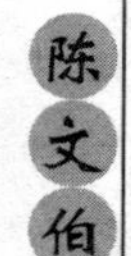

医案7　精虚血少，肾虚腰痛

程某，女，21岁。初诊：2005年4月26日。

【病史】近2年余腰痛、两膝酸软，经服止痛药疼痛未止，在当地医院X片检查诊为“脊椎裂”，故来京求余

诊治。

【证候】腰骶骨疼痛，活动后加重，两膝酸软，下肢乏力，月经尚可。舌质红，苔白，脉沉弦细尺弱。

【辨证】精虚血少，经络瘀阻。

【立法】补肾填髓，养血活络。

【方药】鹿角胶30g，骨碎补30g，熟地黄30g，全当归30g，枸杞子30g，山萸肉30g，紫河车10g，巴戟天30g，菟丝子30g，狗脊30g，续断30g，炙甘草9g。

上方7剂，以单味免煎中药颗粒剂混匀，装入0.5g胶囊，每次服10粒，日服3次，白开水送服。

嘱勿过劳，多按摩，常散步。

二诊：2005年6月28日。

服上方2月余，腰骶部已不痛，唯活动过累后，仍有酸痛。舌红苔白，脉弦细尺弱，继续以前方5剂，仍以单味免煎中药颗粒剂入0.5g胶囊，每次服5粒，日服3次，白开水送服。

另加外用药酒按摩局部：

骨碎补30g，补骨脂30g，透骨草30g，威灵仙30g，羌独活各10g，红花10g，土鳖虫10g，川草乌各5g，薄荷10g。上方1剂，用65°白酒1000ml浸泡药物1周备用。每日将药酒倒入手心，按摩腰骶部5分钟，每日3次。

三诊：2005年9月28日。

腰痛已止，活动后亦然，睡眠佳，体健如常人。停服中药，每天坚持用药酒按摩，坚持散步，日行2000～3000步巩固疗效。

【按语】本案为精虚血少，经络瘀阻。西医诊为“脊椎裂”。方中鹿角胶、骨碎补、熟地黄、全当归益精填髓，养

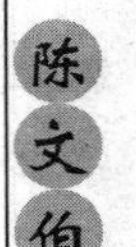

血强筋，活血化瘀，通精活络，为君药；枸杞、山萸肉、紫河车益肾精，补肾气，强腰止痛，为臣药；巴戟天、菟丝子、狗脊、续断强筋骨，祛风除湿，活络止痛，为辅助药；一味甘草和中解毒缓痛，全方合用，可补肾填髓，养血强筋，通经活络，祛风除湿，活血化瘀止痛。二诊服上方2月余胶囊剂，腰骶部疼痛已止，他症均减，继宗前方内服，另加外用药酒按摩病位，以求快速祛邪止痛。三诊药后诸症悉除，嘱坚持用药酒按摩，坚持散步，达根治之效。

医案8　血瘀内阻，外伤腰痛

杨某，男，70岁。2004年9月14日。

【病史】离休后每天坚持锻炼，身体健壮。1天前不慎掉入珠江，腰部摔在施工铁板上，当时感到剧痛而昏迷落水，清醒后自己奋力游到江岸边再次昏厥，经路人发现送到医院抢救，医院拍片确诊为“腰椎骨裂”。疼痛难忍，痛不欲生，邀余外出会诊治疗。

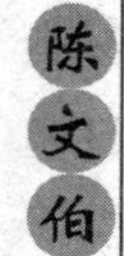

【证候】心烦意乱，语声低微，疼痛难忍，彻夜难眠。舌质红，苔白，脉弦稍数。

【辨证】腰部外伤，血瘀不通。

【立法】活血化瘀，消肿止痛。

【方药】1. 回生第一丹，10瓶，每次服1瓶，白开水送服，每6小时1次。

2. 内服方：麝香1g（匀2次冲服），当归15g，酒大黄6g，桃仁10g，红花10g，血竭5g，乳香10g，没药10g，土鳖虫10g，丹参15g，赤芍10g，白芍10g，水蛭3g，延胡索15g，地龙10g，川草乌各2g（文火先煎1小时以上再入群药）。

上方7剂，水煎服。每剂煎3次，混匀分为3次服。

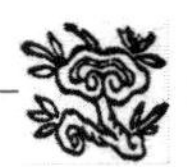

复诊：2004 年 9 月 22 日。

来电告之：上午服药第一煎即能翻身，第二煎药即可下床活动，7 剂药后可在院内散步 50 米。上药继服 14 剂，“回生第一丹”每次 1 瓶，日服 3 次。

2004 年 10 月 20 日来电告之：已出院在家，可去公园散步。

2004 年 12 月中旬电告：一切恢复正常，随团出国半年。

【按语】本案为外伤性剧烈腰痛。西医诊断为“外伤性腰椎骨裂”。方中麝香开窍醒神，其气透入骨髓，活血散结，止痛消肿，为诸药之最，为君药；血竭、乳没、土鳖虫、水蛭、酒大黄活血化瘀，可去瘀血内停，为臣药；桃仁、红花、地龙、当归、赤芍、白芍养血活血止痛，为辅助君药之力；全方合用开窍醒神，活血化瘀，理气止痛消肿。二诊服上方 7 剂，疼痛已止可下地活动。回生第一丹每次 1 瓶，日服 2 次，白开水送服。嘱可适当散步，切不可过量，12 月中旬来电，已体健如常人，说明本法对外伤引起的剧烈疼痛病有显著效果。

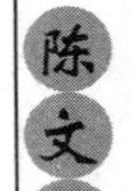

五、气血津液病证

（一）血病

凡血液不循常道，或上溢于口鼻诸窍（如鼻衄、咳血、吐血），或下泄于前后二阴（如尿血、便血），或渗出于肌肤（肌衄）所形成的疾患，统称为血证。也就是说，非生理性的出血性疾患，称为血证（妇女正常的月经来潮，为生理性出血，则不属于血证范畴）。在古代医籍中亦称为血

病（《诸病源候论》）、失血（《三因方》、《万病回春》）。早在《内经》即对血的生理及病理就有深刻的认识，并对常见血证有所论述。认为血液的生成，有赖于水谷精微。当其生成之后，在脉中运行不息，遍及全身。《灵枢·决气》篇说："中焦受气取汁，变化而赤，是谓血"。《素问·脉要精微论》说："血者，脉之府也"。《灵枢·本脏》说："经脉者，所以行血气而营阴阳，濡筋骨，利关节者也"。《素问·举痛论》说："经脉流行不止，环周不休"。人体的各个组织及器官，正是依赖于血液的营养及滋润作用，才得保持正常的功能活动。当各种原因，引起脉络损伤或血液发生病变，就会导致出血而成为血证。我认为出血病多为热迫血行、瘀阻性出血、脾不统血三大类别，辨证论治施以凉血止血、益气摄血、化瘀止血三大止血法，并依据病人具体情况配伍以各脏腑引经入血药，药到病除如探囊取物之效。

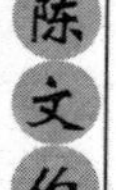

医案1　血热瘀阻，创伤鼻衄

陈某，女，34岁。初诊：1964年9月13日。

【病史】因鼻中隔有一肿物，常流鼻血，北京某医院怀疑为恶性肿瘤，取活组织进行病理检查，术后鼻衄不止，经医院以药棉填塞法治疗未效，血从口中吐出，急求余诊治。

【证候】鼻衄不止，面红耳赤，心烦急躁，尿黄，便稍干。舌红稍降，苔淡黄，脉弦数。

【辨证】血热鼻衄。

【立法】凉血止血。

【方药】生地黄30g，玄参30g，大黄炭10g，焦栀子10g，白茅根30g，生甘草9g。

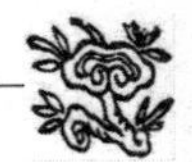

上方5剂，水煎服。

嘱早晚用热水浴足15分钟，并配药酒滴鼻。

二诊：1964年9月18日

服上方1剂衄止，2剂而痊愈。继服前药和外用滴鼻药数月，肿瘤消失。

嘱近期勿食辛辣食品，以清凉食品为主，以善其后。

【按语】本案为血热鼻衄病，虽为外伤（检查）所致，仍依病证特点予凉血止血法。方中生地黄、玄参二药合用养阴清热，凉血止血，为方中之君药；大黄炭（存性）清热泻火，有釜底抽薪之意，引热下行，以期达到凉血止血不留瘀之作用，为方中臣药；炒栀子泻火除烦，以期达到凉血、止血热妄行之鼻衄，为辅助药；白茅根凉血止血。是血热诸出血证之要药，为佐使药物，一味甘草调和诸药，清热和胃止血。全方合用，可达清热泻火，凉血止衄之功。

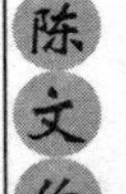

医案2　热迫血行，热瘀咯血

王某，男，31岁。初诊日期：1965年4月2日。

【病史】罹患支气管扩张多年，时有咯血，经中西医治疗均有好转。近期咳嗽频发，咯血不止。求余诊治。

【证候】咯血色红，咳嗽痰黄，尿黄短少，大便干燥，心烦急躁。舌红绛，苔黄，脉弦数。

【辨证】肺热咯血。

【立法】清肺凉血。

【方药】白茅根30g，侧柏叶30g，白及10g，焦栀子10g，黄芩炭10g，大黄炭6g，枇杷叶30g，紫菀30g，生甘草9g。

上方7剂，水煎服。

二诊：1965年4月10日。

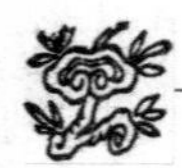

服上方3剂，咯血已止，服7剂，咳嗽著减。舌红，苔淡黄，脉弦稍数。继宗前方进退。

白茅根30g，侧柏叶30g，川贝母10g，黄芩10g，枇杷叶30g，紫菀30g，南沙参30g，桑白皮30g，生甘草9g。

上方5剂，共研细末，每次服5g，日服3次，白开水送服，缓图根治。

嘱忌辛辣、烟、酒、暴饮暴食。每日服30ml藕粉（开水冲服），共服1月。

【按语】本案为肺热咯血。方中白茅根清肺泄热，止咳化痰、凉血止血，为君药；白及补肺生肌，化瘀止血，为臣药；侧柏叶、焦栀子、黄芩炭、大黄炭清肺泻火，止咳化痰，凉血止血，为辅助药；枇杷叶、紫菀清肺止咳，化痰止血，为佐使之药；一味生甘草调和诸药，清热止血。全方合用，可奏清肺泻火、止咳化痰、凉血止血之功。二诊服药3剂血止，7剂咳嗽著减，前方减白及、栀子、大黄炭三味凉血止血之药，增加川贝母、沙参、桑白皮清肺润肺之品，以散剂常服，缓图根治，以防咯血再发。

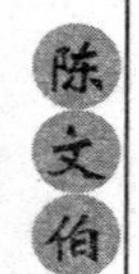

医案3　热伤胃络，离经吐血

司某，男，36岁。初诊：1964年3月2日。

【病史】有多年胃病史，近期自服温胃散寒之大辛大热中药后，胃脘烧灼，泛恶欲呕，昨日下午呕血不止，求余诊治。

【证候】吐血色暗，偶带残食，胃脘烧灼疼痛，面色皖白。苔淡黄稍腻，脉沉弦数。

【辨证】热药伤胃，血热离经。

【立法】清热和胃，引血归经。

【方药】黄连炭10g，荆芥炭10g，藕节30g，蒲黄炭

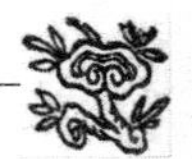

10g，三七粉 3g（冲服），生甘草 9g。

上方 7 剂，水煎服。

嘱忌食酸辣及肥甘食品。

二诊：服上方诸药，血止痛除，唯纳呆食少。苔白稍腻，脉弦稍滑。继以和胃消滞法治之。

鸡内金 6g，焦白术 10g，陈皮 6g，焦麦芽 10g，焦神曲 10g，木香 6g，生蒲黄 10g，三七粉 3g（冲服），生甘草 6g。

上方 7 剂，水煎服。

三诊：服上方 7 剂，胃脘胀痛、纳呆食少诸症悉除，继以前法进退，以收全功。

乌贼骨 30g，炒白术 30g，茯苓 30g，生蒲黄 20g，三七粉 20g，乳香 10g，没药 10g，延胡索 10g，生甘草 9g。

上方 5 剂，共研细末，每次服 5g，日服 3 次，白开水送服。

1966 年 4 月告之：服药后已 2 年余，胃脘痛已止，从未出现吐血。

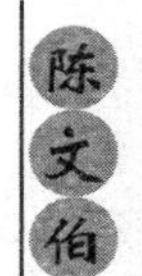

【按语】本案为热药伤胃、气逆血行之呕血。方中黄连炭清热止血为君药；荆芥炭凉血止血，引血归经，为臣药；藕节凉血和胃，止血不留瘀，为辅佐药；一味生甘草清热和胃，调和诸药。全方合用，可清热泻火，凉血止血，和胃止痛。

医案 4　肠热郁阻，离经便血

张某，男，36 岁。初诊：2005 年 3 月 17 日。

【病史】患糖尿病多年，近半年以来经常便血，经肛肠科检查系“混合痔”出血，预约手术治疗。病人畏惧，恐伤身体元气，求余诊治。

【证候】便血鲜红，肛门灼热肿痛，彻夜难眠，大便秘结，行走困难，尿黄短少。舌红，苔黄，脉滑数。

【辨证】热毒蕴结，热迫血行。

【立法】清热解毒，凉血止血。

【方药】马齿苋 30g，金银花 15g，炒大黄 10g，地榆炭 10g，槐角 15g，槐花 10g，黄芩炭 10g，侧柏炭 10g，生甘草 9g。

上方 7 剂，水煎服。

嘱服药期间，忌辛辣及酒类食品。

二诊：2005 年 3 月 25 日。

服上方诸药 3 剂，血止、肿消、痛除，服 7 剂药后，体健如常人，继宗前方。

马齿苋 30g，金银花 30g，炒大黄 10g，生地榆 30g，槐角 30g，槐花 20g，生地黄 30g，川黄连 10g，生甘草 9g。

上方 5 剂，以单味免煎中药颗粒剂混匀，装入 0.5g 胶囊中，每服 5 粒，日服 3 次，白开水送服。

嘱忌辛辣、肥甘食品及酒类 1 年，以根治此病。

2006 年 2 月告之：1 年余未发病。嘱坚持清淡食品，以防再犯。

【按语】本案为热毒蕴结肛肠、血不循经之便血。方中马齿苋酸寒入大肠，可清热解毒，凉血止血，消肿止痛，为君药；金银花、炒大黄清热解毒，散瘀消肿，凉血止血，为臣药；槐角、槐花、地榆炭入大肠，凉血止血，消内外痔，清热解毒，消肿止痛，为辅佐药；黄芩炭、侧柏炭凉血止血，活血不留瘀，为佐使药；一味甘草清热和胃，不伤脾胃。全方合用，凉血止血，消内外痔，清热解毒，消肿止痛，止血不留瘀。

医案 5　脾虚失摄，离经出血

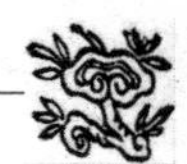

伊某，男，41岁。初诊：1968年9月15日。

【病史】胃脘疼痛已4年有余，经胃镜检查诊为“消化性溃疡”，近月余，大便呈黑色，大便潜血阳性，求余诊治。

【证候】便血黑紫如柏油状，面色皖白，胃脘不适，神疲嗜卧，纳呆，食少，午后腹胀。舌质淡，边有齿痕，苔白，脉沉细弱。

【辨证】脾胃虚弱，摄血无权。

【立法】健脾益气，和胃止血。

【方药】土炒党参30g，土炒白术10g，生黄芪10g，伏龙肝30g，茯苓10g，蒲黄炭10g，仙鹤草10g，藕节炭10g，生甘草9g。

上方7剂，水煎服。

嘱忌辛辣、肥甘、厚味、油炸等不易消化之食品。

二诊：1968年9月22日。

服上方诸药，精神转佳，未发现黑色柏油便。舌质淡，边有齿痕，苔白，脉沉稍弱。继以前方再进7剂，以观后效。

三诊：服上方药7剂，食欲佳，唯午后腹胀仍存。舌红，苔白，脉沉缓。继宗前法进退。

土炒党参30g，土炒白术30g，土炒白芍30g，茯苓20g，生蒲黄10g，三七粉10g，炒谷芽10g，焦神曲10g，生甘草9g。

上方5剂，共研细末，每次服3g，日服3次，白开水送服。

嘱忌辛辣、肥甘、厚味、酸涩及酒类食品。

1年后告之：胃痛、便血未再发作。

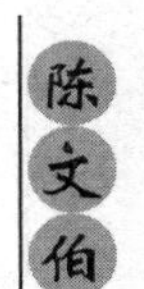

【按语】本案为脾不统血之便血。方中党参甘平，入脾肺二经，健脾养胃，补肺生津，健运中气，无刚燥之害，有益气止血之功，为君药；炒白术苦甘温，入脾胃，有健脾和胃、益气摄血之功，为治脾虚之要药，白术与党参合用，使脾胃健运，统摄一身之血，使体内的瘀血可去，气虚所致瘀阻性便血即可平息，为方中之臣药；黄芪甘温，入肺脾二经，不仅实卫气而且可柔脾胃，助中州之运化，实为上、中、下三焦内外之药，有助于君药统血之功；伏龙肝又名灶心土，性味虽为辛温，但其温脾和胃止血之功，是得天独厚的温中止便血之良药，可辅助君臣药物摄血之功；茯苓、蒲黄炭、藕节炭、仙鹤草四药合用，健脾止血为佐使之药；一味生甘草调和诸药，和胃止血。全方合用，有健运中州，统摄止血之功。

医案6　阴虚血热，离经尿血

蔡某，女，68岁。初诊：1984年2月23日。

【病史】尿血已3年之久，曾多次到北京某医院进行膀胱镜检查，未发现癌变，但经治多年尿血不止，求余诊治。

【证候】血尿呈粉红色，面色皖白，体瘦弱，心烦急躁，夜寐梦多，大便黏滞。舌红，苔薄黄，脉沉细尺弱。

【辨证】阴虚内热，血不循经。

【立法】养阴清热，凉血止血。

【方药】白茅根30g，车前草10g，紫珠草10g，生地黄10g，炒栀子10g，玄参10g，卷柏10g，生甘草9g。

上方7剂，水煎服。

嘱忌食辛辣及厚味食品。

二诊：1984年3月2日。

服上方诸药，尿已呈黄色，但尿液检查仍有红细胞。

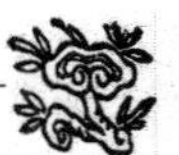

舌质仍红，苔已转白，脉沉细尺弱，继宗前方加减治之。

白茅根30g，生地黄30g，玄参15g，女贞子10g，旱莲草10g，炒栀子10g，仙鹤草10g，卷柏10g，大蓟10g，侧柏炭10g，三七粉3g（冲服），生甘草9g。经以上方7剂，水煎服。

三诊：1984年3月10日。

服上方7剂，尿检已查不到红细胞。继宗前法进退。

白茅根30g，生地黄30g，玄参30g，仙鹤草30g，侧柏炭30g，黄芩炭10g，炒栀子10g，女贞子10g，旱莲草10g，生甘草9g，三七粉10g。

上方5剂，共研细末，每次服10g，日服3次，白开水送服。

嘱忌食辛辣及厚味食品。

四诊：1984年4月15日。

上药未尽，即多次去医院检查：尿液中未见红细胞。嘱将余药服完可停药，进一步观察。

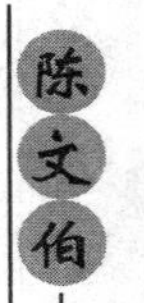

1986年告之：近2年检查尿血已痊愈。嘱仍然忌食辛辣食品，以防旧病复发。

【按语】本案为阴虚内热、血不循经之尿血。方中葛根甘寒，可直入膀胱而入血分，善于清热凉血，利尿止血淋。血热则瘀，瘀则血不循经而出血；白茅根不仅止血，而且有和血散瘀之功，用之则瘀阻性出血自然平息而血止，为君药；生地黄、玄参、炒栀子三药合用，养阴清热，凉血止血，为臣药；车前草、紫珠草、卷柏三药合用，利尿凉血止血，为辅佐之药；一味甘草调和诸药，使凉而不滞，止血而不留瘀。全方合用，养阴清热，凉血止血，引血归经。二诊服上7剂中药，肉眼已看不到血尿，但尿检中仍有

红细胞，继前方以女贞子、旱莲草、大蓟、侧柏炭、仙鹤草、三七粉诸益肝肾之阴，凉血止血化瘀之品易车前、紫珠草利水清热之剂，以观后效。三诊服上方7剂，经尿检已达临床痊愈，继以前方，服散剂缓图根治。四诊前后服药2月余，前药未尽，经医院再查已完全正常。

2年后追访始终未发病，已达临床治愈。

医案7 内热血瘀，皮肤出血

林某，男，32岁。初诊：1986年10月16日。

【病史】患血小板减少性紫癜已3年，曾服中西药物，血小板可上升，但病情不稳定，至今未愈，求余诊治。

【证候】身有紫斑，斑色紫黯，时有牙龈出血，四肢稍微碰撞物体则形成青紫斑，尿黄短少，大便秘结。舌质红，苔黄，脉沉数。

【辨证】热迫血行，瘀阻肌肤。

【立法】清热解毒，凉血止血，化瘀消斑。

【方药】紫珠草30g，虎杖15g，大青叶10g，板蓝根10g，炒栀子10g，侧柏炭10g，大黄炭10g，地榆炭10g，丹皮10g，丹参10g，怀牛膝10g，三七粉3g（冲服）。

上方7剂，水煎服。

嘱忌辛辣厚味食品。

二诊：1986年10月24日。

服上方诸药，牙龈出血显著好转，热势减退。舌质红，苔淡黄，脉弦稍数。继以前方再进14剂，以观后效。

三诊：1986年11月10日。

服上方诸药，斑疹消退，舌红苔白，脉弦。继宗前方加减治之。

紫珠草30g，虎杖20g，仙鹤草30g，大蓟30g，炒栀子

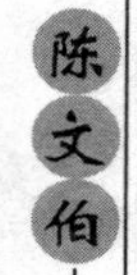

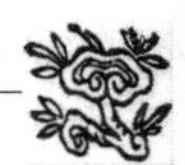

10g，生地黄30g，怀牛膝30g，茜草10g，三七粉10g。

上方5剂，共研细末，水泛为丸，每次服10g，日服3次，白开水送服。

四诊：1986年12月12日。

服上方月余，紫斑已完全消退。经查血小板上升至0.1/L以上，精神转佳，二便调，睡眠尚可，唯纳呆食少，午后腹胀。舌红苔白，脉弦缓。继以健脾养胃善其后。

土炒党参30g，炒白术30g，茯苓30g，淮山药30g，炒麦芽30g，焦神曲30g，仙鹤草30g，三七粉10g，生甘草9g。

上方5剂，共研细末，水泛为丸，每次服10g，日服3次，白开水送服。

【按语】本案为热迫血行、瘀阻肌肤之瘀斑病。此病与高热入营血之瘀斑及西医所说流行性出血热之瘀斑之不同，此病是西医所说的血小板减少性紫癜。但中医认为：三者病机都是热迫血行与瘀阻性出血，治法有相同之处。为此，方中紫珠草清热解毒，凉血止血，有快速止血之功，为君药；虎杖、大青叶、板蓝根清热解毒，凉血止血，为臣药；炒栀子、侧柏炭、大黄炭、地榆炭凉血止血，为辅助止血药物；丹皮、丹参、牛膝、三七四药合用，活血止血化瘀为佐使药。全方合用，可奏清热解毒，凉血止血，活血化瘀之功。

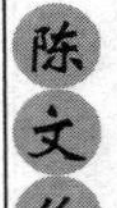

医案8　气血方损，离经呕血

岳某，男，45岁。初诊：1959年3月24日。

【病史】曾从事人力拉车工作多年，因经济拮据，表食不周，且从事重体力劳动，时感胃脘疼痛，并见呕血，经医院检查诊为“胃溃疡”，近期稍事劳累则呕血，家属求余

往诊治疗。

【证候】面色无泽，胃脘疼痛，吞酸，饥饿及食冷则病情加重，昨日又呕血，色紫黯，量多盈碗，大便色如柏油，语声无力，自汗出，心悸短气。舌质暗，苔白，脉微欲绝，唯尺脉尚存。

【辨证】气血欲脱。

【立法】益气固脱。

【方药】党参 30g，生黄芪 30g，荆芥炭 10g，炮姜 6g，炒白术 10g，煅牡蛎 30g，乌贼骨 10g，土炒白芍 10g，三七粉 3g（冲服），生甘草 6g。

上方 7 剂，水煎服。

嘱忌辛辣、酸性食品及酒类。

二诊：1959 年 4 月 1 日。

服上方诸药，呕血已止，胃脘痛、吞酸均已缓解，大便呈黄色。舌质暗，苔白，脉沉缓。此乃正气已复，无虚脱之虑。继以健脾益气血和胃之剂。

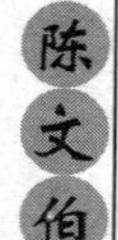

党参 30g，生黄芪 30g，全当归 10g，炒白术 10g，炒白芍 10g，鸡内金 6g，乌贼骨 10g，三七粉 3g（冲服），炙甘草 6g。

上方 7 剂，水煎服。

三诊：1959 年 4 月 9 日。

上方药尽，精神转佳，语气有力，纳食如常。舌质稍暗，苔白，脉沉缓。继守前方加味，缓图根治。

党参 30g，炙黄芪 30g，炒白术 30g，茯苓 30g，全当归 20g，炒白芍 20g，鸡内金 10g，三七粉 10g，乌贼骨 10g，炒麦芽 10g，炒谷芽 10g，生甘草 9g。

上方 5 剂，共研细末，每次服 5g，日服 3 次，白开水

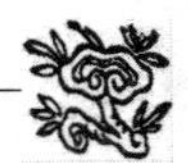

送服。

四诊：1959 年 6 月 10 日。

服上方近 2 月，胃脘疼痛、便黑亮、呕血诸症均未再发。舌质红，苔白，脉和缓有力。继以前方 3 剂，研细末，每次服 3g，日服 3 次，而收全功。

【按语】本案为呕血盈碗所致气血欲脱，为临床所见之危重病人。方中党参健脾胃，补中益气，统摄一身之血，为君药；生黄芪补肺气健中州之气，使气固则血自固，为臣药；荆芥炭引血归经，凉血止血，辅助君药摄血之功；白术、炮姜、煅牡蛎三药合用，健脾摄血和胃，潜阳止血，为辅佐之药；炒白芍、乌贼骨、三七粉三药合用，养肝益脾，止血化瘀，制酸和胃而无瘀阻之弊，为使药。全方合用，益气固脱，补血，和胃制酸，无瘀阻之虑。二诊服上方 7 剂，正气得复，呕血已止，无虚脱之虑。仍需补中益气，养血和胃，巩固前功，减荆芥炭、炮姜、煅牡蛎止血固涩、引血归经之药，加当归、鸡内金、炙甘草养血健胃补中之品。三诊服上药诸症悉减，继以前方加减，以散剂缓图根治，而收全功。

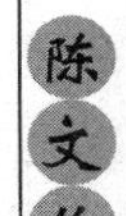

医案 9　阴虚痨热，络阻咯血

王某，男，34 岁。初诊：1959 年 9 月 12 日。

【病史】罹患浸润性肺结核已 3 年，一直注射链霉素。近期时有咯吐鲜血，患者唯恐病情加重危及生命，求余诊治。

【证候】咯吐鲜血，两颧粉红，午后低热，夜间时有盗汗。舌红苔白，脉细数尺弱。

【辨证】阴虚痨热，热伤肺络。

【立法】养阴清热，清肺止血。

【方药】银柴胡10g，地骨皮15g，生地黄15g，黄芩10g，鳖甲10g，知母10g，百部10g，白及10g，生牡蛎30g，川贝母10g，侧柏炭10g，三七粉3g。

上方7剂，水煎服。

二诊：1959年9月19日。

服上方诸药，咯血已止，虚热已退。舌红苔白，脉细稍数。继以前法加减治之。

南沙参30g，地骨皮10g，生地黄10g，黄芩10g，知母10g，川贝母10g，白及10g，生牡蛎30g，鸡内金6g，侧柏炭6g，三七粉3g，生甘草6g。

上方7剂，水煎服。

三诊：1959年9月27日。

前后用药14剂，诸症悉退，为巩固疗效继宗，前方治之。

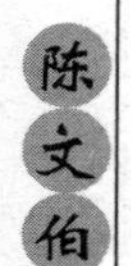

南沙参30g，地骨皮30g，生地黄30g，黄芩30g，川贝母10g，白及10g，侧柏叶30g，三七粉10g，鸡内金10g，生牡蛎30g，鳖甲10g，生甘草9g。

上方5剂，共研细末，每次服5g，日服3次，白开水送服。

四诊：1959年12月10日。

服上方后从未咯血，低热盗汗亦无发作。

嘱静养为主，适当散步、远房帏，忌辛辣厚味及酒类食品，以观后效。

【按语】本案为阴虚痨热、热伤肺络而致咯血。方中银柴胡、地骨皮、生地黄三药合用，可清肺之痨热，凉血止血，为君药；黄芩、鳖甲、知母清肺痨之热，止热郁之咯血，为臣药；百部、川贝母、白及、生牡蛎四药合用，清肺止咳，化痰，敛肺，滋阴止血，为辅佐之药；一味三七粉活血止血而不留瘀，为使药。全方合用，可奏清痨热，凉血止咯血之功。

【按语】血病是各科均可涉及的疾病，无论是男女老幼都可出现血证。凡是受到外邪风、寒、暑、湿、燥、火之感染，喜、怒、忧、思、悲、恐、惊七情之所过，中西药物之过敏、饮食不节、起居无常，甚者天灾人祸（战乱）诸多因素均可致使人体出现各种血病。轻者可出现离经之血，重者可危及生命。为此，医者不可忽视对血病的防治。因为解除病人的痛苦，挽救病人的生命是医者神圣的天职。退一万步说，尚可自治自救，于国于民于己有百利而无一害。出血病多为热迫血行、瘀阻性出血及脾不统血三大类别。为此，所用治法无非是凉血止血及益气摄血、化瘀止血三类。依据病人具体情况辨证施治，多数均可转危为安。

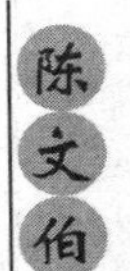

（二）消渴

消渴是以多饮、多食、小便多，久则身体消瘦，或尿有甜味等为主要特征的一类病证。

消渴病贯上中下，其中脏腑病位，上焦在肺，中焦在胃，下焦在肾。其病机上焦为火刑肺燥，中焦为胃受火烁，虚热内亢；下焦则肾元虚耗，水火失调。消渴之名，首见《素问·奇病论》：“帝曰：有病口甘者，病名为何？何以得之？岐伯曰：此五气之溢也，名曰脾瘅……此肥美知所发也。此人必数食甘美而多肥也。肥者令人内热，甘者令人中满，故其气上溢，转为消渴……”认为它是由“脾瘅”发展而来，对它的具体症状，经文未曾明示，历代医家，

也少有诠释，但它说明消渴的病因为“数食甘美而多肥”。病机为内热中满，转为消渴。

我们所述的“消渴病”就是现代富贵病“糖尿病”，防治糖尿病早已成为世界人类瞩目的一项重要课题，特别值得注意的是患有糖尿病以后，其并发症往往威胁到人们的生命健康，一旦病情控制不力，可使脑中风、冠心病、下肢脉管炎截肢、尿毒症等病发病率增加数倍。

中医药治疗“消渴病”已有2000年的丰富经验，创建了中医药治疗“消渴病”的科学体系，为我们提供了极其宝贵的经验和科学理论体系。必须重视糖尿病与并发症的防治，结合中医整体观的辨证论治思想，治疗多种并发症有着明显优势。

医案1　气阴两虚，瘀阻消渴

陈某，男，64岁。初诊：2003年3月29日。

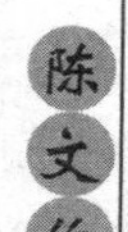

【病史】罹患消渴病13年，并有高血压病、风湿病、肾功能不全病史。尿素氮13.1mmol/L，肌酐168μmol/L。服西药优降糖、降糖灵、美必达、二甲双胍、消渴灵等。1996年起注射胰岛素，1998年做白内障手术，血糖始终不稳定，住院治疗。2002年眼底视网膜病变，2003年1月31日左眼底出血，视力左眼0，右眼0.4。两次B超均提示玻璃体混浊，眼底出血。住院治疗20余日，左眼视力仍0，空腹血糖23mmol/L，尿蛋白（+++），尿糖（+++），大量用胰岛素，仍不能控制血糖，体重下降30多斤，3月29日来京求余诊治。

【证候】左眼咫尺不见五指，口渴多饮，尿浊如膏，乏力腰酸，身体消瘦，神疲倦怠，关节疼痛，足蹈趾紫暗麻木。舌红苔白腻，脉沉细尺弱。

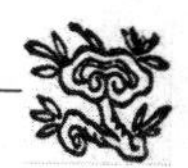

【辨证】气阴两虚，瘀血阻络。

【立法】益气养阴，活血通络。

【方药】淮山药30g，生黄芪30g，苍白术各15g，生地黄10g，山萸肉10g，地骨皮15g，天门冬10g，生石膏30g，知母10g，葛根15g，丹参15g，益母草15g，怀牛膝10g，薏苡仁30g，车前草10g，川萆薢10g，生甘草9g。

上方5剂，水煎服。

二诊：2003年4月4日。

服上方诸药，1米以内可分辨五指，口渴好转，尿频腰酸亦有好转。舌质红，苔白，脉沉细尺弱。继宗前法进退治之。

生黄芪30g，仙灵脾15g，黄精10g，玉竹10g，山萸肉10g，淮山药30g，地骨皮30g，生地黄10g，天冬10g，麦冬10g，枸杞10g，怀牛膝10g，牛蒡子10g，生石膏10g，知母10g，黄连10g，黄芩10g，虎杖10g，桑叶10g，泽泻10g，夏枯草10g，益母草30g，丹参30g，川芎6g，生甘草6g，苍白术各10g。

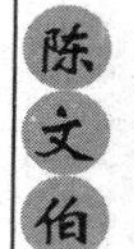

上方7剂，水煎服。

三诊：2003年4月11日。

服上方中药7天，低头可看到地上砖缝，口渴已显著好转。嘱外出时坚持服药，节制饮食，以观后效。4月20日返回遵义，继续服药。

四诊：2003年5月23日。

服上方诸药，血压正常，视力左眼已恢复到病前0.4，血糖餐后9.2mmol/L，尿糖（±），尿酸偏高，肾功能正常。传真处方如下：

生黄芪10g，仙灵脾10g，苍术5g，白术10g，山萸肉

3g，枸杞子5g，黄精10g，玉竹10g，生地黄10g，地骨皮10g，天门冬10g，麦门冬6g，怀牛膝5g，薏苡仁10g，生石膏10g，肥知母5g，牛蒡子6g，桑叶5g，黄连3g，黄芩6g，虎杖5g，板蓝根6g，秦皮3g，夏枯草6g，益母草10g，丹参10g，川芎3g，泽泻5g，炒麦芽10g，生甘草3g。

上方30剂，水煎服。每剂药煎3次，每煎出200ml药液，每日服2次，每次服150ml，1剂中药服2天即可。

五诊：2003年7月26日来电。

服上方中药，血糖正常，血压正常，尿蛋白（-），尿素氮9.27mmol/L，肌酐103.1μmol/L，尿酸亦正常，精神转佳，因中药非住院不予报销，故停服中药，只用胰岛素，内服消渴丸进行治疗。

六诊：2004年7月7日。

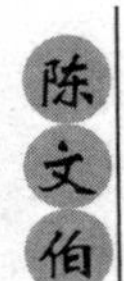

停服中药1年，自觉身体每况愈下，7月3日到京时，出冷汗、呕吐，自服藿香正气胶囊，仍然全身不适，到医院检查为“胰岛素药物反应”，血压169/92mmHg，空腹血糖14.2mmol/L，在医院进行输液治疗。7月4日血压、心律如常，尿糖（++），仍自注胰岛素治疗。7月6日尿糖（++++）、空腹血糖13.6mmol/L，出现嗜睡，头晕，恶心，呕吐，去北京某医院急诊观察，出现尿酮体阳性，再次诊为“胰岛素药物反应”，故求余诊治。

【证候】头晕目眩，神疲嗜卧，腰酸膝软，耳鸣如蝉，口干渴，尿黄。舌苔淡黄，脉沉细稍数。

【辨证】肝肾不足，气阴两虚。

【立法】补益肝肾，益气养阴，生津止渴。

【方药】生地黄15g，玄参10g，麦冬10g，山萸肉10g，枸杞10g，黄精15g，玉竹10g，地骨皮10g，淮山药30g，

生黄芪30g，炒白术10g，黄连10g，黄芩10g，夏枯草10g，牛蒡子15g，薏苡仁30g。

上方7剂，水煎服。

七诊：2004年7月15日。

服上方诸药，头晕耳鸣已除，腰酸膝软好转，已无乏力。舌苔黄白兼见，脉沉细稍数，继宗前方进退。

红参粉10g，西洋参粉10g，生黄芪30g，炒白术30g，太子参30g，仙灵脾30g，山萸肉30g，刺五加10g，黄精30g，玉竹30g，生地黄30g，枸杞30g，地骨皮30g，牛蒡子30g，生麦芽30g，薏苡仁30g，女贞子30g，丹参30g，夏枯草10g，紫草根10g。

上方6剂，以单味免煎中药颗粒剂混匀，装入0.5g胶囊，每次服10粒，日服3次，白开水送服。

嘱严格控制主食量，忌服高糖食品，每日坚持散步，坚持服药，停止胰岛素与一切西药。

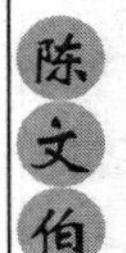

八诊：2004年8月24日。

服上方，并停服一切西药与胰岛素后，空腹血糖维持在14～21mmol/L之间，但精神转佳，无腰酸腿软、头晕、目眩诸症。舌质红，苔白，脉沉细稍数。继以健脾益肾补肺，生津止渴，清心解毒，养肝滋阴，活血通络之法治之。

生黄芪15g，炒白术15g，山萸肉10g，仙灵脾10g，枸杞10g，生地黄10g，川黄连3g，黄芩10g，夏枯草10g，紫草根10g，白芍10g，地骨皮10g，牛蒡子10g，麦冬10g，天门冬10g，生石膏30g，知母10g，丹参10g，怀牛膝10g，生甘草6g。

上方水煎服，每日1剂，长期服用，回当地取药。

嘱坚持服药，节制饮食，坚持散步。

九诊：2005年7月10日。

来电告之：近1年来，未控制饮食。服药期间一切检查均正常，但停服汤药改成散剂中药，每次15g，日服3次，空腹血糖浮动在4～9mmol/L，肾功能及尿蛋白、血压、视力均正常。

十诊：2006年1月来电。

服中药散剂，每次15～20g，日服3次，至今尿糖、血糖均在正常值内，尿蛋白、肾功能正常，仍未控制饮食，但每天爬山2次，计3个小时，体健神旺，始终不觉乏力。

【按语】本案系气阴两虚、瘀血阻络之消渴病。西医诊为糖尿病合并高血压、风湿病、肾功能不全。多年服优降糖、降糖灵、美必达、二甲双胍诸药。曾使用胰岛并做白内障手术，至今已13年血糖仍不稳定。2月前眼底出血，左眼视力0，右眼0.4，空腹血糖23.1mmol/L，体重下降30余斤，尿蛋白（+++），尿糖（+++），故来京求余诊治。

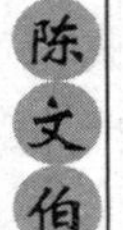

方中淮山药益气养阴，补肺健脾，益肾止消渴，为君药；生地黄、山萸肉滋肾养阴为臣药；生黄芪、苍白术益气健脾，以滋生化之源，为辅助君臣之药；生石膏、知母、葛根清胃生津止渴，以增强益气养阴之功；益母草、怀牛膝、丹参三味合用益肾活血，化瘀通络；车前子、川萆薢分清降浊，一味生甘草调和诸药，扶正祛邪为佐使之药。全方合用，可奏气阴双补，健运中州，活血化瘀，分清降浊之功。二诊服上方5剂后，在1米之内可见五指，失明之眼已有转机。继以前方，增仙灵脾、黄精、玉竹、枸杞益肾填精，滋水明目；黄连、黄芩、牛蒡子、桑叶、虎杖、泽泻、夏枯草清热抑火，生津止渴，清肝明目之品。三诊

服药后7天，可以分辨地上砖缝，口渴明显好转。四诊回遵义服药月余，右眼视力已恢复到病前0.4，血糖餐后9.2mmol/L，尿糖（+），尿酸仍偏高，肾功能及血压正常，传真原方略有加减，继服水煎中药。五诊：来电告之服上方中药60余剂，血糖、尿糖、尿蛋白、血压、尿酸均已正常，尿素氮9.27mmol/L，肌酐103.01μmol/L。六诊停服中药近1年以来使用胰岛素与西药降糖药，来京检查，病情有所反复，血压偏高，尿糖（++），空腹血糖13.6mmol/L，求余诊治。继以益肝肾，养阴清热，生津止渴中药治疗。宗前方加用三参（人参、西洋参、太子参）益气养阴，生津止渴；丹参、紫草根活血化瘀，刺五加、生麦芽益气导滞。七诊服上方中药7剂，诸症悉减，减去三参、麦冬、黄连、黄芩、淮山药。八诊服上方中药，停用胰岛素与西药，空腹血糖维持在14～21mmol/L左右，但精神转佳，体力倍增，继以前法变通回，当地服药。九诊来电告之，近1年来未控制饮食，空腹血糖在4～9mmol/L，肾功能、血压、视力均正常，体健神旺，状若常人。

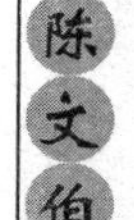

以上说明，治疗糖尿病人，其要在于以扶正为主，祛邪为辅；治本以肾为主，兼顾他脏。祛邪之时不可忽略活血化瘀之品；久病者必须守方用药，灵活变通。治法则以调和阴阳以平为期，在此基础上诸法随证加减化裁。

医案2　肝肾不足，络阻消渴

王某，女，51岁。初诊：1986年4月16日。

【病史】甲状腺肿大，罹患消渴病10余年，合并周围神经痛，近8年以来使用胰岛素，每天已用到64个单位，空腹血糖仍浮动在12～16mmol/L，尿糖（++）～（+++）。西医诊为糖尿病性周围神经病变。求余诊治。

【证候】尿频量多，目干耳鸣，面色萎黄，皮肤干燥，腰酸腿软，四肢疼痛，屈伸不利，肢体麻木。舌质暗，有瘀斑，苔少，脉沉涩。

【辨证】肝肾不足，瘀血阻络。

【立法】补益肝肾，活血通络。

【方药】熟地黄 30g，山萸肉 15g，淮山药 30g，白芍 10g，黄精 15g，玉竹 15g，丹参 30g，益母草 15g，赤芍 10g，薏苡仁 30g，川芎 6g，生甘草 6g。

上方 30 剂，水煎服，每月 1 剂。

嘱主食每日控制在 250g 以内，忌食肥甘厚味之品，每天散步。

二诊：1986 年 5 月 16 日。

服上方，头晕耳鸣好转，四肢疼痛减轻，唯口干思饮，神疲嗜卧，空腹血糖 10.1mmol/L，尿糖（+）。舌质仍暗，苔白稍腻，脉沉弦缓尺弱。继以滋肾养肝益脾，活血通络法治之。

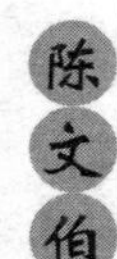

生熟地各 15g，山萸肉 20g，淮山药 30g，炒白芍 10g，白术 15g，黄精 15g，玉竹 10g，丹参 30g，益母草 15g，赤芍 10g，川芎 6g，生甘草 6g。

上方 30 剂，水煎服。

三诊：1986 年 6 月 18 日。

服上方诸药，自觉精神转佳，四肢疼痛显著好转，经查尿糖转阴，空腹血糖 8.6mmol/L，近日时有咳嗽，口干咽干。舌质暗，苔白稍腻，脉沉弦缓尺弱。继以前方加养阴清肺，止咳化痰之品。

南沙参 10g，二冬各 10g，地骨皮 15g，牛蒡子 15g，桔梗 10g，桃杏仁各 10g。

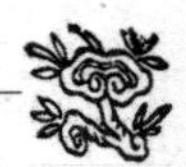

上方水煎服，继服30剂。

四诊：1986年7月15日。

服上方中药已3个月，咳嗽已平，前症著减，经查空腹血糖6.7mmol/L，尿糖转阴。舌质暗，苔白稍腻，脉沉弦细尺弱。继宗前法进退。

二地各10g，山药30g，山萸肉10g，玉竹10g，白术10g，黄精10g，白芍10g，丹参10g，益母草10g，麦冬10g，赤芍10g，川芎6g，牛蒡子10g，地骨皮10g，生甘草6g。

继服30剂，水煎服，每日1剂。

五诊：1986年8月18日。

服上方诸药，每次可步行3000~5000步，自觉身体状况良好，经查空腹血糖5.6mmol/L，尿糖阴性。舌暗，苔白稍腻，脉沉弦细尺弱。继以前方再进30剂。每日胰岛素用量减少到48单位。

六诊：1986年9月20日。

服上方诸药，经查血糖维持在6.2mmol/L左右。舌暗苔白腻，脉沉弦细尺弱。

二地各30g，枸杞30g，山萸肉30g，山药30g，生黄芪30g，太子参30g，炒白术30g，灵芝10g，麦冬30g，玉竹30g，黄精30g，地骨皮30g，牛蒡子30g，白芍30g，丹参30g，益母草30g，川芎12g，黄连10g，黄芩10g，生甘草9g。

上方7剂。共研细末，水泛为丸，每次服10g，日服3次，白开水送服。

七诊：1987年3月22日。

服上方水丸14剂，已半年之久，身体状况良好，唯工

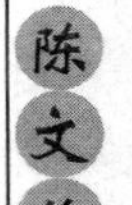

作紧张时，四肢仍有疼痛感觉，经查血糖6.3～7.2mmol/L之间。嘱每日用胰岛素量可降至36单位。舌质暗，苔白稍腻，脉沉弦细尺弱。继以前法治之。

淮山药30g，山萸肉30g，熟地黄30g，枸杞30g，生黄芪30g，太子参30g，炒白术30g，玉竹30g，黄精30g，灵芝30g，麦冬30g，地骨皮30g，牛蒡子30g，白芍30g，丹参30g，益母草30g，川芎12g，红花10g，莪术30g，水蛭9g，黄连10g，黄芩10g，僵蚕10g，生甘草9g。

上方7剂，同前法制成水丸，服法同前。

八诊：1987年8月14日。

服上方诸药，复查血糖正常，四肢偶有疼痛。舌质红，苔白，脉沉弦细尺弱。嘱：每日胰岛素量降至24单位。继以前方治之。共10剂，制法、服法同前。

九诊：1988年1月24日。

服上方药，精力旺盛，经查血糖正常。嘱每日胰岛素用量减至12单位，继服上方。

十诊：1999年4月24日。

间断服上方中药，每日用胰岛素12单位，多次检查血糖均正常，因退休在家，坚持在老年活动中心进行游泳锻炼，状若常人。

【按语】本案系肝肾不足、瘀血阻络所致消渴病。西医诊为糖尿病合并周围神经痛、风湿病。方中以淮山药补肾、健脾、益肺止消渴，为君药；熟地、山萸肉、白芍补益肝肾止消渴为臣药；黄精、玉竹二药合用可代人参、黄芪益气养阴，不温不燥，益脾肺肾三脏，止消渴；丹参、益母草、赤芍、川芎活血化瘀，通经活络，使气血通畅，气阴得复，为辅佐之药；薏苡仁、甘草二药合用，健脾和胃，

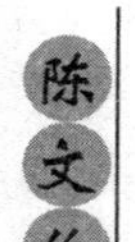

益肺清热，滋化源，止消渴为使药。全方合用，可奏益气养阴，补肺健脾，益肾养肝，活血化瘀止消渴之功。二诊服上方四脏得养，气脉通畅，头晕耳鸣、四肢疼痛得以缓解，继以前法治之。三诊服上方诸症减轻，唯阴虚咳嗽，故加用南沙参、二冬、桔梗、桃杏仁、地骨皮、牛蒡子等养阴清肺、生津止渴之品。四诊服上方前后已 3 月有余，咳嗽已平，他症均减，血糖接近正常，继宗前法进退。五诊服上方诸药，每天可步行数千步，血糖、尿糖均已正常。嘱每日胰岛素用量可减少到 48 单位。六诊服上诸药在减少胰岛素的情况下，血糖可维持在 6. 2mmol/L，继以前方，加用生黄芪、太子参、灵芝、白芍益气养阴之品，加用川黄连、黄芩清心热，去三焦之火，以生津止渴，改服水丸缓图根治。七诊精神形体良好。唯工作紧张劳累后仍感四肢疼痛，血糖浮动在 6. 3 ~7. 2mmol/L 左右，嘱每日胰岛素用量可减至 36 单位，继服上方，加用水蛭、莪术、红花活血化瘀之剂，使气脉畅通；一味僵蚕清热平肝，化痰通络，散结止痛，津液得复。八诊服上方，血糖正常，四肢疼痛显著好转。嘱每日胰岛素可减至 24 单位，以后可减至 12 单位，继服上方，以观后效。十诊服用中药 3 年有余，胰岛素用量减至每日 12 单位，因退休在家，每周 2 次去老年活动中心进行游泳锻炼，状若常人。

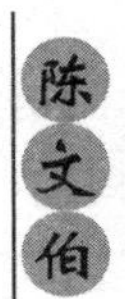

医案 3 肾阴虚耗，久热消渴

郑某，男，56 岁。初诊：1998 年 4 月 13 日。

【病史】罹患消渴病已 10 年，中度脂肪肝，有糖尿病家族史（父母、兄长均患糖尿病），嗜酒不吸烟，喜食肥甘，曾间断服西药与中药，但病情未能控制。近因左足蹲趾黑紫麻木，左小腿溃破，不愈合已年余。西医诊为“糖

尿病性肢端坏疽”，必要时进行截肢，故求余诊治。

【证候】嗜酒体胖，过食肥甘，面红耳赤，善饥口渴，思饮尿多，左小腿慢性溃疡，左足蹈趾紫黑麻木，血糖空腹查 23.4mmol/L，尿糖（＋＋＋＋）。苔黄厚腻，脉弦滑稍数，尺脉按之不足。

【辨证】肾阴虚耗，嗜酒积热，血脉瘀阻。

【立法】清热解毒，活血通脉。

【方药】方 1. 内服方：生地黄 30g，怀牛膝 30g，玄参 15g，麦冬 15g，天花粉 10g，金银花 30g，连翘 15g，川黄连 10g，黄芩 10g，夏枯草 30g，紫草根 15g，丹参 30g，丹皮 10g，桃仁 10g，赤芍 10g，生麦芽 30g，生甘草 9g。

上方 30 剂，水煎服。每剂药煎 3 次，1、2 煎早晚服，3 煎药每晚浴足 10～15 分钟。

嘱忌酒及肥甘辛辣食品并禁忌房事。

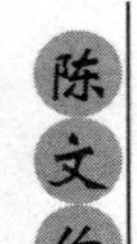

方 2. 外用药：大黄粉 50g，黄连粉 50g，松花粉 50g。将上 3 味药混匀，每日外敷药粉于溃破处。

二诊：1998 年 5 月 15 日。

服上方诸药，下肢溃破处 3 日愈合，服 30 剂中药则下肢蹈趾呈淡红色，血糖空腹 11.6mmol/L，尿糖（＋）。舌苔淡黄稍腻，脉弦滑稍数，尺脉稍弱。其邪热著减，正气渐复，仍以前方进退。

生地黄 15g，怀牛膝 15g，玄参 10g，麦冬 10g，天门冬 10g，天花粉 10g，金银花 15g，连翘 10g，紫草根 10g，丹参 10g，丹皮 10g，桃仁 10g，赤芍 10g，生麦芽 10g，生甘草 6g。上方 30 剂，仍水煎，1、2 煎药口服，3 煎药浴足。禁忌同前。

三诊：1998 年 6 月 16 日。

服上方诸药，尿糖转阴，血糖5.4mmol/L，下肢踇趾已呈红色，无其他不适。舌红，苔白稍腻，脉弦滑尺稍弱，拟以前法治之。

生地黄30g，怀牛膝30g，玄参30g，女贞子30g，淮山药30g，山萸肉30g，麦冬30g，天门冬20g，地骨皮20g，白术30g，苍术10g，薏苡仁30g，黄连10g，黄芩10g，生黄芪30g，玉竹30g，黄精30g，丹参30g，益母草30g，白芍30g，生甘草6g。

上方10剂，共研细末，水泛为丸，每次服15g，日服3次，白开水送服。

嘱禁忌酒、肥甘辛辣食品，远房帏，低脂肪、低盐饮食，每日主食控制在250g以内，适当散步，每日3000～5000步。

2005年2月间断服中药，病情稳定。

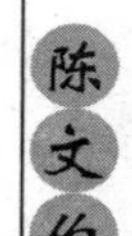

【按语】本案系肾阴暗耗、嗜酒积热、血脉瘀阻所致消渴病。西医诊为糖尿病性肢端坏疽。方中（内服方）生地黄益肾滋阴，生津止渴为君药；牛膝、玄参滋肾阴引药下行，止消渴为臣药；麦冬、天冬、天花粉养肺阴止消渴，以滋化生之源；银花、连翘、黄连、黄芩、夏枯草、紫草六药合用，清热解毒，消痈止痛，为辅佐之药；丹参、丹皮、桃仁、赤芍活血化瘀，通经活络，消痈止痛；生麦芽、生甘草导滞和胃，止消渴，为使药。全方合用，可达益肾滋阴，清热解毒，消痈止痛，活血通脉，止消渴之功。外用方中大黄、黄连、松花粉三药合用，清热泻火，燥湿解毒，破瘀消痈，收敛疮口，止消渴。二诊服上方疮口愈合，他症均减，继以前方治之。用第3煎药液浴足，可促使气血通畅，化瘀止痛，清热止消渴。三诊以后，间断服中药，

病情稳定无截肢之虑。

医案4 肾水亏耗，燥热消渴

刘某，男，34岁。初诊：2004年12月11日。

【病史】有高血压、高脂血症、中度脂肪肝病史近2年。经查糖耐量偏高，未曾服用中、西药物。平素嗜酒贪杯，喜食肥甘厚味及油炸食品。查空腹血糖18.6mmol/L，尿糖（+++），故求余诊治。

【证候】体胖面红，头晕目眩，善饥多食，口渴多饮，尿多，时有神疲乏力，腰酸膝软，大便黏滞。舌红，苔黄腻，脉沉实有力。

【辨证】肾水亏耗，燥热伤阴。

【立法】滋养肾水，清热养阴。

【方药】生地黄30g，玄参10g，枸杞10g，怀牛膝15g，女贞子10g，山萸肉10g，地骨皮15g，牛蒡子15g，肥知母15g，麦冬10g，天门冬10g，黄芩10g，黄连10g，白术10g，泽泻10g。

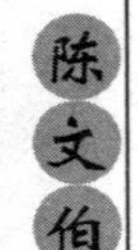

上方30剂，水煎服，每日1剂。

嘱远房帏，多散步，忌烟酒及肥甘食品。

二诊：2005年1月12日。

服上方诸药，空腹血糖降至8.7mmol/L，尿糖已转阴，三多诸证好转。舌苔黄稍腻，脉沉实稍数，尺脉弱。继宗前方进退。

西洋参3g（先煎）生地黄15g，玄参10g，枸杞10g，怀牛膝10g，山萸肉10g，黄精10g，玉竹10g，牛蒡子10g，地骨皮10g，川黄连10g，黄芩10g，丹参10g，丹皮10g，泽泻10g。继服30剂，每日1剂，水煎服。

禁忌同上。

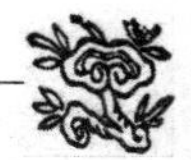

三诊：2005 年 2 月 14 日

服上方，血糖、尿糖均已正常，唯腰酸膝软尚存。舌质红，苔淡黄，脉缓尺仍弱。继宗前法进退。

仙灵脾 30g，红参 10g，熟地黄 30g，枸杞 30g，怀牛膝 30g，山萸肉 30g，淮山药 30g，炒白术 30g，黄精 30g，玉竹 30g，生黄芪 30g，夏枯草 30g，丹参 30g，益母草 30g，麦冬 30g，天冬 20g，白芍 15g，生甘草 6g。

上方 15 剂，以单味免煎中药颗粒剂混匀，装入 0.5g 胶囊，每次服 12 粒，日服 3 次，白开水送服。

禁忌同上。

四诊：2005 年 5 月 16 日。

服上方胶囊剂，血糖、尿糖均正常，血脂、血压均如常人，脂肪肝亦消失。前方再进，每次 10 粒胶囊，日服 3 次，以观后效。

五诊：2006 年 3 月 24 日。

间断服上方药至今，血糖、尿糖均正常。

【按语】本案系肾水亏耗，燥热伤阴所致消渴病。西医诊糖尿病。方中生地黄滋肾水而祛燥热，止消渴为君药；玄参入肺肾，可清无根浮游之火，入肾可生津止渴，山萸肉补肾水则火自降，温其水则火自安，有敛水生津止渴之功；枸杞子益气养阴，生津止渴，女贞子可强肾阴止消渴；怀牛膝益肾引药下行，五药合用，益气养阴，生津止渴为臣药；地骨皮、牛蒡子、知母、二冬养阴清热，生津止渴；黄芩、黄连清心泻三焦之热，止消渴为辅佐之药；白术健脾益气以滋生化之源，泽泻清肺气可滋水上之源，水充则消渴自止，二药合用，益气滋水为使药。全方合用，益肾滋水，清热泻火，养阴生津止渴。二诊服上方诸药，精神

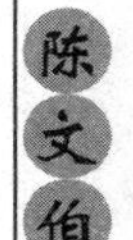

转佳，尿糖转阴，餐前血糖显著下降，继宗前方。三诊服上方30剂，血糖、尿糖均已正常。四诊改服胶囊剂，缓图巩固前功。五诊间断服中药2年余，血糖、尿糖均正常，状若常人。

医案5 肝肾不足，脾虚消渴

杨某，女，28岁。初诊：2005年8月16日。

【病史】罹患消渴病已5年，曾服西药，但病情不稳定。2002年结婚至今未育。经查空腹血糖16.5mmol/L，尿糖（+++），求余诊治。

【证候】眼睑及下肢浮肿，婚后3年，同居未孕，善饥多食，口渴但不欲饮，体胖尿少，月经衍期，腰酸疼痛。舌质淡，苔白腻，脉沉细滑尺弱。

【辨证】肝肾不足，脾失健运，冲任失调。

【立法】补益肝肾，健运中州，调和冲任。

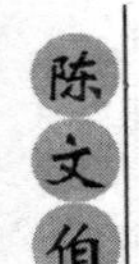

【方药】生熟地各20g，怀牛膝30g，山萸肉30g，淮山药30g，当归30g，白芍30g，太子参30g，炒白术30g，茯苓30g，生黄芪30g，木防己30g，益母草30g，丹参30g，泽泻30g，车前子30g。

上方3剂，以单味免煎中药颗粒剂混匀，装入0.5g胶囊，每次服10粒，日服3次，白开水送服。

嘱忌肥甘，远房帏，多散步，低盐、低脂肪饮食。

二诊：2005年9月16日。

服上方诸药，眼睑及下肢水肿已消，经血按时来潮，食欲减少，空腹血糖9.6mmol/L，尿糖（+）。舌淡红，苔白腻，脉沉细尺脉稍弱。继宗前方进退。

二地各20g，山萸肉30g，白芍30g，太子参30g，白术30g，茯苓30g，生黄芪30g，薏苡仁30g，益母草30g，丹

参20g，车前子20g，泽泻20g，黄精10g，玉竹10g，仙灵脾10g，麦冬10g，天门冬10g，生麦芽10g。

上方3剂，仍以单味免煎中药颗粒胶囊剂。服法、禁忌同前。

三诊：2005年10月18日。

服上方药，经血如常，血糖、尿糖已正常。舌红，苔淡黄稍腻，脉沉弦，尺脉稍弱。继宗前法进退。

仙灵脾30g，巴戟天30g，菟丝子30g，熟地黄30g，山萸肉30g，白芍30g，当归30g，炒白术30g，茯苓30g，生黄芪30g，薏苡仁30g，香附30g，益母草30g，丹参30g，黄精30g，玉竹30g，生麦芽30g，生甘草9g。

上方5剂，继以单味免煎中药颗粒胶囊剂，服法同前。

2006年1月电告：已身孕2个月，血糖、尿糖均正常。

【按语】本案系肝肾不足、脾失健运、冲任失调所致消渴病合并不孕症。西医诊断糖尿病、不孕症。方中二地益肾填精，养血止消渴，为君药；淮山药、怀牛膝、山萸肉益气滋阴，引药下行止消渴，为臣药；当归、白芍养血益肝止消渴；太子参、白术、茯苓、生黄芪益气健脾，以滋生化之源，为辅助之药；木防己、泽泻、益母草、丹参、车前子利水消肿，活血调经，为佐使之药。全方合用，可补益肝肾，养血调经，益气健脾，利水消肿。二诊服上方月余，水肿已消，经血来潮，血糖、尿糖有所下降，继宗前方，防己易薏苡仁，加用仙灵脾、黄精、玉竹、二冬、麦芽益肾滋阴、导滞止消渴之品。三诊服上方，血糖经血如常，继宗前方进退。前后服中药3月有余，后来电告知已有身孕而血糖正常。

医案6　脏腑衰败，肾浊消渴

霍某，男，83岁。初诊：1999年7月11日。

【病史】高血压、冠心病、肾动脉硬化性肾病、肾功能不全、糖尿病多年，空腹血糖17.6mmol/L，尿糖（+++），血尿素氮28.7mmol/L，肌酐645.40μmol/L，（香港某院检查），长期应用西药，病情未能控制，故来京求余诊治。

【证候】眼睑及下肢浮肿，视物不清，耳鸣耳聋，动作迟缓，尿中有脂液，呈混浊状态，大便黏滞，面色晦暗。舌质暗，苔白腐稍腻，脉弦，尺脉弱。

【辨证】元气大衰，肝肾不足，脾失健运，气血失和。

【立法】大补元气，滋肾养肝，健运中州，益气和血。

【方药】西洋参粉30g，红参15g，生黄芪30g，炒白术30g，冬虫夏草粉30g，西红花粉30g，丹参30g，怀牛膝30g，淮山药30g，茯苓30g，枸杞30g，山萸肉30g，白芍30g，当归30g，熟地黄30g，黄精30g，玉竹30g，益母草30g，熟大黄30g，生蒲黄30g，泽泻30g，车前子30g，麦冬30g，冬虫夏草30g。

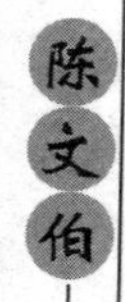

上方7剂，用单味免煎中药颗粒剂，将4味药粉与颗粒剂混匀，装入0.5g胶囊，每次服10粒，日服3次，白开水送服。

二诊：1999年11月20日。

服上方4月余，精神转佳，肿势著减，血压平稳，空腹血糖降至6.7mmol/L，尿糖转阴，尿素氮下降至16.8mmol/L，肌酐下降至429.4μmol/L。舌质暗，苔白腻，脉弦，略有和缓，尺脉仍弱。继宗前方进退。

西洋参粉30g，冬虫夏草粉30g，红参15g，西红花粉30g，生黄芪30g，炒白术30g，淮山药30g，茯苓30g，山

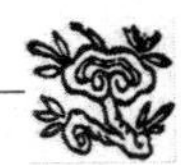

萸肉30g，熟地黄30g，枸杞子30g，当归30g，白芍30g，黄精30g，玉竹30g，麦冬30g，怀牛膝30g，益母草30g，丹参30g，生蒲黄30g，熟大黄30g，车前子30g，泽泻30g。

上方5剂，仍以单味免煎中药颗粒剂与四药粉混匀，装入0.5g胶囊，每次10粒，日服3次，白开水送服。

三诊：2001年2月18日。

服上方3个月，水肿全消，尿素氮11.6mmol/L，肌酐364.4μmol/L，血糖、尿糖均已正常。舌质暗，苔白稍腻，脉弦缓尺弱。继宗前法进退。

西洋参30g，冬虫夏草粉30g，西红花粉10g，生黄芪30g，炒白术30g，茯苓30g，淮山药30g，山萸肉30g，熟地黄30g，枸杞子30g，黄精30g，玉竹30g，麦冬30g，怀牛膝30g，生蒲黄30g，天门冬30g，女贞子30g，生甘草3g

上方5剂，继以单味免煎中药颗粒剂与药粉剂混匀，装入0.5g胶囊，每次5粒，日服3次，以观后效。

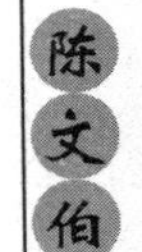

2002年2月中旬电告：血糖一直平稳。

【按语】本案系元气大衰、肝肾不足、脾失健运、气血失和所致消渴合并水肿。西医诊为糖尿病合并肾功能不全、高血压、冠心病、动脉硬化性肾病。方中西洋参、红参、生黄芪、白术四药大补真元，消肿止渴，为君药；冬虫夏草、淮山药、山萸肉益肾补肺，健脾消肿止渴，为臣药；枸杞子、白芍、当归、熟地黄补益肝肾，养血填精止消渴，黄精、玉竹、麦冬益气养阴，生津止渴，西红花、丹参、怀牛膝、益母草、生蒲黄活血化瘀，便血行水运，水运肿消，共为辅佐之药；炒白术、茯苓、泽泻、车前子、熟大黄健脾利水，消肿化浊止消渴，为使药。全方合用，可大补元气，滋肾养肝，健脾利水化浊，活血化瘀，消肿止渴。

二诊服上方诸药，水肿著减，血糖、血压下降，肾功能好转，守上方以胶囊剂，缓图正复邪除，前方再进，以观后效。三诊服上方药3月余水肿全退，肾功能有所恢复，血糖、尿糖均已正常。上方减冬虫夏草、红参、当归、白芍、麦冬、益母草、丹参、熟大黄、车前子、泽泻，求以平为期，缓图根治。间断服药年余，来电告之血糖、尿糖均已正常。

医案7　气阴两虚，热郁消渴

郑某，男，64岁。初诊：2004年6月4日。

【病史】罹患高血压、冠心病、心律不齐30余年，多年检查糖耐量低，经常出现低血糖症。近日经住院检查空腹血糖19.6mmol/L，尿糖（++++），不愿意服西药，故求余诊治。

【证候】善饥多食，口渴多饮，心烦急躁，口干目涩，大便秘结，尿黄赤，神疲乏力。舌质稍暗，苔白腻，脉沉弦尺稍弱。

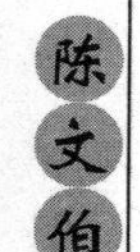

【辨证】气阴两虚，水不布津，热伤三焦。

【立法】益气养阴，滋水化源，清三焦热。

【方药】生黄芪30g，淮山药30g，苍白术各20g，二地各20g，玄参30g，二冬各20g，牛蒡子30g，地骨皮30g，枸杞30g，玉竹30g，黄精30g，丹皮10g，黄芩10g，川黄连10g，知母30g，怀牛膝30g，丹参30g，生甘草3g

上方5剂，以单味免煎中药颗粒剂混匀，装入0.5g胶囊，每次服10粒，日服3次，白开水送服。

嘱控制食量，低脂、低盐饮食，禁忌肥甘食品。

二诊：2004年7月10日。

服上方月余，大便通畅，尿稍黄，仍口干，空腹血糖

12.6mmol/L，尿糖（++）。舌红苔淡黄，脉濡稍数，尺部仍弱。继宗前法治之。

西洋参粉10g，太子参30g，麦冬30g，天门冬30g，生地黄30g，熟地黄10g，牛蒡子30g，地骨皮30g，枸杞子30g，山萸肉30g，玉竹30g，黄精30g，炒白术30g，苍术10g，怀牛膝30g，川黄连10g，黄芩30g，丹参30g，生石膏60g，肥知母30g，生甘草6g。

上方5剂，仍服颗粒胶囊剂，服法同上。

三诊：2004年8月12日。

服上方月余，空腹血糖8.7mmol/L，尿糖转阴，口干渴好转，二便调。舌红苔淡黄，脉濡尺仍弱。继宗前方加减治之。

太子参30g，生黄芪30g，炒白术30g，麦冬30g，天冬30g，怀牛膝30g，枸杞30g，黄精30g，生地黄30g，熟地黄10g，山萸肉30g，淮山药30g，玉竹30g，丹参30g，黄芩10g，川黄连10g，炒栀子10g，肥知母10g，生麦芽30g，生甘草6g。

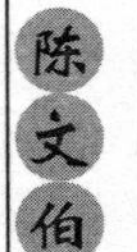

上方10剂，剂型与服法同上。

四诊：2004年10月14日。

服上方2月余，空腹血糖正常。尿糖（-），精神转佳，体力倍增。舌红，苔淡黄，脉弦尺弱。继服上方10剂，剂型与服法同上。

五诊：2004年12月16日。

近月余，每日饭店吃饭，应酬过多，夜间12点以后才睡，自觉精力不足，经查空腹血糖8.7mmol/L。继宗前法进退。

山萸肉30g，生地黄30g，淮山药30g，红参粉10g，枸

杞子30g，熟地黄20g，白芍30g，西洋参10g，黄精30g，玉竹30g，炒白术30g，苍术10g，川黄连10g，黄芩10g，紫草根10g，夏枯草10g，地骨皮30g，牛蒡子30g，怀牛膝30g，丹参30g

上方10剂，剂型与服法同前。

六诊：2005年2月18日。

服上方，血糖、尿糖均已正常。嘱继服前方中药。节制食量，低盐、低脂饮食，坚持散步，保持平常心态，定期检查。

七诊：2006年2月28日。

间断服上方中药颗粒剂，空腹血糖控制在5.4~8.7mmol/L之间。

【按语】本案系气阴两虚、水不布精、热伤三焦所致消渴。西医诊为糖尿病合并高血压、冠心病、心律不齐。方中生黄芪、淮山药、苍白术补中益气止消渴，为君药；二地、玄参、二冬滋阴益肺肾，滋水化源，为臣药；牛蒡子、地骨皮、枸杞子、玉竹、黄精、丹皮养阴清热，生津止渴；黄连、黄芩、知母清心泻火，生津止渴，为辅佐药；怀牛膝、丹参、生甘草活血化瘀，引药下行，清热和胃，为使药；全方合用，可补中益气，养阴清热，健运中州，滋水化源，生津止渴。二诊服上方月余，诸症悉减，继宗前法，加用西洋参、太子参、生石膏等益气养阴，生津止渴之药。三诊服上方诸药，尿糖转阴，口干渴缓解，二便调，热势大减，继以前方去西洋参加黄芪。四诊服上方2月余，血糖、尿糖均已正常，形神俱增，守方再进。五诊因外出应酬，饮食不节，起居无常，血糖有上浮趋势，继宗前法治之。六、七诊间断服用中药胶囊剂，餐前血糖控制在5.4~

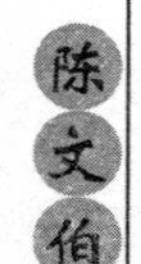

8.7mmol/L。

医案8　胃肠燥热，津伤消渴

赵某，男，45岁。初诊：2006年4月4日。

【病史】高血脂、脂肪肝、高血压病史多年。近1年来罹患糖尿病，近日查空腹血糖21.6mmol/L，尿糖（++++）。经人介绍，求余诊治。

【证候】体胖善饥，口渴多饮，多食多尿，面色紫红，大量饮酒，每日约半斤，大便干燥。舌苔黄厚腻，脉实有力。

【辨证】胃肠燥热，津液耗伤。

【立法】清热润燥，生津增液。

【方药】川黄连10g，黄芩10g，熟大黄6g，莲子心10g，夏枯草10g，牛蒡子30g，地骨皮30g，生地黄10g，麦冬15g，西洋参（单煎）10g，天冬10g，枸杞10g，山萸肉10g，淮山药10g，生黄芪15g，白术15g，苍术10g，生麦芽30g，白芍15g，生甘草3g。

上方40剂，水煎服。

嘱忌肥甘厚味、醇酒、煎炸食物。远房帏，多散步，不过度劳累。

2006年5月14日，服上方中药1个月，精神转佳，体力倍增，经查空腹血糖4.5mmol/L，尿糖转阴，效不更方，继服前方，以观后效。

【按语】本案系胃肠燥热、津液耗伤所致消渴。西医诊为糖尿病合并高血压、高血脂，脂肪肝。方中川黄连、黄芩、熟大黄、莲子心清心泻火，通腑润燥，止消渴，为君药；西洋参、生地黄、二冬、牛蒡子、地骨皮益气养阴，生津止渴润燥为臣药；夏枯草、枸杞、山萸肉、淮山药清

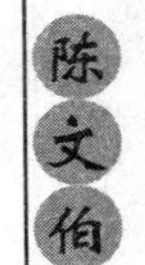

肝热养肾阴，益气生津，止渴润燥；生黄芪、白术、苍术、生麦芽益气健脾导滞，以滋化源，为辅佐药；白芍、生甘草敛肝阴，清胃热，生津止渴。全方合用，可奏清热泻火、养阴润燥、生津止渴之功。二诊服上方40剂中药，体力倍增，血糖降至4.5mmol/L，尿糖正常，继服前方以观后效。

医案9　肝肾不足，热郁消渴

王某，女，45岁。初诊：1998年12月10日。

【病史】罹患消渴病已3年，合并高血压、脂肪肝、视网膜病变、椎管动脉硬化、神经性头痛、月经不调。经介绍，求余诊治。近查空腹血糖13.1mmol/L，尿糖（+）

【证候】体胖多食，口渴引饮，口干目涩，心烦急躁，头晕目眩，视物不清，夜寐梦多，经期前后无定期，二便调。舌红，苔白腻，脉弦细尺弱。

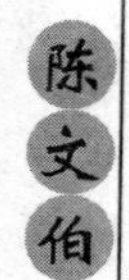

【辨证】气阴两虚，肝肾不足，热郁经脉，气血失和。

【立法】益肾养阴，养血填精，清热活络，调和气血。

【方药】生地黄30g，麦冬30g，天冬30g，枸杞30g，地骨皮30g，当归30g，白芍30g，制首乌30g，女贞子30g，仙灵脾30g，川黄连30g，黄芩20g，草决明30g，杭菊花30g，全蝎10g，天麻20g，木瓜30g，羌活30g，威灵仙30g，桃仁30g，红花30g，丹参30g，益母草30g，川芎12g，生甘草9g。

上方3剂，以单味免煎中药颗粒剂混匀，装入0.5g胶囊，每次服10粒，日服3次，白开水送服。

嘱忌肥甘，少厚味，多散步。

二诊：1999年3月18日。

服上方3月余，血糖、尿糖已正常。头晕目眩显著好转，唯血压仍在140/90mmHg以上。舌质暗，苔白腻，脉

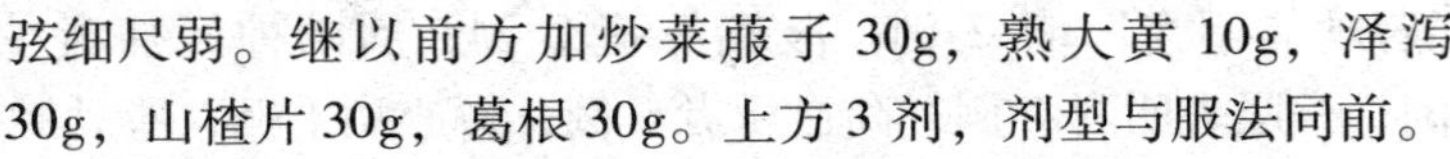

弦细尺弱。继以前方加炒莱菔子30g，熟大黄10g，泽泻30g，山楂片30g，葛根30g。上方3剂，剂型与服法同前。

三诊：1999年7月16日。

服上方3月余，血糖、血压均正常，脂肪肝已除，月经已正常，精神转佳。某次外出忘记服药数日，且过食香蕉等含糖分高水果，此后检查血糖、尿糖仍正常。为巩固疗效，前方减大黄，易生麦芽30g，继服3剂颗粒剂，每次服5粒胶囊，日服3次，以图稳定病情。

【按语】本案系气阴两虚、肝肾不足、热郁经脉、气血失和所致消渴病。西医诊为糖尿病合并高血压、视网膜病变、椎管动脉硬化、脂肪肝等病。方中以淮山药、生地黄、二冬、枸杞、地骨皮益肾滋阴，润肺生津止渴，止眩晕，为君药；当归、白芍、制首乌、女贞子、仙灵脾补益肝肾，止消渴，为臣药；黄连、黄芩、草决明、菊花四药合用，清心泻热，安神定志，清肝泻火，明目止消渴；全蝎、天麻、木瓜、威灵仙、丹参、益母草、川芎活血化瘀，调和气血，为辅佐药；一味生甘草调和诸药。全方合用，益气养阴，补益肝肾，清热泻火，调和气血。二诊服上方3月余，血、尿糖均已正常，诸症好转。三诊服上方药3月余，血糖、血压均已正常，继以前方缓图根治。

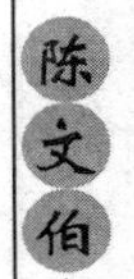

【按语】每年11月14日为“世界糖尿病日”，防治消渴病早已成为世界人类瞩目的一项重要课题。

值得注意的是罹患糖尿病以后，一旦不能控制病情的发展，可使脑中风、冠心病的发病几率增加3倍，下肢截肢的发病几率增加10倍，尿毒症的发病几率增加17倍，双目失明的发病几率增加25倍。作为医者必须重视糖尿病与并发症的防治。所举9例消渴病人均为有合并症者，其中合并

“肾功能不全”者2例；肢端坏疽1例；周围神经痛者1例；一眼失明者1例；高血压者6例；冠心病1例；肾动脉硬化者1例；椎管动脉硬化1例；脂肪肝4例；西医尽管早已有胰岛素与多种降糖药物问世，但仍无法根治，中医药治疗消渴病，特别是治疗多种合并病者至今仍有明显的优势，是西药所不能代替的。

中医药治疗消渴病已积累了2000年的丰富经验，创建了治疗消渴病的科学理论，为现代中医药人员提供了极其宝贵的经验和科学的理论体系。

（三）厥证

厥证是由阴阳失调、气机逆乱所引起的，以突然昏仆、不省人事，或伴有四肢逆冷为主要表现的一种病证。发病后一般在短时间内苏醒，醒后无偏瘫、失语和口眼㖞斜等后遗症，但特别严重的，则昏厥时间长，甚至一厥不复而导致死亡。本症因内伤所致者，多源于下元亏损，阴阳偏颇所致。在热病过程中，阴盛阳虚，或阳郁入里亦可发生。此外，气郁不达，或食滞痰浊，瘀血阻滞等，均可导致阴阳之气不相顺接而发生厥证。厥证，有寒厥、热厥、阴厥、阳厥、煎厥、薄厥、暴厥（大厥、尸厥）、风厥、血厥、痰厥、食厥、色厥、蛔厥之分。这些名称，历代医家有以厥证统之者，有以中恶统之者，有以类中风统之者。厥证之名，首见于《内经》。除《素问》有厥证专篇外，还散见于其他30多篇，厥之不同名称大约有30多种，其临床表现相当复杂。《内经》对厥证的病机的论述比较深刻，认为厥证为气机逆乱，气血运行悖逆所致。如《素问·生气通天论》：“大怒则形气绝，而血菀于上，使人薄厥”。仲景《伤

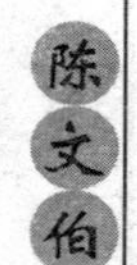

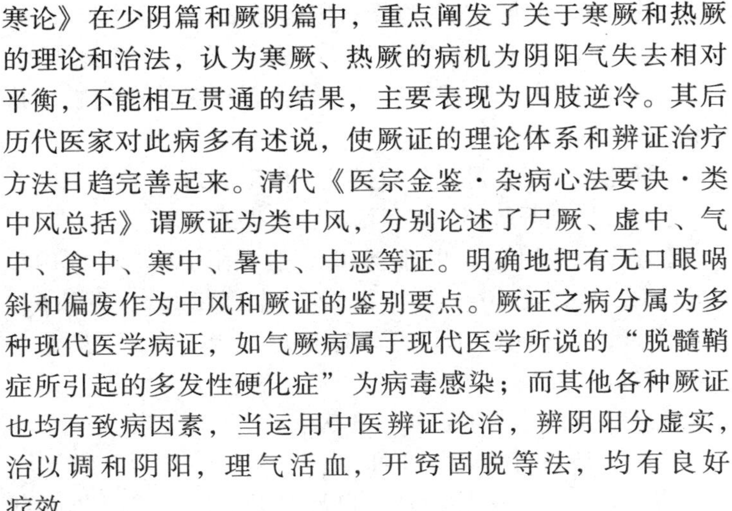

寒论》在少阴篇和厥阴篇中，重点阐发了关于寒厥和热厥的理论和治法，认为寒厥、热厥的病机为阴阳气失去相对平衡，不能相互贯通的结果，主要表现为四肢逆冷。其后历代医家对此病多有述说，使厥证的理论体系和辨证治疗方法日趋完善起来。清代《医宗金鉴·杂病心法要诀·类中风总括》谓厥证为类中风，分别论述了尸厥、虚中、气中、食中、寒中、暑中、中恶等证。明确地把有无口眼㖞斜和偏废作为中风和厥证的鉴别要点。厥证之病分属为多种现代医学病证，如气厥病属于现代医学所说的“脱髓鞘症所引起的多发性硬化症”为病毒感染；而其他各种厥证也均有致病因素，当运用中医辨证论治，辨阴阳分虚实，治以调和阴阳，理气活血，开窍固脱等法，均有良好疗效。

医案1　气血逆乱，瘀阻气厥

刘某，女，26岁。初诊：1979年11月10日。

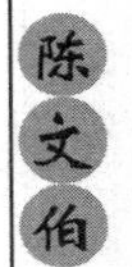

【病史】1979年7月因婚事变故，时有精神恍惚，胸闷不适，肢体麻木，虽经多方医治，其病情依然如故。9月14日上午接到退婚书，突然晕厥，昏倒在地不省人事，两手握固。经当地医生针刺后，神志逐渐清醒，但舌强不语，哭泣不止，手不持物，足不步履，随之四肢僵直，口唇紧缩，食水难咽。经当地县医院、天津驻地医院医治不效。于1979年10月21日转往北京某医院神经科住院治疗，初步诊断为“弥漫性脑病和散在性脑炎”，经进一步检查确诊为“脱髓鞘斑所致多发性硬化症”，以激素、抗生素、维生素对症治疗，病情未见好转，于11月出院，随后其父求余往诊治疗。

【证候】神情呆滞，舌强不语，稍叙病情即哭笑不止，

四肢厥逆难以屈伸。在父母搀扶下勉强站立，但寸步难行，口唇紧锁，食水不入。家人代诉，胸胁苦闷，彻夜难眠，时有遗尿，大便秘结，3～4 日一行。舌暗，苔白稍腻，脉沉伏涩。

【辨证】郁怒伤肝，气血逆乱，瘀阻清窍。

【立法】疏肝解郁，理气活血，祛瘀开窍。

【方药】柴胡 9g，川郁金 10g，制香附 10g，木香 10g，陈皮 10g，桃仁泥 10g，草红花 10g，全当归 15g，川芎 6g，生黄芪 30g，法半夏 10g，石菖蒲 10g，远志 10g，天然水飞朱砂粉 1g（冲服）。

上方 7 剂，水煎服。每日 3 次。

二诊：1979 年 11 月 18 日。

服上方 7 剂，精神转佳，口能张开，进食、服药可自理，在室内可步行 20 余步。但每遇医生或亲友询问病情，尚有强哭强笑之状。查其四肢转温，唯遗尿如故。舌质暗红，苔白，脉象缓和尺脉仍弱。继以前方减木香、陈皮理气之品，易桑螵蛸、益智仁益肾止遗。

柴胡 9g，全当归 10g，茯苓 10g，制香附 10g，川郁金 10g，丹参 30g，川芎 6g，桃仁泥 10g，草红花 10g，生黄芪 30g，法半夏 10g，桑螵蛸 6g，益智仁 6g，石菖蒲 10g，远志 10g，天然水飞朱砂粉 1g（冲服）。

上方 7 剂，水煎服。日服 3 次。

三诊：1979 年 11 月 25 日。

服上方药遗尿已止，每日可步行 200 余步，舌体卷动灵活，可简单称呼"爸""妈"单字。舌暗红，苔薄白，脉沉弦，尺弱已见起色。宗前方减桑螵蛸、益智仁、朱砂，加鸡血藤、威灵仙，以助活血通络之功。

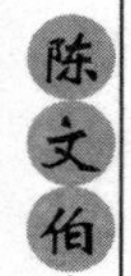

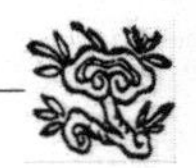

四诊：1979 年 12 月 25 日。

服上方后病情显著好转，可回答一般病情询问，对发病中的往事能做一般性回答，但许多细节尚欠准备，其父嘱托书写家信 1 封，可叙述自己在京治病的一般情况，并写出礼节性的问候，但字迹不清，错字较多。时至小雪当令，在室外行走片刻，稍遇风寒则下肢麻痛。舌红，苔白，脉沉弦，稍有紧象。守前方减茯苓，易桂枝、秦艽以增祛风散寒、通经活络之效。

柴胡 9g，桂枝尖 10g，全当归 15g，生黄芪 30g，制香附 10g，川郁金 10g，丹参 15g，草红花 10g，川芎 6g，鸡血藤 30g，秦艽 10g，威灵仙 10g，桃仁泥 10g，石菖蒲 10g，远志 10g。

上方 7 剂，水煎服。日服 3 次。

五诊：1980 年 1 月 2 日。

服上方 7 剂后，每遇亲友能以礼相待，热情问候，书写字迹清楚，握笔有力，梳理均可自理，唯饭后腹部胀满。舌红苔白，脉沉弦细。前后调治月余，病邪去其大半，但正气尚未全复，仍需击鼓再进。前方减桃仁、红花、鸡血藤，易炒谷芽、焦神曲、焦山楂，健脾消胀以复正气。

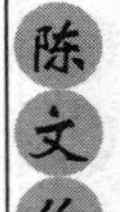

柴胡 9g，桂枝 10g，全当归 10g，生黄芪 30g，制香附 10g，川郁金 10g，川芎 10g，大秦艽 10g，威灵仙 10g，炒谷芽 10g，焦神曲 10g，焦山楂 10g，丹参 30g，石菖蒲 10g，远志 10g。

上方 7 剂，水煎服。日服 3 次。

六诊：1980 年 1 月 9 日。

药后诸证悉减，自觉如常人，饮食渐增，昨日其父携同患者外出时间过长，又值寒冬季节，转回住宿时，自觉

身冷如覆冰，夜间始觉全身寒战，肢麻体痛。舌淡红，苔薄白，脉浮紧。证属久病正虚，寒邪束表，气血失宣，营卫失和，急拟扶正祛邪，温经散寒，活血通络方。

生黄芪 15g，全当归 15g，麻黄 6g，桂枝 10g，羌活 10g，独活 10g，附片 6g，细辛 3g，生姜 3 片，柴胡 10g，川芎 6g，生甘草 10g。

上方 6 剂，水煎服。日服 3 次。

七诊：1980 年 1 月 15 日。

服上方 1 剂寒战止，2 剂四肢转温，6 剂未尽，身痛肢麻已除，经血来潮，唯量尚少色暗，有少量血块。谈笑风生，饮食倍增，回顾往事情绪尚有波动。舌红苔白，脉已和缓。继以疏肝解郁，调和气血，健脾和胃，养心安神以善其后。

柴胡 20g，香附 10g，全当归 30g，白芍 30g，焦白术 30g，茯苓 30g，泽兰 30g，丹参 90g，生黄芪 90g，法半夏 30g，陈皮 30g，白豆蔻 20g，石菖蒲 30g，远志 30g，生甘草 30g。

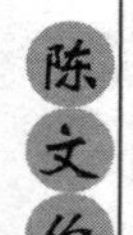

上方 3 剂，水煎服。日服 3 次。

此后，以上 15 味中药研细末，每次服 5g，日服 3 次，白开水送服。

患者服药后 3 个月余，回某县木器厂工作，婚后生 1 子，至 1985 年追访，其亲属告母子安康。

【按语】本案系气厥病，属于现代医学所说的“脱髓鞘斑所引起的多发性硬化症”。此病为病毒所引起，欧洲发病率高，亚洲以及中国地区实属罕见。20 世纪 80 年代初北京地区公开发表的医案与案例报道中，有积水潭医院胡荫培教授以恶浊之气（一氧化碳煤气中毒）蒙闭清窍而致昏厥，以开窍醒脑、熄风活络法治愈1例；北京中医药大学附属东直门医院董建华教授以外感时邪（病毒）、邪去而肝肾不足、气血两虚、阴不制阳、虚风动越，用温阳益肾熄风诸法而治愈1例。笔者所举案例为肝郁气结，气血逆乱，上壅心肺，气失宣畅，蒙闭清窍发为气厥病，拟以疏肝解郁，调和气血，祛痰通络，养心安神治愈。三者脱髓鞘病致病因素不同，以“同病异治”法治疗均收到预期效果，实为中医治病的特色之一。

此气厥案例，方中以柴胡、郁金、香附、木香舒肝解郁，宣畅气机，通心气，开清窍为方中君药；桃仁、红花、丹参、川芎、当归通心活血开窍为臣药；陈皮、茯苓、半夏醒脾化痰，活络通窍为佐使药物；一味生黄芪益肺气，健脾气，与活血药同用则调和气血，九窍可开；石菖蒲、远志开心窍，通清窍，养心气，安心神；心主神志，心为五脏六腑之首，心不安则五脏六腑皆动摇，而天然水飞之朱砂，镇心安神可安脏腑诸窍，又可清心之神窍（内服朱砂必用天然水飞之朱砂以防心脑肝肾诸脏之汞中毒）。尽管是天然水飞之朱砂亦不可重用、久用，只能是点到而已，病欲去而药先去，方为上策。二诊服上方中药精神转佳，诸症悉减，唯遗尿尚存，说明肾气不固。方中减木香、陈皮理气之品，加桑螵蛸、益智仁以达益肾止遗尿之功。三诊服上方患者可行200余步，乃正气得复，心神已定，故减去桑螵蛸、益智仁、朱砂，加鸡血藤、威灵仙助活血通脉以除硬化。四诊唯肢体麻痛，故在方中增加调和营卫、通经祛邪之品。五诊病邪已去大半，但脾失健运，减活络之品，加健脾养胃以补中气。六诊外感寒邪，急用益气血，温经散寒活络之品。七诊寒邪已去，正气得复，继以前法

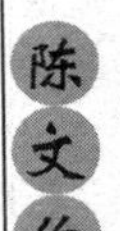

配成药面，缓图根治以善其后。此气厥病前后调理数月，终获痊愈。

医案2 正气不足，精脱房厥

张某，男，37岁。初诊：1987年6月20日。

【病史】平素嗜烟酒，不好运动。近1~2年以来自感腰酸膝软，尤其是房事以后汗出心悸短气。前1个月同房4次，有2次房事后，出现大汗淋漓，心悸短气，面色苍白，四肢逆冷，昏厥10余分钟，指按人中穴，灌服姜糖水始渐清醒。为此来院求余诊治。

【证候】面色晦暗，眼睑青黑，面带病容，腰膝酸软，神疲嗜卧，稍事活动则心悸汗出。舌淡苔白，脉沉细尺弱。

【辨证】正气不足，精脱房厥。

【立法】益气养阴，补肾固脱。

【方药】西洋参6g，红参3g，生黄芪30g，玉竹10g，麦冬15g，五味子10g，山萸肉10g，淮山药30g，龙牡各15g。

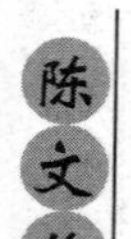

上方7剂，水煎服。

嘱服药期间每周只能同房1次。

二诊：1987年6月27日。

服上方7剂，自觉精神转佳，唯腰酸膝软尚存，舌淡，苔白，脉沉细，尺脉稍有起色。继宗前方7剂。

三诊：1987年7月4日。

药后精神转佳，面色红润，体力倍增，饮食睡眠如常人，做一些体力活动无气喘汗出心悸诸症。舌红苔白，脉缓尺稍弱。正气得复，精气倍增，继以益气养阴之剂以善其后。

人参生脉饮3盒，每服1支，日服3次。

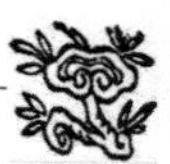

嘱每10天可进行一次同房，时间以20分钟为宜，要珍惜人身之三宝：精、气、神。

追访至2006年初，间断服生脉饮，节制房事，未再出现房厥之病。

【按语】本案系色厥亦称房厥。一、二诊方中以二参益气养阴，补元固脱为君药；生黄芪、玉竹、麦冬、五味子补脾肺之气阴，助二参补元固脱为臣药；山萸肉、淮山药益肾之气阴，纳气固脱；龙骨牡蛎镇心安神，涩精敛汗，滋阴固脱；三诊以人参生脉饮益气养阴固脱以善其后。

医案3 失血过多，气随血脱

杨某，女，49岁。初诊：1965年10月16日。

【病史】正值绝经期，近数月以来经血忽多忽少，时有血块。自前日起突然经血过多，患者虽感体力不支，但自认为进入绝经期，未进行治疗。今日晨起下地时，突然晕厥倒地，经家人呼救指掐人中穴未醒，急邀余往诊。

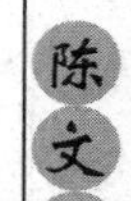

【证候】面黄如纸色，头身汗出，触之发黏，呼之不应，脉微细欲绝。

【辨证】失血过多，气随血脱。

【立法】益气养血，止血固脱。

【方药】方1. 急煎红参30g，第一煎30分钟出药液100ml，第二煎60分钟，出药液100ml，第三煎60分钟，出药液100ml，每次服100ml。

方2. 红参10g（先煎）生黄芪30g，党参30g，山萸肉15g，五味子10g，麦冬15g，淮山药30g，杜仲炭10g，仙鹤草10g，侧柏炭10g，血余炭6g，三七粉3g（冲服）。

上方3剂，水煎服。日服2次。

二诊：1965年10月20日。

服用急煎红参2次，病人清醒。3剂汤药可坐起吃饭，面色仍黄，语气低微，经血量著减，脉沉细弱。继以前方加鸡内金6g，升麻炭6g。

上方7剂，水煎服。日服2次。

嘱除主食外饮大米小米二米粥，每次加服鸡蛋2枚。

三诊：1965年10月28日。

经服上方7剂中药，精神转佳，面带笑容，食欲倍增，经血已止。舌淡苔白，脉细弱。继以前法进退。

红参10g，生黄芪30g，党参30g，当归10g，山萸肉10g，五味子10g，玉竹10g，炒白术10g，炒杜仲10g，续断10g，淮山药30g，炒谷芽10g，鸡内金6g，炒麦芽10g，三七粉3g，生甘草6g。

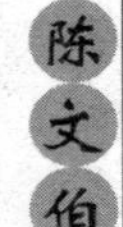

上方5剂，共研细末，每次服6g，日服3次，白开水送服，以善其后。

追访至1966年5月，身体健康，经血已断绝，无其他不适。

【按语】由于出血过多突然晕厥成为血厥病。急煎红参30克大补元气，益气固脱。随之以红参、党参、生黄芪益气固脱为君药；山萸肉、麦冬、五味子、淮山药与君药合用，可达益气养阴固脱之功；杜仲炭、侧柏炭、血余炭、三七粉辅佐君药止血固脱。二诊经服独参汤与3剂中药，病情转危为安，继以前方加鸡内金助消化以利于精微物质之补充；增升麻炭升阳止血以节其源。三诊病情稳定正气得复，继以前方增加补肝血益肾精、健脾养胃之品以善其后。

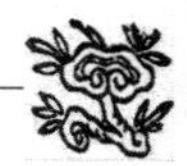

六、男性不育病证

（一）少精不育病

少精不育即少精子不育病证。凡是精子密度在2000万/ml以下者、每次排出精子数量在4000万以下者，同居1－2年未采取避孕措施、其妻有生育能力而未身孕者即可诊断为男子少精不育病。少精不育在古代文献中早有记载，古代称之为精稀不育。《内经》中有“精少”之说，《素问·上古天真论》中最早论及“精少”一证，认为精少可致无子。《石室秘录》专设“精少”一证，《备急千金要方》最早记载了精少证之药物治疗。清代陈士铎《辨证录·种嗣门》云：“男子在泄精之时，只有一二点精，此种人亦不能生子……”我总结出了一整套男性不育病的辨证论治体系，其中对少精不育病因论述为“肾阴不足、肾阳不足、肾气不足、肾精不足、肾液不足、精脉瘀阻、精室湿热、精毒扰室、精滞郁阻、痰湿内阻所致”。治疗上采取滋阴补阳、益气填精、增液通络化瘀、清热利湿解毒、化滞解郁之法。通过20余年的临床病历观察，其疗效显著。

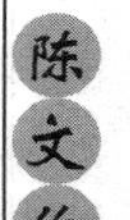

医案1 精气不足，少精不育

高某，男，29岁。初诊：1984年6月2日。

【病史】婚后3年，同居未育，有前列腺炎史，有数年核放射接触史。其后精子数量低下（1000万/ml左右），调离此工作后，精子数量仍低下，求余诊治。

【证候】腰酸乏力，神疲嗜卧，尿频畏寒。舌质淡，边有齿痕，苔白，脉沉缓尺弱。经北京某医院查精子密度为

1100万/ml，活率50%，活动力弱，畸形率42%。

【辨证】精气不足，少精不育。

【立法】温肾益气，增精助育。

【方药】“合雀报喜”药膳，每日一餐（在蜀湘餐厅制作）。麻雀6只（去毛，刮五脏蒸熟备用），枸杞15g（蒸熟备用）。鹿鞭0.3g，仙灵脾10g，上二药用白酒50ml浸泡1周除去药渣，制成药酒备用。在炒锅内适量放植物油，放入葱花微黄，放入麻雀6只煎炒数次，再放入枸杞子炒数次后，加适量食盐或酱油，最后加药酒15ml烹炒数次即可食用。

二诊：1984年7月2日。

服上方药膳30天，精神转佳，全身富有活力，腰酸背痛均除，舌红苔白，脉缓尺已有起色，经查精子密度1.3亿/ml，活率80%，活力Ⅲ级。嘱暂停药膳以观后效。

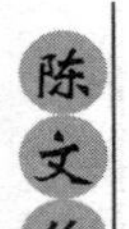

1984年7月26日来门诊告之：其妻已身孕，1985年5月生一男孩，母子均安。

【按语】本案系精气不足致少精不育合并精浊。西医诊断为核放射所致生精能力减弱而致不育症合并前列腺炎。方中麻雀甘温，补五脏之不足，补益精髓，起阳道，令人有子，为君药；鹿鞭补肾填精，安五脏壮阳，为臣药；仙灵脾辛以润肾，甘温益阳，大补元气，益肾填精，助育生子，为辅助药；一味枸杞子甘平而润，补肾润肺，生精益气，可使麻雀、鹿鞭、仙灵脾温而不燥，无耗阴精之虑，为佐使之药；全方合用，补肾填精，温肾启阳，生精助育。二诊服上方药膳“合雀报喜”1个月，精子数量上升10倍，其妻身孕，后生1男孩，母子健康。

医案2　脾肾不足，火衰不育

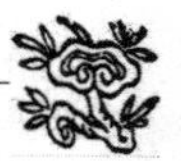

赵某，男，28 岁。初诊：1984 年 7 月 12 日。

【病史】婚后 3 年，同居未采取避孕措施未育，其妻经妇科检查有生育能力。

【证候】精神萎靡，神疲嗜卧，懒言乏力，同房射精量约 1ml，时有阳事不举，1～2 分钟即射精，大便时溏。舌淡苔白腻，脉沉细尺弱，精液常规检查：精子 1900 万/ml，活动率 50%，活力Ⅰ级。

【辨证】命门火衰，少精不育。

【立法】温肾补火，增精助育。

【方药】鹿鞭 0.3g，仙灵脾 5g，麻雀 6 只，枸杞 15g。

制法服法同医案 1，每 30 日为 1 疗程。

嘱：忌酒、远房帏，多散步。

二诊：8 月 20 日

服上方药膳 1 个月后，精神振作，性欲增强，大便如常。舌质红，苔白，脉沉缓有力。精液检查：精子 8100 万/ml，活动率 80%，活力Ⅲ级。9 月初追访，爱人已身孕。

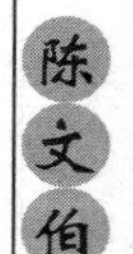

【按语】本案系命门火衰所致少精不育合并阳痿早泄。西医诊为不育合并性功能障碍。方中仍以“合雀报喜”之麻雀、鹿鞭、仙灵脾、枸杞子温补肾命，滋肾填精。服月余药膳而阳痿早泄痊愈，其妻身孕得子。

医案 3 脾肾不足，少精不育

赵某，男，30 岁。初诊：2004 年 2 月 12 日。

【病史】婚后 6 年，同居未育，服中西药仍未能生育，经查其妻有生育能力，多次在全国各地检查精子数量低下，故来京诊治。

【证候】腰酸乏力，神疲嗜卧，夜寐梦多，纳呆食少。大便溏，小便短少，舌苔白稍腻，舌边有齿痕，脉沉缓尺弱。精液检查精子 2～4/HP，活动率 21%，活力Ⅰ级，余正常。

【辨证】脾肾不足，少精不育。

【立法】健脾益肾，增精助育。

【方药】淮山药 30g，党参 30g，鹿茸粉 3g，仙灵脾 60g，熟地黄 30g，山萸肉 30g，巴戟天 30g，五味子 30g，菟丝子 30g，车前子 30g，蛇床子 30g，炙甘草 18g。

上方 3 剂，共研细末，合蜜为丸，每丸重 9g，每次服 2 丸，日服 3 次，白开水送服。

嘱忌烟酒及辛辣食品，远房帏，少厚味，多散步。

二诊：2004 年 3 月 24 日。

服上方蜜丸月余，精神转佳，腰酸乏力好转，梦少，便已正常，舌质红，苔白，脉沉缓尺弱。精液检查精子数量增加，6～8/HP，活率 30%，活力Ⅱ级，白细胞 6/HP。继宗前方进退。上方加黄柏 30g，知母 30g，益肾阴清肾热，继服 3 剂，配成 9g 重蜜丸，每次仍服 2 丸，日服 3 次，白开水送下。

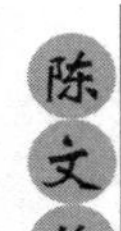

三诊：2004 年 4 月 26 日。

服上方蜜丸月余，诸症悉减。舌质红，苔白，脉沉缓，尺脉有力。经查精子已达 1100 万/ml，活动率 45%，活动力Ⅱ级，白细胞 0～2/HP，继服上方蜜丸 3 剂，服法同上，以观后效。

四诊：2004 年 5 月 30 日。

服上方月余精力充沛，状若常人，经查精子数量已上升到 1800 万/ml，活率已达 50%，活力Ⅱ～Ⅲ级，白细胞 0～1/HP。继以前方再加丹参 30g，红花 30g，继服 3 剂。仍以蜜丸剂，服法同上。

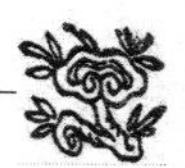

五诊：2004 年 7 月 6 日。

服上方，精子已上升至 2600 万/ml，活动率 60%，活动力Ⅱ～Ⅲ级，白细胞 0～2/HP。守前方再进 3 剂蜜丸，巩固前功。

六诊：2004 年 8 月 10 日。

精液检查精子已上升至 4600 万/ml，活动率 70%，活动力Ⅱ～Ⅲ级。继服上方 3 剂蜜丸，击鼓再进。

2006 年 1 月 12 日来院告知其妻已生一男孩。

【按语】本案系肝肾不足所致少精不育病。西医诊为不育症。方中山药、党参、鹿茸、仙灵脾健脾益肾，增精助育，为君药；巴戟、菟丝子、熟地黄、山萸肉、五味子、蛇床子增精助育，为臣药；车前子、生甘草通肾和胃，调和诸药，为佐使之药；全方合用有健脾温肾、生精助育之功。二诊服上方月余，诸症悉减，唯精室湿热有上升趋势，故加用黄柏、知母益肾阴清肾热之品，以观后效。三诊服上方诸药精神转佳，精子数量成倍增长，白细胞已下降，继服上方以观后效；四诊服上方药后精子数量上升，白细胞下降，在前方基础上加用丹参、红花活血通脉，调和气血，以利肾充精长。五诊、六诊守方再进巩固前功；六诊服上方药诸症悉除。精子已达正常标准，击鼓再进蜜丸之剂。2006 年 1 月来京告之，其妻已生 1 男孩，母子均健。

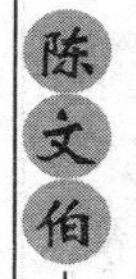

医案 4　精气不足，少精不育

王某，男，23 岁。初诊：1988 年 4 月 18 日。

【病史】婚后 3 年，同居未育，经服中西药精子量仍少，精索静脉曲张，求余诊治。

【证候】腰酸膝软，神疲嗜卧，两睾胀痛，性欲一般，二便尚调。舌质红，苔白，脉沉细尺弱。精液检查精子

1200 万/ml，活率 34%，活力Ⅰ级。

【辨证】精气不足，精脉瘀阻。

【立法】益肾增精，活血通脉。

【方药】仙灵脾 30g，仙茅 10g，山萸肉 10g，肉苁蓉 30g，枸杞 30g，熟地黄 30g，巴戟天 30g，菟丝子 30g，川芎 12g，丹参 30g，红花 20g，延胡索 20g，木香 10g，鹿茸粉 3g。

上方 6 剂，共研细末，合蜜为丸，每丸重 9g，每次服 2 丸，日服 3 次，白开水送服。

嘱禁忌烟酒及辛辣食品。远房帏、多散步。

二诊：1988 年 6 月 16 日。

服上方中药 2 月余，精力充沛，腰酸膝软、睾丸疼痛等症悉减。舌质红，苔白，脉沉细尺已有起色。精子上升至 4000 万/ml，活动率 60%，活动力Ⅱ～Ⅲ级。效不更方，前方再进 6 剂，仍以蜜丸，服法同前。

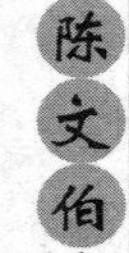

三诊：1988 年 8 月 24 日。

服上方 2 月余，精子已达 7200 万/ml，活率 70%，活力Ⅱ～Ⅲ级，继以前方 3 剂蜜丸，服法同上。

四诊：1989 年 7 月 16 日。

上药未尽，其妻已孕，后告之生一女儿，母女健康。

【按语】本案系精气不足、精脉瘀阻所致少精不育病。西医诊为精索静脉曲张、不育症。方中仙灵脾、鹿茸粉温补肝肾，填精益髓，活血化瘀，助育生子，为君药；肉苁蓉、仙茅温肾生精，二药合用可助育生子，为臣药；巴戟天温肾生精，菟丝子填精益髓，二药合用补益肝肾，生精助育；枸杞、熟地、山萸肉三药合用，滋肾生精助育，为辅助药；丹参、川芎、红花、土鳖虫、木香六味合用，活

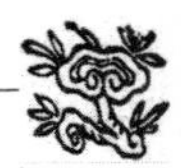

血理气化瘀，通精助育，为佐使药。全方合用，可温补肝肾，益精填髓，活血化瘀，生精助育。二诊服上方蜜丸月余，诸症悉减，精子密度、活力、活率均至正常，继守前方，再进6剂蜜丸，以观后效。三诊服上方诸药，精子密度、活力、活率均上升，继服上方3剂。四诊来京告之：服上方诸药未尽，其妻身孕生1女儿，母子均健。

医案5 精虚热郁，少精不育

汪某，男，30岁。初诊：1995年3月2日。

【病史】1989年生一女儿，准备要第2胎，但7年来未曾避孕，其妻未身孕，经妇科检查其妻有生育能力，故来京求余诊治。

【证候】腰酸疼痛，阴囊潮湿，阳事虽举但举坚时短，时有尿频。舌质红，苔白，脉沉细尺弱。精液检查精子1200万/ml，活率50%，活力Ⅰ级，白细胞7~8/HP。

【辨证】精气不足，精室湿热，少精不育。

【立法】补益精气，清利湿热，生精赞育。

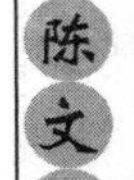

【方药】柴狗肾1具，巴戟天30g，菟丝子30g，仙灵脾30g，肉苁蓉30g，黄柏30g，知母30g，山萸肉30g，枸杞30g，熟地黄30g，制首乌30g，生甘草9g。

上方3剂，共研细末，合蜜为丸，每丸重9g，每次2丸，日服3次，白开水送服。

嘱禁忌烟酒及辛辣食品。

二诊：1995年4月6日。

服上方中药蜜丸，精神转佳，诸症悉减，精液检查精子上升到3600万/ml，活率70%，活力Ⅱ~Ⅲ级，白细胞0~1/HP，继以前方治之。

三诊：1995年5月10日。

服上方诸药诸证悉减，精液检查精子6000万/ml，活率70%，活力Ⅱ～Ⅲ级，白细胞0～1/HP，前方每剂加鹿茸粉3g，仍服3剂蜜丸剂，以观后效。2005年4月18日，追访患者其妻已于1996年4月生1男孩，现年8岁，母子均健。

【按语】本案系精气不足、精室湿热所致少精不育病。方中柴狗肾温肾填精而不燥，生精助育有奇功，为君药；巴戟天、菟丝子、知母清利湿热；山萸肉、枸杞、熟地黄、制首乌滋肾填精助育，为辅助药；一味甘草调和诸药，使温而不燥，滋而不腻膈，为佐使药。全方合用，可奏温肾增精、生精助育之功。二诊服上方蜜丸中药，诸证悉减，精子密度成倍增长，活力、活率均上升达正常值。三诊服以上方药一切均佳，再加鹿茸粉温肾填精，补髓助育。经追访已生1男孩，母子健康。

医案6 阴虚热郁，少精不育

戴某，男，35岁。初诊：2002年2月26日。

【病史】婚后8年，其中避孕3年，未避孕5年，其妻未能身孕，经查其妻有生育能力，在当地经中西医治疗数年，仍未生育，故来京求余诊治。

【证候】腰酸疼痛，精神不振，神疲嗜卧，尿频，排尿分叉，会阴不适，性欲减退。舌红，苔黄白兼见，脉弦细数尺弱。精液检查精子860万/ml，活率20%，活动力Ⅰ级，白细胞（+），红细胞2～3/HP。

【辨证】阴精不足，精室湿热，少精不育。

【立法】滋阴填精，清肾利湿，增精助育。

【方药】熟地黄30g，枸杞子30g，制首乌30g，山萸肉30g，女贞子30g，盐黄柏30g，知母30g，蒲公英30g，紫花地丁30g，怀牛膝20g，丹参20g，生甘草12g。

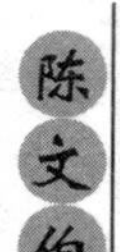

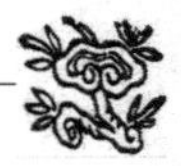

上方3剂，研细末合蜜丸，每丸重9g，每次服2丸，日服3次，白开水送服。

嘱禁忌烟酒及辛辣厚味油炸食品，饮食宜清淡，少红肉，多散步。

二诊：2002年3月28日。

服上方诸药，精神转佳，腰痛神疲诸症悉减，精液检查精子3400万/ml，活率40%，活力Ⅰ～Ⅱ级，白细胞2～3/HP，继宗前法进退。上方每剂中药增加鹿茸粉1g，仍服3剂蜜丸，服法用量同上。

三诊：2002年4月30日。

服上方诸证悉减，经查精子6000万/ml，活率65%，活力Ⅱ～Ⅲ级，白细胞1～2/HP，继服上方蜜丸，服法用量同上。

四诊：2002年5月28日

服上方中药精力充沛，诸症悉除，精子密度6700万/ml，活率70%，活力Ⅱ～Ⅲ级，白细胞0～1/HP，继服上方6剂蜜丸，以观后效。

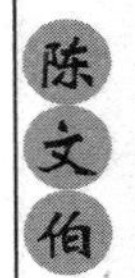

五诊：2002年7月30日。

服上方2月中药未尽，来电告之其妻已身孕，嘱暂分床，勿过累。2003年5月来电：其妻已生1男孩，母子健康。

【按语】本案系阴精不足、精室湿热所致少精不育病。方中熟地黄滋肾增精，填髓助育，为方中之君药；枸杞、首乌、山萸肉、女贞子滋补肝肾，生精助育，为臣药；黄柏、知母、蒲公英、紫花地丁清肾解毒，利湿助育，为辅助药；怀牛膝、丹参、生甘草调和诸药，活血通精助育，为佐使药；全方合用，可滋补肝肾，清热利湿，活血通精，

助育生子。二诊服上方诸药，腰痛、神疲诸症悉减，精子密度成倍增长，活力、活率均呈上升趋势，白细胞降低，继宗前方，加鹿茸粉以期温肾生精助育，继服上方蜜丸之剂以观后效。三、四诊诸症悉除，精子密度，活率、活力均达正常值。五诊服上方2月余中药未尽，其妻已身孕，后生1男孩，母子均健。

医案7 脾肾不足，精竭不育

郁某，男，28岁。初诊：1986年2月13日。

【病史】婚后3年，同居未育，其妻经查有生育能力，精子量极低，经多方治疗，病情愈加严重，故来京求余诊治。

【证候】腰膝酸痛，睾丸下坠胀痛，阴囊潮湿，尿频会阴不适，神疲嗜卧，纳呆食少，时有早泄。舌质淡，苔白，脉沉细尺弱。精索静脉曲张Ⅱ°。精液检查：精子0～2/HP，活率50%，活力Ⅰ级，白细胞（+）。

【辨证】脾肾不足，精脉瘀阻，精室湿热，精竭不育。

【立法】健脾益肾，活血化瘀，清利湿热，生精助育。

【方药】丹参30g，桃仁30g，水蛭9g，红花30g，黄柏30g，知母30g，车前子30g，泽泻30g，炒白术30g，茯苓30g，熟地黄30g，山萸肉30g，仙灵脾60g，巴戟天30g，鹿茸粉3g，琥珀粉、三七粉各3g。

上方3剂，研细末，合蜜为丸，每丸重9g，每次服2丸，日服3次，白开水送服。

嘱禁忌烟酒及辛辣食品，远房帏，清淡饮食，多散步。

二诊：1986年4月18日。

服上方中药月余，睾丸坠胀，腰膝酸楚皆好转，经查精子1～2/HP，活率50%，活力Ⅰ级，白细胞3～5/HP。

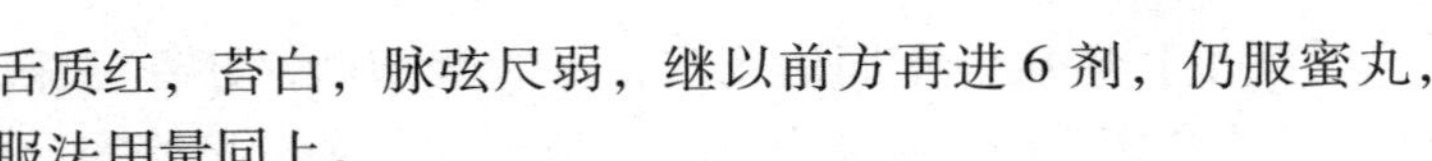

舌质红，苔白，脉弦尺弱，继以前方再进6剂，仍服蜜丸，服法用量同上。

三诊：1986年6月20日。

继服上中药2月余，诸症悉减。精索静脉曲张Ⅱ°，精索静脉曲张Ⅱ°，检查精子4～6/HP，活率30%，活力Ⅰ级，白细胞1～2/HP。舌淡红，苔白，脉弦细尺弱。继服上方6剂。

四诊：1986年8月25日。

服上方精子已达260万/ml，活率60%，活力Ⅱ～Ⅲ级。继服6剂蜜丸，以观后效。

五诊：1986年10月16日。

来诊告之其妻已身孕。嘱停服余药，远房帏。其妻每日服淮山药（鲜）100g，以此健脾益肾，补肺安胎。

【按语】本案系肝肾不足、精脉瘀阻、精室湿热致精竭（极度少数精子）不育病。方中桃仁、丹参、水蛭、红花活血化瘀，通脉生精，为君药；黄柏、知母、车前子、泽泻清利湿热，使邪去正复，生精助育，为臣药；炒白术、茯苓、熟地、山萸肉、巴戟天、鹿茸粉、琥珀、三七粉温肾生精助育，为佐使之药；全方合用，可达活血化瘀，通脉生精，清热利湿，健脾益气，温肾益髓，填精助育之功。二诊服上方中药月余，睾丸坠胀、腰膝疼痛均有好转，精子数量、质量亦有提高，继以前方蜜丸进服。三诊服中药2月余，诸症悉减，精子数量有成倍增长，正气得复，邪气渐除，仍以前方进药。五诊其妻身孕，嘱停服余药，远房帏，每日服鲜山药益气安胎。

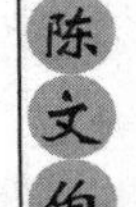

医案8　子睾瘀阻，少精不育

任某，男，27岁。初诊：1987年5月12日。

【病史】婚后3年同居未育，平时嗜烟酒，好食厚味、油炸食品，其妻有生育能力，经当地治疗年余，病情加重，故来京求余诊治。

【证候】腰膝酸痛，阴囊潮湿，双睾丸隐隐作痛，头晕目眩，精液排出黏滞有凝块，尿黄，便黏滞不爽。舌红，苔淡黄，脉弦滑稍数尺弱。精液检查：精液1ml，精子1100万/ml，活率50%，活动力Ⅱ级，60分钟不液化，白细胞15/HP。

【辨证】子睾瘀阻，湿热下注，阴液不足，少精不育。

【立法】活血止痛，清利下焦，养血益肾，生精助育。

【方药】水蛭9g，土鳖虫10g，红花30g，桃仁30g，丹参30g，黄柏30g，知母30g，车前子30g，泽泻30g，生地黄30g，玄参30g，麦冬30g，生牡蛎30g，丹皮30g，猪苓20g，生甘草12g。

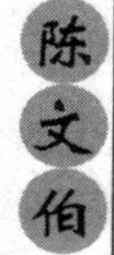

上方10剂，共研细末，合蜜为丸，每丸重9g，每次2丸，日服3次，白开水送服。

二诊：1987年9月15日。

来京告之：服上方2月余，其妻身孕。1988年8月来京告之：已生1女儿，母女健康。

【按语】本案系子睾瘀阻、湿热下注、阴液不足所致少精不育病。西医为诊睾丸炎、不液化症、少精子不育病。方中水蛭、土鳖虫、红花、桃仁、丹参活血止痛，化瘀生精，为君药；黄柏、知母、车前子、泽泻清利湿热，利水助育，为臣药；生地黄、玄参、麦冬、生牡蛎、丹皮、猪苓滋阴增液，益阴潜阳，清热凉血，活血利水，通脉生精助育，为辅助药；一味甘草调和诸药，助育生精，为佐使药；全方合用，可活血止痛，化瘀通脉，育阴增液，利水

通经，生精助育。二诊来京告之：上药未尽其妻已身孕，第2年来电告之：生1女儿，母女健康。

医案9　精气不足，精竭不育

孟某，男，22岁。初诊：2001年9月27日。

【病史】婚后7年，同居未育，其妻一侧输卵管不通正在治疗。其本人治疗多年，精子数量逐渐下降，故来京求余诊治。

【证候】腰膝酸痛，神疲乏力，五心烦热，夜有盗汗，头晕耳鸣，听力下降。舌红，苔白厚腻，脉沉细尺弱。双侧睾丸略小（左10ml，右11ml），精液检查精子0～2/HP。活率0。

【辨证】阴虚内热，精气不足，少精不育。

【立法】养阴清热，补养精气，生精助育。

【方药】生地黄30g，女贞子30g，地骨皮30g，黄柏30g，知母30g，山萸肉30g，熟地黄30g，淮山药30g，仙灵脾30g，巴戟天30g，枸杞30g，制首乌30g。

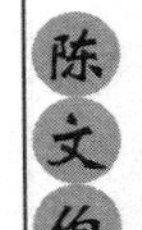

上方3剂，共研细末，合蜜为丸，每丸重9g，每次服2丸，日服3次，白开水送服。

二诊：2001年10月28日。

服上方诸症悉减，精液检查精子2～4/HP，活率5%，活力Ⅰ级。舌红苔白腻，脉沉细尺弱。继以前方治之，再进3剂，服法同上。

三诊：2001年11月28日

服上方月余，腰酸痛已除，阴虚盗汗内热已愈，头晕耳鸣著减。舌红，苔白稍腻，脉沉细尺弱。阴虚内热已退，阴阳相合，正气得复，经查精子6～8/HP，活率60%，活力Ⅰ～Ⅱ级，继宗前法进退，上方加鹿茸粉1g（每剂），肉

苁蓉30g，仙灵脾30g。继服3剂蜜丸，服法同上。

四诊：2001年12月29日。

服上方诸药，精神倍增，诸症悉除。经查精子1800万/ml，活率60%，活力Ⅱ～Ⅲ级。此乃正气得复，精子成倍上升，继宗前方进退。

仙灵脾60g，仙茅10g，巴戟天20g，菟丝子20g，韭子10g，肉苁蓉30g，枸杞30g，熟地黄30g，制首乌30g，川芎12g，红花30g，黄柏30g，知母30g，山萸肉30g，怀牛膝30g，鹿茸粉1g。

上方30剂，共研细末，合蜜为丸，每丸重9g，每次服2丸，日服3次，白开水送服。

五诊：2002年2月26日。

来诊告之：服上方2月中药，春节期间饮酒及食肉过多，起居无常，通宵不睡。精液检查：精液不液化，活率50%，活力Ⅰ～Ⅱ级，精液量不足1ml，白细胞10～15/HP。舌质暗，苔白腻，脉弦滑尺弱，继以益肾化精，清利湿热，生精助育。

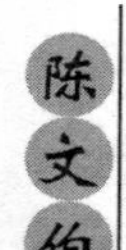

猪苓30g，生地30g，麦冬30g，泽泻30g，玄参30g，生牡蛎30g，黄柏30g，知母30g，山萸肉30g，丹皮30g，车前子30g，怀牛膝30g。

上方3剂，共研细末，合蜜为丸，每丸重9g，每次服2丸，日服3次，白开水送服。嘱忌烟酒及辛辣食品。低脂、低盐饮食，远房帏，多散步。

六诊：2002年3月30日。

服上方诸药，检查精液已液化，精液4ml，精子2100万/ml，活率60%，活力Ⅱ～Ⅲ级，白细胞1～2/HP。舌红，苔白，脉弦细尺弱。继宗前法进退。

玄参30g，生熟地各20g，生牡蛎30g，枸杞30g，制首乌30g，巴戟天30g，菟丝子30g，肉苁蓉30g，丹参30g，女贞子30g，生甘草6g，红花30g，水蛭9g，山萸肉30g，鹿茸粉1g。

上方6剂，共研细末，合蜜为丸，每丸重9g，每次2丸，日服3次，白开水送服。

七诊：2002年5月26日。

来京告之：其妻已身孕，母子健康。

【按语】本案系阴虚内热、精气不足所致少精不育病。方中生地黄、女贞子、地骨皮、黄柏、知母五药合用养阴清热，滋肾生精助育，为君药；山萸肉、熟地黄、山药补养精气，为臣药；仙灵脾、巴戟天、枸杞、制首乌四药合用，生精助育，为佐使药。全方合用，可奏养阴清热、滋肾生精助育之功。二诊服上方，诸症悉减，精子成倍增长，已有活精子，正气得复，邪气渐退，继宗前方，以观后效。三诊诸证悉减，精子仍持上升趋势，继宗前方进退，加温肾增精填髓之品，以观后效。四诊药后精神倍增，精子已达1800万/ml，活率、活力均已正常，继服上方蜜丸巩固前效。五诊因过春节饮食不节，起居无常，出现精滞不化，精液量仅1ml，拟益肾化精，清利湿热，生精助育。六诊服上方诸药，精液已液化，精液4ml，精子2100万/ml，活率60%，活力Ⅱ~Ⅲ级，白细胞1~2/HP，继宗前法进退。七诊来京告之其妻已身孕。

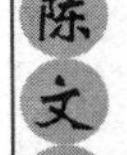

医案10　火衰阳痿，少精不育

车某，男，27岁。初诊：1986年1月4日。

【病史】15年前手淫过频，时有梦遗，精神恍惚，腰酸疼痛，头晕耳鸣。阳事不举，不能正常与妻子交合，婚后3

个月，女方到当地法院提出离婚，法院提出如治疗3个月无效，再判离婚，故病人来京求余诊治。

【证候】腰酸疼痛，面色苍白，四肢逆冷，畏惧风寒，阳事不举，头晕耳鸣，舌质淡，苔白，脉沉迟尺弱。精液检查：精子1700万/ml，活率5%，活力Ⅰ级。

【辨证】阴损及阳，火衰阳痿，少精不育。

【立法】温肾填精，益火兴阳，生精助育。

【方药】鹿茸粉3g，鹿角胶10g，仙灵脾60g，仙茅10g，肉苁蓉30g，巴戟天30g，菟丝子30g，枸杞30g，山萸肉30g，熟地黄30g，制附子10g，肉桂10g，制首乌10g，柴狗肾1具，车前子10g，炙甘草9g。

上方3剂，共药研细末，合蜜为丸，每丸重9g，每次服2丸，日服3次，白开水送服。

嘱忌酒及冷饮，多散步，月内无房事。

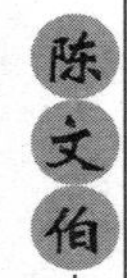

二诊：1986年3月11日。

服上方性欲增强，阳事易举，自动停服中药1个月，二便尚调。舌淡苔白，脉仍沉迟尺弱。精子上升至4600万/ml，活率60%，活力Ⅱ～Ⅲ级，白细胞0～2/HP。继服上方3剂蜜丸，服法同前。

三诊：1986年4月21日。

来诊告之：其妻已身孕，阳事易举，可维持8～9分钟，继前方3剂蜜丸，服法同前。后追访，其妻生1男孩，母子健康。

【按语】本案系阴损及阳，火衰精虚所致少精不育病。西医诊断为不育症兼勃起障碍（ED）。方中鹿茸粉、鹿角、仙灵脾、仙茅、肉苁蓉五药合用温肾填精，益髓助育，为君药；附子、肉桂、巴戟天、菟丝子益火兴阳，益气生精，

为臣药；熟地黄、山萸肉、枸杞、首乌、柴狗肾五药合用生精助育，为辅助药；车前子、生甘草益肾通精，调和诸药，为佐使药。全方合用可达温肾填精，益火兴阳，生精助育之功。二诊服上方月余中药，性欲增强，阳事易举。继服上方以利生精助育。三诊来告之，其妻已身孕，阳痿已痊愈，继服中药。后经追访，生1男孩，母子健康。

医案11　精浊脾虚，少精不育

王某，男，30岁。初诊：2005年9月10日。

【病史】罹患精浊（前列腺炎）、胃脘痛（浅表性胃炎）、早泄诸病，已4年之久，婚后同居未育。经查精子800万/ml，活率50%，活力Ⅰ级，白细胞20～30/HP，支原体阴性，尿抗酸杆菌未找到，服用西药，病情未能完全控制，求余诊治。

【证候】尿频、尿急、尿痛，会阴不适，排尿分叉，尿浊，腰酸疼痛，早泄，神疲嗜卧，纳呆食少，大便溏2～3次/日。舌红，苔薄白，舌边有瘀斑齿痕，脉弦细尺弱。精液检查：精子890万/ml，活率30%，活力Ⅰ级，白细胞（+++），红细胞2～5/HP。

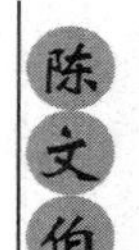

【辨证】精宫湿热，精浊脾虚，少精不育。

【立法】清利湿热，分清化浊，生精助育。

【方药】黄柏30g，知母30g，玄参30g，生地黄30g，车前子30g，泽泻30g，滑石30g，怀牛膝30g，炒白术30g，茯苓30g，生黄芪30g，山萸肉30g，淮山药30g，生甘草9g，琥珀粉10g，三七粉10g。

上方3剂。以单味免煎中药颗粒剂混匀，装入0.5g胶囊，每次服10粒，日服3次，白开水送服。

嘱忌酒烟及辛辣食品，远房帏，多散步。

二诊：2005 年 10 月 12 日。

服上方胶囊剂中药，诸症悉减，舌淡红，苔白稍腻，舌边有瘀斑齿痕。脉沉弦细尺脉略有起色。精液检查：精子 1300 万/ml，活率 50%，活力Ⅱ级，白细胞 7～8/HP，红细胞（－），继以前方进退。

盐知柏各 30g，生熟地各 30g，玄参 30g，山萸肉 30g，车前子 30g，泽泻 20g，滑石 20g，怀牛膝 20g，炒白术 30g，茯苓 30g，生黄芪 30g，淮山药 30g，枸杞子 30g，生甘草 9g，琥珀粉 10g，三七粉 10g。

上方 3 剂。仍以单味免煎中药颗粒胶囊剂，每次服 10 粒，日服 3 次，白开水送服。

三诊：2005 年 11 月 16 日。

服上方 3 剂胶囊剂中药，诸症悉减。精液检查精子 3200 万/ml，活率 60%，活力Ⅱ～Ⅲ级，白细胞 1～3/HP，继以前方进退。

盐知柏各 20g，生熟地各 20g，玄参 30g，山萸肉 30g，车前子 30g，泽泻 30g，滑石 20g，怀牛膝 20g，炒白术 30g，茯苓 30g，生黄芪 30g，淮山药 30g，枸杞子 30g，巴戟天 30g，菟丝子 30g，仙灵脾 30g，琥珀粉 10g，三七粉 10g。

上方 3 剂。仍服单味免煎中药颗粒剂，服法同上。

四诊：2005 年 11 月 16 日。

服上方诸药，精神倍增，诸症悉除。舌淡红，苔白，舌边瘀斑已缩小，脉弦细尺有力。精液检查：精子 4600 万/ml，活率 70%，活力Ⅱ～Ⅲ级，液化时间 40 分钟。继宗前方加减治之。

生牡蛎 30g，盐知柏各 30g，生熟地各 30g，玄参 30g，车前子 30g，泽泻 30g，滑石 30g，丹参 30g，淮山药 30g，山萸肉 30g，枸杞 30g，制首乌 30g，巴戟天 30g，菟丝子 30g，丹皮 30g，琥珀粉 3g，三七粉 3g。

上方 3 剂，仍服单味免煎中药颗粒剂，服法同上。

五诊：2005 年 12 月 16 日。

服上方中药未尽，其妻已身孕。嘱：每日服鲜山药 50～100g 以安胎。

【按语】本案系精宫湿热、脾虚精浊所致少精不育病。方中黄柏、知母、车前子、泽泻四药清利湿热，为君药；滑石、琥珀粉、白术、茯苓四药分清化浊，为臣药；玄参、生地黄、山萸肉、淮山药四药合用生精助育，为辅助药；三七粉、生甘草益气通脉，调和诸药，为佐使药。全方合用，可达清利湿热、分清化浊、生精助育之功。二诊服上方胶囊中药剂，诸症悉减，精子数量上升，活率、活力上升，白细胞下降，红细胞转阴。继以前方加减治之。三诊、四诊上方加减用药 2 月余，精子数量、活率、活力均已达正常值。五诊上方诸药未尽，其妻已身孕。嘱每日服鲜山药 50～100g 益肾安胎。

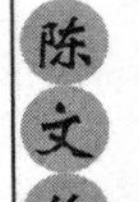

医案 12　水睾精虚，精竭不育

李某，男，32 岁。初诊：1997 年 4 月 11 日。

【病史】婚后 6 年，未采取避孕措施，性生活正常，同居未育，爱人经检查未发现异常，在当地医院治疗多年，病情未能缓解。故来京求余诊治。既往曾在医院放射科工作。

【证候】腰酸膝痛，神疲嗜卧，阴囊潮湿，酒后更甚，双侧睾丸 10ml，左侧精索静脉曲张Ⅱ～Ⅲ，舌淡红，苔白，脉沉弦尺弱。精液检查：精子 0～1/HP，活率 0，活力 0。

【辨证】小睾精虚，精脉瘀阻。

【立法】滋肾生精，活血通脉。

【方药】鹿茸粉 3g，柴狗肾 1 具，仙灵脾 30g，仙茅 30g，肉苁蓉 30g，巴戟天 30g，菟丝子 30g，枸杞 30g，熟地黄 30g，山萸肉 30g，水蛭 9g，鳖虫 10g，桃仁 30g，红花 30g，丹参 30g，当归 30g。

上方 6 剂，以单味免煎中药颗粒剂装入 0.5g 胶囊，每次服 10 粒，日服 3 次，白开水送服。

嘱：忌烟酒及辛辣食品，远房帏，清淡饮食，多散步。

二诊：1997 年 6 月 6 日。

服上方诸药，2 月余，阴囊潮湿好转，睾丸下坠缓解。精液检查：精子 6～8/HP，活率 50%，活力Ⅰ～Ⅱ级，白细胞3～5/HP。舌红苔白，脉沉弦。继宗前法治之。上方加用黄柏 30g，知母 30g 以清利湿热。再进 6 剂。

三诊：1997 年 8 月 20 日。

服上方诸药，精神转佳，腰酸疼痛已愈。睾丸坠胀疼痛已缓解，阴囊仍有潮湿感，精子上升达 1600 万/ml，活率 60%，活力Ⅱ～Ⅲ级，白细胞 1～3/HP，继以前方进退。

鹿茸粉 3g，柴狗肾 1 具，仙灵脾 60g，巴戟天 30g，菟丝子 30g，蛇床子 30g，枸杞 30g，熟地 30g，制首乌 30g，水蛭 9g，土鳖虫 10g，丹参 30g，车前子 30g，怀牛膝 30g，盐知柏各 20g，生甘草 9g。

上方 6 剂，仍以单味免煎中药颗粒剂混匀，装入 0.5g 胶囊，每次服 10 粒，日服 3 次，白开水送服。

四诊：1997 年 10 月 26 日。

来诊告之：其妻已身孕。嘱每日服鲜山药 50～100g，以安胎壮子。

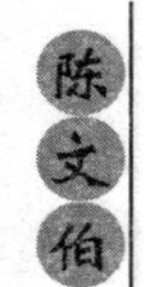

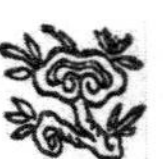

【按语】本案系小睾精虚、精脉瘀阻所致少精不育病。西医诊为睾丸发育不全不育症。方中鹿茸、狗肾、仙灵脾三药合用温肾增精髓助育，为君药；肉苁蓉、仙茅、巴戟天、菟丝子、枸杞、熟地黄、山萸肉温阳益肾生精，为臣药；水蛭、土鳖虫、桃仁、红花、丹参、当归补血活血化瘀，生精助育，为佐使药；全方合用，可温肾填精，活血化瘀，生精助育。二诊服上方中药2月余，诸症好转，精子成倍增加，活率、活力上升，其正气得复，精生子长，继续以前方加黄柏、知母清肾利湿，以观后效。三诊服上方诸药，精神转佳，精子已上升1600万/ml，活率、活力均达正常值，继服上方巩固疗效。四诊来诊告之，其妻身孕，嘱每日服鲜山药50～100g，以安胎壮子。

【按语】男性不育病之所以成为疑难病之一，就在于它涵盖了多学科和多病种，作为一名从事中医不育病专科的医师必须具备内科、外科各种疾病的基本知识，并且能独立治疗一般常见病、多发病。

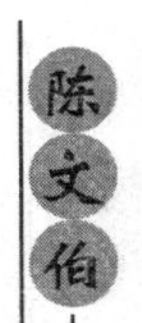

所谓“少精不育”即少精子不育病，古代亦称为精稀（少）不育病。凡是精子密度在2000万/ml以下者，每次排出精子数量在4000万以下者，同居1～2年未采取避孕措施，其妻有生育能力而未身孕者，即可诊断为男子少精子不育病。在临床实践中亦有较少数病人精子密度在300万/ml而妻子身孕，经亲子鉴定证实是其夫的精子而致身孕者，这种极个别的病例不能成为诊断的标准。但是也不能认为男子的精子密度只要在2000万/ml以下就绝对不可能受孕。因此，对于少精子男性不育病的诊断具有相对性。

笔者所举少精不育病中的12个病案的不育病人，虽然不能概括少精不育病，但从12个案例中可见一斑。

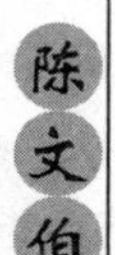

（二）无精子不育病

无精子病证是男性不育病中的难治之证，现代西医学认为是“不治之证”。古代文献中无“无精子病”的病名。《黄帝内经》中记载“天癸尽矣，而无子耳”，认为人体肾精衰竭，故无子嗣。无精子病即禁欲5 ~7天，经连续3次实验室精液常规检查未找到精子，经睾丸活体检查病理报告精子生长停滞者，笔者经多年临床观察认为导致无精子病证的病因概括为：①精气不足、精室湿热致小睾丸无精子病；②阴虚内热、阴损及阳；③棉（棉籽油）毒扰室、精气受损；④痨热扰精室、阴精竭绝；⑤精气不足、阴竭精亡；⑥湿郁精室、阴竭精亡；⑦精室湿热、气血瘀阻而致无精子病；⑧先天不足，后天失调。在治疗上，根据临床辨证分别以清热利湿，养阴清热，增精填髓，活血通瘀之法。经临床病历总结有效率达50%以上。从而发表了“无精子不是绝病之说”的文章，打破了无精子病为“不治之症”的说法。为患无精子病的患者带来了希望。笔者认为当前治疗无精子病尚不尽人意，尤其是空气、水源、食品等各种污染所造成的生精系统的危害，至今医学界对此尚无良策，再者通过近5年治疗无精子病证的病人进行B超检查，与20世纪80年代初的病人睾丸体积相比，绝大部分都是小睾丸无精子病证。为开展这项工作带来了巨大的困难。为此提出“上工治未病”的思路，将8 ~16岁的男孩进行筛查，一旦发现小睾丸病证，应该提前进行治疗以免贻误战机。

医案1 精气衰微，精绝不育

高某，男31岁，初诊：1985年9月12日。

【病史】婚后3年同居，未采取避孕措施，其妻有生育能力而未身孕，经医院检查为无精子病，又经3次离心沉淀检查仍找不到精子。1985年6月28日经北京某医院检查，病理报告提示：双侧睾丸组织曲细精管内未见成熟精子，偶见精细胞。求余诊治。

【证候】腰酸疼痛，神疲乏力，阴囊潮湿，尿频尿痛，口干舌燥。舌红稍暗，苔淡黄，脉沉细尺弱。精液检查：精子0，白细胞3～5/HP，红细胞0～1/HP。

【辨证】精气不足，精室湿热。

【立法】益肾生精，清利湿热。

【方药】鹿茸粉3g，仙灵脾60g，肉苁蓉30g，山药30g，熟地黄30g，制首乌30g，枸杞30g，野菊花30g，黄柏30g，知母30g。

上方3剂，共研成细末，合蜜为丸，每丸重9g，每次服2丸，日服3次，白开水送服。

嘱忌烟酒及辛辣食品，远房帏，做到起居有常，不妄作劳。

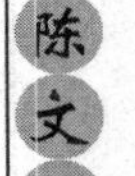

二诊：1985年10月20日。

服上方蜜丸月余，诸症悉减。舌红，苔淡黄，脉沉细尺弱。继守前方再进6剂。

三诊：1985年12月26日。

服上方蜜丸2月余，自觉精神振作，睾丸稍胀，阳事易举，已无腰酸乏力诸症。精液检查：无精子，白细胞0～3/HP。舌红苔白，脉沉细尺仍弱。守前方减野菊花苦寒清热之品，加女贞子30g，增育阴生精，以观后效。仍服上方蜜丸3个月。

四诊：1986年2月26日。

服上方诸药，睾丸有明显胀感，双侧睾丸约12ml左右，未见明显不适，舌红苔白，脉沉细尺略有起色，守前方加丹参、红花各30g，继服蜜丸2个月。

五诊：1986年4月28日。

服上方诸药，精液检查已见精子0～2/HP，活率50%，白细胞0～2/HP。正气得复，气充精长，守前方再进2月蜜丸。

六诊：1986年6月26日。

服上方诸药，精神振奋，饮食、睡眠均佳，尿如常，大便日行1次。舌红苔白，脉细尺已有力。精液检查精子2～5/HP，活率40%，活力Ⅰ级。守前方击鼓再进。

鹿茸粉3g，仙灵脾100g，肉苁蓉30g，巴戟天30g，熟地黄30g，枸杞30g，山萸肉30g，制首乌30g，丹参30g，红花30g，黄柏30g，知母30g。

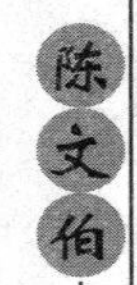

上方6剂，药研细末，合蜜为丸，每丸重9g，每次服2丸，日服3次，白开水送服。

七诊：1986年8月26日。

服上方蜜丸2月，经查精子已上升到650万/ml，活率50%，活力Ⅰ～Ⅱ级，白细胞0～2/HP。舌红，苔黄白相兼，脉弦细有力，继以前法治之。守方再进6剂。

八诊：1986年10月28日。

服上方诸药，检查精子已达1600万/ml，活率50%，活力Ⅱ～Ⅲ级。守上方再进6剂。

九诊：1986年12月28日。

前药服尽，精子已上升到3600万/ml，活率60%，活力Ⅱ～Ⅲ级，白细胞2～5/HP。继宗上方，再进6剂。

十诊：1987年2月26日。

服上方自觉一切如常，精力充沛，下班后从不感觉疲劳，舌红苔白，脉弦细有力，精液检查精子已达6500万/ml，活率70%，活力Ⅱ～Ⅲ级，白细胞上升3～6/HP，红细胞1～2/HP。继以前法加减治之。

鹿茸粉3g，仙灵脾60g，肉苁蓉30g，女贞子30g，熟地黄30g，枸杞30g，制首乌30g，菟丝子30g，丹参30g，黄柏30g，知母30g，蒲公英30g，生甘草12g。

上方6剂，研细末，合蜜为丸，每丸重9g，每次服2丸，日服3次，白开水送服。

嘱忌烟酒及辛辣食品，进清淡饮食，多散步。

十一诊：1987年4月26日。

来访告之：其妻在3月中旬已身孕，建议每日食鲜山药50～100g养胎壮子。

十二诊：1987年4月26日。

来诊告谢，其妻已生下1男孩，母子健康，求服下奶药，以生麦芽30g，五不留行10g，通草6g服之。

水煎服3剂。

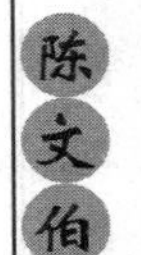

【按语】本案系精子不足、精室湿热所致小睾丸无精子病。方中以鹿茸粉有情之品温肾增精，益髓生精助育，为君药；仙灵脾、肉苁蓉、山药、熟地、制首乌、枸杞子六药温肾补元，滋肾增精，为臣药；野菊花、黄柏、知母清热解毒，清肾养阴，生精助育为辅佐之药，全方合用，可温肾补元，益肾增精，清热解毒，生精助育。二、三诊共服中药3月有余，诸症悉减，精神转佳，继服中药以观后效。四诊服上方2个月中药，睾丸已增至12ml，基本正常，他证如前，守方加丹参、红花活血化瘀，疏通精道。五诊服上方2个月中药，精子已出现0～2/HP，守方再进。六、

七诊服上方诸药，精子上升到650万/ml，活率、活力均有上升，继服前方。八诊、九诊服上方中药又近4个月，精子密度、活率、活力均已达正常值，前方再进。十诊服上方中药，其妻已身孕，十一诊来电告之已生1男孩。前后服中药19个月，治疗成功。

医案2　精室湿热，精绝不育

马某，男，31岁。初诊：1984年2月11日。

【病史】婚后3年，同居未育，其妻经当地妇科检查有生育能力，在当地医院及北京某医院检查精液未找到精子，故来京求余诊治。

【证候】腰酸膝软，头晕耳鸣，夜梦盗汗，睾丸潮湿，瘙痒胀痛，时有阳事不举，舌红苔白，脉弦细数，尺按之不足。精液检查：精子未找到，白细胞10～15/HP，红细胞3～4/HP。双睾丸12ml大小。

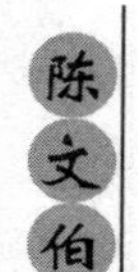

【辨证】阴虚内热，阴损及阳。

【立法】养阴清热，益肾生精。

【方药】生地黄100g，女贞子100g，黄柏50g，知母50g，紫花地丁100g，蒲公英100g，野菊花100g，枸杞100g，制首乌100g，仙灵脾50g，仙茅30g，生甘草30g。

上方3剂，共研细末，合蜜为丸，每丸重9g，每次服2丸，每日3次，白开水送服。

嘱忌烟酒及辛辣食品，远房帏，多散步，清心少欲。

二诊：1984年5月26日。

服上方中药3月余，诸症悉减，阳事仍不举，精液检查：精子0～1/HP，白细胞1～3/HP。阴虚内热已除，精气仍未得复。舌红苔白，脉沉弦细稍数尺弱。继以益肾生精治之。

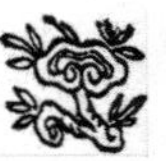

鹿茸粉1g，仙灵脾60g，肉苁蓉30g，枸杞30g，熟地黄30g，制首乌30g，女贞子30g，怀牛膝30g，黄柏30g，知母30g，丹参30g，生甘草12g。

上方9剂，研细末，合蜜为丸，每丸重9g，每次服2丸，日服3次，白开水送服。

三诊：1984年9月11日。

服上方3个多月蜜丸中药，精神振作。精液检查精子650万/ml，活率40%，活力Ⅰ～Ⅱ级，白细胞1～3/HP，舌红，苔白，脉弦细尺脉已有起色，继宗前法进退。鹿茸粉3g，仙灵脾60g，肉苁蓉30g，巴戟天30g，枸杞30g，熟地黄30g，山萸肉30g，制首乌30g，丹参30g，红花30g，桃仁30g，水蛭9g，黄柏30g，知母20g，车前子30g，生甘草12g。

上方6剂，仍制成蜜丸，服法同前。

四诊：1984年12月16日。

服上方3个月，精子已达3400万/ml，活率60%，活力Ⅱ～Ⅲ级，白细胞1～2/HP。舌红苔白，脉弦细，尺脉有力。正气得复，再进3剂，冀图精复得子。

五诊：1985年2月24日。

来诊告之，其妻已身孕，嘱暂分房，清淡饮食，少鱼肉。后电告生1女儿，母女均健康。

【按语】本案系阴虚内热、阴损及阳所致无精子。方中生地黄滋肾清热，生精助育，为君药；黄柏、知母、蒲公英、紫花地丁、野菊花五药合用滋阴，清热解毒；仙灵脾、仙茅、枸杞、制首乌四药合用，益肾生精助育，为臣药；一味甘草调和诸药使温者不燥，寒者不凝，滋阴不伤阳，解毒不伤正，为佐使药。全方合用，可奏养阴清热、解毒

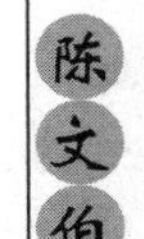

祛邪、益肾增精助育之功。二诊服上方中药3个月而精复子生。三诊服上方诸药，精子已上升到600万/ml以上，效不更方，前方再进。四诊，前后已服9个月中药，精子达正常值，击鼓再进，冀图身孕而达成功，再进前方。五诊前后服药1年而身孕，后生1女儿，已收全功。

医案3　棉毒扰室，精绝不育

屈某，男，26岁。初诊：1989年7月22日。

【病史】婚后5年，同居未育，其妻经妇科检查大致正常。经多次到医院检查精液均未找到精子，当地医院治疗未效。1989年7月7日经北京某医院睾丸合体组织病理检查，报告提示：曲细精管内可见少量生精细胞，未见精子，符合生精停滞性无精子病。故来京求余诊治。病人在家乡长期食用棉籽油。曾患有血小板减少出血症。嗜酒，吸烟。

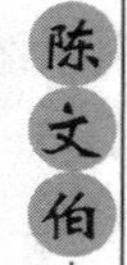

【证候】头晕目眩，遗精盗汗，腰膝酸软，时有阳痿或举而不坚，性欲减退。舌尖红，苔白厚腻，脉弦细尺弱。双侧睾丸16ml，否认腮腺炎史。精液检查：精子0，未见精细胞，白细胞10～15/HP，精液量0.5ml。

【辨证】棉毒扰室，精气受损，阴竭阳衰。

【立法】清热解毒，益肾生精，滋阴启阳。

【方药】盐知柏各250g，紫花地丁500g，蒲公英500g，银花500g，野菊花500g，仙灵脾100g，柴狗肾100g，枸杞150g，熟地黄150g，制首乌150g，鹿茸粉50g，丹参100g，土鳖虫100g，草红花100g，生甘草30g。

上方诸药研细末，合蜜为丸，每丸重9g，每次服2丸，日服2次，白开水送服。

嘱忌烟酒、辛辣食品及棉籽油，远房帏、多散步。

二诊：1990年3月22日。

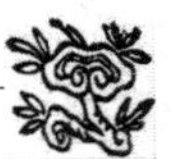

服上方蜜丸半年有余，诸症悉减，每月性生活可达12次，查精液量已达2ml，色灰白，仍无精子，舌尖红，苔薄黄，脉弦细尺弱。其精液已增至正常值，但精气未复故仍无精子。嘱节制性生活，每周最多1次性生活。继续以前方进退。

紫花地丁60g，蒲公英60g，野菊花60g，盐知柏各30g，银花60g，鹿茸粉3g，柴狗肾40g，仙灵脾40g，枸杞40g，丹参40g，土鳖虫40g，草红花40g。

上药共研细末，合蜜为丸，每丸重9g，每次2丸，日服2次，白开水送服。

三诊：1990年5月18日。

服上方诸药，精神转佳。舌红苔白，脉沉细尺弱。检查精液量2ml，色灰白，精子数量1～2/HP，活率50%，活力Ⅰ级，阴复液增，精子再现，继宗前方1料蜜丸，冀图精复子生。

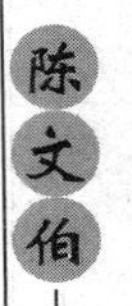

四诊：1990年8月24日。

服上方蜜丸2月有余，诸症好转。舌红苔白，脉弦细尺弱。复查精液：精子已达500万/ml，活率50%，药后精气已有明显转机，再进前药加减治之。

五诊：1990年12月24日。

服上方，精子密度560万/ml，活率50%，继宗前方加减治之。

鹿茸粉3g，仙灵脾60g，肉苁蓉30g，柴狗肾1具，枸杞30g，熟地黄30g，制首乌30g，山萸肉10g，丹参30g，红花30g，黄柏30g，知母20g。

上方3剂，仍制成蜜丸，服法同前。

嘱每周1次性生活，不可过多，忌烟酒、辛辣食品。

六诊：1991年1月26日。

服上方月余中药，精子上升到1200万/ml，活率达60%，活力Ⅰ～Ⅱ级。舌红苔白，脉弦细尺已有起色。继宗前方加味治之。上方增生甘草18g和胃解毒，三七粉3g活血化瘀，通精助育。嘱服药期间不可避孕。

七诊：1991年2月26日。

服上方诸症悉除，精子已上升到2600万/ml，活率60%，活力Ⅱ～Ⅲ级，正气得复，冀图精复子生，继以前方进退。

鹿茸粉3g，仙灵脾30g，肉苁蓉30g，柴狗肾1具，枸杞30g，巴戟天30g，菟丝子30g，熟地黄30g，制首乌30g，红花30g，丹参30g，黄柏30g，知母30g，怀牛膝30g，三七粉3g，生甘草12g。

上方3剂，仍制成蜜丸，服法同前。

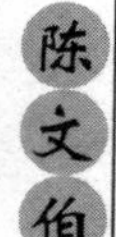

八诊：1991年3月28日。

来诊告之：其妻已身孕。

【按语】本案系棉毒扰室、精气受损、阴损及阳所致无精子病。方中盐知柏二药合用滋阴清热，为君药；紫花地丁、蒲公英、银花、野菊花四药合用，清内热，解棉毒，为臣药；熟地黄、制首乌、枸杞、仙灵脾、柴狗肾、鹿茸粉六药合用，滋肾阴温肾阳，为辅助之药；丹参、土鳖虫、红花、生甘草活血化瘀，通精和胃解毒，为佐使之药。全方合用，可奏清肾热、解棉毒、滋肾阴、温肾阳、生精助育之功。二诊服上方半年有余，诸症悉减，精液量增加，继宗前方进退。三、四诊服药数月，精子上升到500万/ml，精复子生，再进前方。五、六诊精子已上升到1200万/ml，上方加生甘草，三七粉二药和胃解毒，活血化瘀，使其精道更加通畅，有利于正气得复。七诊服上方诸药，精子密度，活率，活力均已达正常值，前方再进，冀图其妻身孕以收全功。八诊服上方诸药，来诊告之其妻已身孕，前后共服中药20个月，已收全功。

医案4　痨热扰室，精绝不育

田某，男，30岁。初诊：1984年11月24日。

【病史】婚后2年，同居未育，其妻有生育能力，10岁时曾患腮腺炎，上方3剂，仍制成蜜丸，服法同前。查无精子，附睾部有一结节肿痛，OT试验1∶2000（+），确诊为附睾结核，使用抗结核药半年余，未见明显效果，睾丸活体检查病理报告提示：未见精母细胞、精子细胞和成熟精子，可见支持细胞，故求余中药治疗。

【证候】腰膝酸痛，胡须、阴毛稀少，神疲嗜卧，夜梦盗汗时有遗精，睾丸胀痛，时有低热。舌红，苔淡黄，脉弦细尺脉弱。精液常规检查：精液量0.2ml，乳白色，未找到精子，白细胞15～25/HP，红细胞0～2/HP。

【辨证】子痨热扰精室，阴精竭绝。

【立法】养阴清热抗痨，育阴增精助育。

【方药】盐知柏各30g，夏枯草30g，银柴胡12g，黄芩30g，玄参30g，生牡蛎30g，蒲公英30g，紫花地丁30g，生地黄30g，女贞子30g，薏苡仁30g，生甘草9g。

上方6剂，诸药研成细末，合蜜为丸，每丸重9g，每次服2丸，日服3次，白开水送服。

嘱忌烟酒及辛辣食品，远房帏，少欲念，清淡饮食，多散步。

二诊：1985年1月21日。

服上方诸药，睾丸疼痛悉减，遗精盗汗已除。经查：

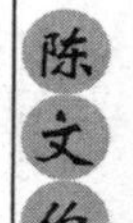

精液量增至0.5ml，白细胞10～15/HP，未找到精子。舌红，苔淡黄，脉细数。邪气渐退，继宗前方，冀图邪去正复，仍以前方3剂蜜丸，服法同前，以观后效。

三诊：1985年3月26日。

服上方月余，诸症悉减，唯精子尚未找到。自认为中药效果太慢，自动停服中药，改用抗生素治疗月余以求速效，但用药后睾丸疼痛加重，午后身热如前。舌红，苔薄黄，脉弦细数。检查精液常规：颜色灰白，红细胞3～5/HP，白细胞增至30～50/HP，未找到精子。患者应用西药诸症未减，反增他症，故求余继用中药治疗。症见：面色两颧粉红，午后低热、盗汗、遗精诸症如前，腰酸乏力，舌红苔少，脉弦细数尺弱。继以养阴清热解毒消肿，活血止痛，滋肾生精助育治之。

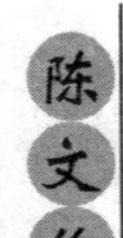

生地黄30g，地骨皮30g，玄参30g，夏枯草30g，黄芩30g，盐知柏各20g，野菊花30g，蒲公英30g，丹参30g，桃仁30g，女贞子30g，枸杞30g，生甘草12g。

上方6剂。仍制成蜜丸，服法同前。

四诊：1985年6月24日。

服上方3月中药精神大振，附睾疼痛已止。精液常规检查：精液量1.5ml，精子密度3～5/HP，活率40%，活力Ⅰ级，白细胞10～15/HP。舌红苔淡黄，脉弦细稍数，尺脉已有起色。邪气之势大减，正气得复，冀图精复子生。仍服3剂蜜丸，服法同上。

五诊：1985年7月26日。

服上方药尽诸症悉退，精液常规检查：精液增至2ml，白细胞降至0～3/HP，精子数量600万/ml，活率50%，活力Ⅰ级，舌红苔白，脉弦细，尺脉有力。正复邪去，击鼓

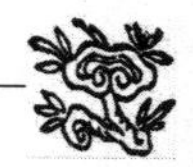

再进。

生熟地各20g，山萸肉30g，淮山药30g，女贞子30g，枸杞30g，怀牛膝30g，丹参30g，赤芍30g，桃仁30g，红花30g，夏枯草30g，黄芩30g，盐知柏各30g，地骨皮30g，蒲公英30g，生甘草12g。

上方6剂，共研细末，合蜜为丸，每丸重9g，每次服2丸，日服3次，白开水送服。

六诊：1985年9月26日。

服上方2月余经查：精子密度已达7600万/ml，活率60%，活力Ⅱ～Ⅲ级，继宗前方，再进6剂，以观后效。

七诊：1985年12月6日。

来诊：其妻已身孕，嘱远房帏，不过劳。

【按语】本案系子痨热扰精室、阴精竭绝所致无精子病。西医诊为附睾结核所致无精子病。方中夏枯草清热解毒抗痨，为君药；银柴胡、黄芩、蒲公英、紫花地丁、盐知柏六药合用养阴清热抗痨，为臣药；玄参、生地黄、女贞子、生牡蛎、薏苡仁育阴增精，抗痨助育，为辅助药；一味生甘草清热和胃，生精助育为佐使之药。全方合用，可养阴清热抗痨，生精助育。二诊服上方药2月余，精液量增至0.5ml，白细胞亦有所下降，邪气渐退，继宗前法治之。三诊服上方中药病情消退。但患者急于求成，改用西药治疗，白细胞成倍增长，诸症死灰复燃，故求余继用中药治疗。方中以生地黄养阴清热、益肾增精为君药；地骨皮、玄参、夏枯草、黄芩、盐知柏、野菊花、蒲公英八药合用，清热解毒，散结抗痨，为臣药；女贞子、枸杞、桃仁、丹参、滋阴生精活血通精，为辅助药；一味甘草调和诸药，抗痨生精助育。全方合用，可养阴清热，解毒抗痨，

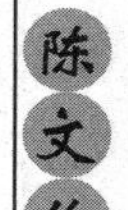

活血通精，生精助育。五诊服上方后精子得复已达600万/ml，再进前方治之。六诊服上方2月余，精子密度、活率、活力已达正常值，效不更方，以观后效。七诊来诊告之其妻已身孕。

医案5　精气不足，精绝不育

秦某，男，39岁。初诊：1988年6月11日。

【病史】婚后8年，同居未育，其妻经妇科检查有生育能力，经医院多次进行精液常规检查以及离心沉淀检查均未找到精子，白细胞1~2/HP，后在某医科大学进行睾丸活体检查，病理报告提示：曲细精管生精停滞，未发现成熟精子与精子细胞，只见精原细胞、精母细胞、支持细胞和间质细胞。双侧睾丸均为10ml左右，质稍软，小于正常成年男子睾丸。

【证候】腰酸疲乏，睾丸潮湿，眼睑青紫，精神不振，夜不得寐。舌暗红，苔薄白，脉沉细尺弱。

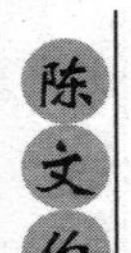

【辨证】精气不足，阴竭精亡。

【立法】益肾生精，育阴填精。

【方药】鹿茸粉3g，仙灵脾30g，巴戟天30g，菟丝子30g，枸杞子30g，熟地黄30g，制首乌30g，山萸肉30g，丹参30g，怀牛膝30g，红花30g，生甘草12g。

上方6剂，诸药研细末，合蜜为丸，每丸重9g，每次2丸，日服3次，白开水送服。

嘱忌烟酒及辛辣食品。远房帏，多散步，少欲念。

二诊：1988年8月12日。

服上方2月余蜜丸中药，精神转佳，腰酸痛已除，他症如前。精液检查：精子0~1/HP。舌暗红，苔白，脉沉细，尺弱已有起色，继服前方蜜丸2月。

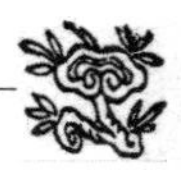

三诊：1988 年 10 月 16 日。

服上方诸药，精神倍增。精液检查：精子 8～10/ml，活率50%，活力Ⅱ级。舌暗红，苔白，脉弦细尺有力。继服前方蜜丸 2 月。

四诊：1988 年 12 月 18 日

服上方中药蜜丸，精子 1200 万/ml，活率 60%，活力Ⅱ～Ⅲ级。舌质暗，苔白，脉弦细，尺脉有力。继宗前法进退。

柴狗肾 1 具，鹿茸粉 3g，仙灵脾 60g，巴戟天 30g，枸杞 30g，熟地黄 30g，山萸肉 30g，女贞子 30g，淮山药 30g，丹参 30g，红花 30g，生甘草 12g。

上方 6 剂，仍服蜜丸，服法同前。

五诊：1989 年 2 月 28 日。

服上方中药未尽，其妻身孕。

【按语】本案系精气不足、阴竭精亡所致无精子病。方中鹿茸粉益肾增精填髓助育，为君药；仙灵脾、巴戟天、菟丝子三药合用益肾生精，为臣药；枸杞、熟地黄、制首乌、山萸肉、怀牛膝育阴填髓，生精助育，引药入肾，为辅助药；丹参、红花活血化瘀，助育通精，为辅佐药；一味生甘草调和诸药，为佐使之药。全方合用，可奏温肾益精填髓、滋肾养阴活血、通精助育之功。二诊、三诊服上方诸药，精复子生，从 0～1/HP，到 8～10/HP 精子，前方再进。四诊服上方精子已达 1200 万/ml，活率 60%，活力Ⅱ～Ⅲ级，精神振奋，再进前方诸药。五诊前后服中药 8 个月，其妻已身孕而收全功。

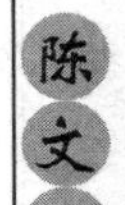

医案 6　湿郁精室，精绝不育

王某，男，35 岁。初诊：2005 年 1 月 27 日。

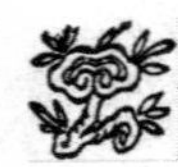

【病史】婚后3年，同居未育，其妻经妇科检查未发现异常，经过多家医院检查均未找到精子，北京某医学院病理报告提示：（右）睾丸曲细精管基底膜增厚，各级生精细胞均有减少，见少量精子形成，间质细胞小灶状增生，少数曲细精管内可见灶状干酪样物质沉积（符合生精停滞无精子症）。

【证候】腰酸膝软，神疲乏力，夜寐梦多，性欲减退，阴囊潮湿，会阴不适，双睾丸为12ml左右。精液检查：未见精子。舌淡红，苔白，脉弦细尺弱。

【辨证】精气不足，湿郁精室，阴竭精亡。

【立法】益肾生精，清利湿热，滋阴增精。

【方药】鹿茸粉3g，仙灵脾30g，枸杞30g，女贞子30g，熟地黄30g，制首乌30g，淮山药30g，盐黄柏30g，盐知母30g，蒲公英30g，车前子30g，生甘草12g。

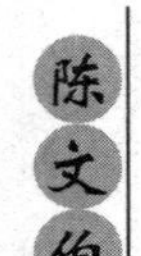

上方6剂，诸药研细末，合蜜为丸，每为重9g，每次服2丸，日服3次，白开水送服。

嘱忌烟酒及辛辣食品，远房帏，多散步。

二诊：2005年3月28日。

服上方2月余，腰膝酸软已除，阳事已举，阴囊湿热著减。舌淡红，苔白，脉弦细尺弱。精液检查：精子1～3/HP，活率30%，活力Ⅰ级，正气得复，继宗前方2月，以观后效。

三诊：2005年5月28日。

上方药尽，精神转佳。精液检查：精子密度2100万/ml，活率3.8%，活力：B级1.64%，C级1.64%，D级96.72%。舌淡红，苔白，脉弦细，尺脉有力。效不更方，击鼓再进。仍服上方2月蜜丸，冀图精复子生。

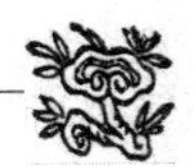

四诊：2005 年 7 月 28 日。

服上方 2 月中药，精子已上升至 3600 万/ml，活率 53%，活力：A 级 16%，B 级 17%，C 级 20%。守方再进 2 月中药。

五诊：2005 年 9 月 28 日。

服上方中药未尽，其妻已身孕。

【按语】本案系精气不足、湿郁精室、阴竭精亡所致无精子病。方中鹿茸粉为血肉有情之品，益肾填髓补肾生精，为君药；仙灵脾、枸杞、女贞子、熟地黄、制首乌、淮山药六药合用，益肾生精，共为臣药；盐知柏、蒲公英、车前子清利湿热，使邪去正复，精复子生，为辅助之品；一味生甘草调和诸药为佐使药。全方合用，可温肾填髓，滋肾生精，清利湿热，精复子生。二诊、三诊服上方 4 个月中药，精神转佳，诸症悉减，精子密度上升至 2100 万/ml，继服上药。四诊服上方 2 月中药，精子密度、活率、活力已达正常值，效不更方，守方再进，五诊前后服中药 8 个多月，其妻身孕。

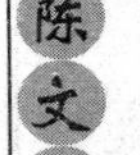

医案 7 热郁血瘀，精绝不育

赵某，男，29 岁。初诊：1987 年 3 月 8 日。

【病史】婚后 3 年，居未育，其妻在妇科检查未见异常，于天津多家医院检查均未见精子，故来京求余诊治。

【证候】腰酸乏力，阴囊潮湿，时有少腹胀痛、双睾丸触之即痛，性欲淡漠，双侧睾丸约 10ml。舌淡，苔白，脉沉弦细尺弱。精液常规检查：未找到精子，白细胞 3 ~ 6/HP，红细胞 0 ~ 1/HP。

【辨证】精气不足，精室郁热，气血瘀阻。

【立法】益肾生精，清利湿热，活血通脉。

【方药】鹿茸粉1g，仙灵脾30g，淮山药30g，熟地黄30g，枸杞子30g，制首乌30g，怀牛膝30g，盐黄柏30g，盐知母30g，丹参30g，红花30g，琥珀粉3g，三七粉3g。

上方6剂，共研细末，合蜜为丸，每丸重9g，每次服2丸，日服2次，白开水送服。

嘱忌烟酒及辛辣食品，远房帏，多散步，起居有常，不妄作劳。

二诊：1987年5月10日。

服上方诸药2月有余，腰酸囊湿均好转，双睾丸已不痛，阳事易举。舌淡苔白，脉弦细尺弱。精液检查：仍无精子，白细胞0～3/HP。继服前方蜜丸2月，服法同上。

三诊：1987年7月12日。

服上方蜜丸已2月有余，自觉精神转佳，诸症悉减。舌淡红，苔白，脉弦细，尺已有起色。精液检查：仍无精子，白细胞0～2/HP。脉症均有起色，元气得复，继守前方，再进6剂。蜜丸，服法同上。

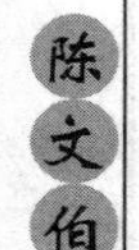

四诊：1987年9月15日。

服上方药腰酸乏力均无，精神振作，但仍未见精子，白细胞0～1/HP。效不更方，再进6剂中药蜜丸，服法同上。

五诊：1987年11月16日。

服上方药后一切均安，仍未见精子。

六诊：1988年1月18日。

上方加鹿茸粉每剂3g，增强温肾生精血肉有情之品，以观后效。

七诊：1988年3月20日。

服上方药，仍未见精子。当医者建议病人不必服药时，

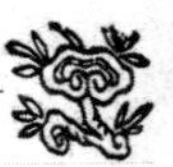

患者直言不讳："医生您只管给我开药，要不要继续吃药，我自己来定夺。"为此，继续上方药。

八诊：1988 年 5 月 20 日。

服上方药，精神振奋，终于查出精子 0 ~ 1/HP，白细胞 1 ~ 2/HP。舌淡红，苔白，脉弦细，尺脉有力。继宗前方加减治之。6 剂。服法同前。

九诊：1988 年 7 月 24 日。

经查精子上升到 1600 万/ml，活率 50%，活力Ⅰ ~ Ⅱ级，守上方，再进 7 剂。

十诊：1988 年 9 月 20 日。

经查精子 7200 万/ml，活率 70%，活力Ⅱ ~ Ⅲ级，并告知其妻经医院检查已身孕。

【按语】本案系精气不足、精室湿热、气血瘀阻所致无精子病。方中鹿茸粉、仙灵脾、山药、熟地黄、枸杞子、制首乌六药合用，温肾填精，滋肾生精，共为君药；盐知柏、丹参、红花、琥珀五药合用，清利湿热，活血化瘀，共为臣药；怀牛膝、三七粉二药合用，引药下行，行瘀通精，使精复子生，共为佐使药。全方合用可奏温肾补元、滋肾增精、清利湿热、活血通精助育之功。二、三、四诊精神振作，但精子未见，继服前方加鹿茸粉至 3g，增强温肾启阳生精血肉有情之品，以观后效。七诊、八诊只见 1 个精子，再以前方治之。九诊、十诊服上方诸药，精子已达 7200 万/ml，活率、活力均已达正常值。前药未尽，其妻已身孕，前后服药 18 个月已收全功。

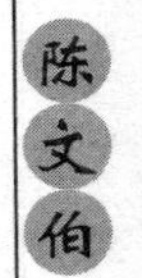

【按语】无精子病症是男性不育疑难病症中的"重中之重"，被现代西医学认为是"不治之症。"余在 1987 年、1988 年《中外妇女杂志》、《健康报》上曾发表"无精子症

不是绝症”的文章，正是余系统治疗66例无精子症的文章发表之后而提出的。自1981年至今25年之久无精子症的治疗仍在探索中，其中的问题是：一则在上个世纪80年代初，无精子症的病人睾丸体积正常者多，而今无精子症的病人睾丸体积缩小者多，为此，给治疗无精子病带来一定困难；二则当今医疗全面进入市场化，出于“利益驱动”，医疗广告铺天盖地，“名医”、“专家”从天而降，致使病人眼花缭乱，真假难辨，使病人难以择良医而进行系统的治疗。所谓良医者首先是不骗人、不蒙人、不坑人、不害人，其次确有真才实学的医生。三则医本仁术，前提是以社会效益为本，几千年的医学史都是如此，别说是国家办的医院，即使是私人医院也不应该把经济效益放在第一位，否则无精子症的研究与治疗有很大风险，可能需要1～3代人才有可能破解无精子症这一难题。四则空气、水源、食品三大污染以及当代高科技所带来的各种射线毒素，不仅影响和破坏男子的生殖系统，造成男子睾丸体积的缩小、造精结构损害，如曲细精管排列紊乱，基底膜增厚，曲细精管细胞层次减少等，以及附睾的病变、内分泌失调、脑垂体性腺轴等系统失调，从而严重的影响男子的生殖能力。五则无精子症的治疗是医生与病人的系统工程，绝非一朝一夕即可成功。如我们最近抽调鼓楼中医院1991年的无精子病历86例进行简单分析可以看出：86名病人中，服1个月中药的病人31例，无1例出现精子；服2个月中药的病人22例，有2例出现精子；服3个月中药的病人11例，有1例出现精子；服7个月中药的病人4例，有2例出现少量精子；服13个月中药的病人有3例病人，均出现少量精子。以上分析说明，无精子症服1个月中药没有1例出现精子，

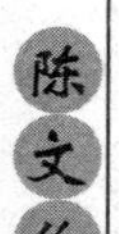

服2～3个月中药的病人有效率为10%；服用7个月中药的病人有效率为50%；服用13个月中药的病人3例，全部出现少量精子。为此，我们要求无精子症的病人必须不间断的服18个月中药。而在门诊治疗中的86例中，服用13个月以上的病人只占2.8%，即使这3个有效的病人也没有完全按时服药，往往中间断1～2个月再服药，结果影响了系统性的治疗。86例病人中97%以上的病人都不能做到系统治疗，其中原因一则是经济困难；二则另求“名医”高诊；三则放弃治疗，失去治病的信心。所举7例无精子病均是成功者。

（三）小睾丸病

古代文献中将睾丸称为肾子、卵子，古代医家所称的“天宦证”与小睾丸病相似。我提出了小睾丸病的中医病名“子小”。小睾丸病有先天与后天之分别，先天不足称为“天宦证”，后天则多为继发感染（腮腺炎合并睾丸炎者）、误服药物、长期误食棉籽油或外伤等引起。在多年临床实践中总结出应在10～14岁间采用中药运用温肾填精之法治疗，多数可取得满意的效果。

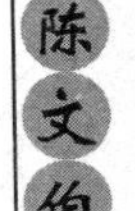

医案1　脾肾失调，小睾丸病

张某，男，14岁。初诊：2000年8月21日。

【病史】3岁时罹患腮腺炎合并睾丸炎（左侧）后发现睾丸发育不良，来京治疗。经人介绍求余诊治。

【证候】时有五心烦热，腰酸楚，食欲尚可，夜寐梦多，尿清长，大便日行1次。舌淡，苔白滑，舌体胖大，脉迟缓尺弱。检查双侧睾丸：左侧2ml，右侧约1ml，内分泌检查：FSH 8.7mIu/ml，LH 9.4mIu/ml，PRL 9.1cng/dl，T 43cng/dl，E_2 27pg/ml。

【辨证】精气不足，后天失调。

【立法】益肾增精，健脾养肾。

【方药】仙灵脾30g，菟丝子10g，白蒺藜20g，山萸肉10g，熟地黄20g，枸杞子20g，炒白术10g，茯苓10g，焦三仙30g，生甘草10g。

上方3剂，共研细末，水泛为丸，每次5g，每日3次，白开水送服。

二诊：2000年9月24日。

服上方，自觉睾丸胀感，他症如前，舌苔白滑，舌体胖大，脉迟缓尺弱。继以补肝肾，益精填髓治之。

鹿茸粉2g，仙灵脾30g，肉苁蓉30g，菟丝子20g，巴戟天20g，熟地黄20g，枸杞20g，制首乌20g，女贞子10g，淮山药30g，焦三仙30g，生甘草9g。

上方15剂，共研细末，合蜜为丸9g重，每次服1丸，日服3次，白开水送服。

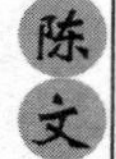

三诊：2001年8月20日。

服上方中药丸剂，共服年余，睾丸增大，右侧睾丸12ml，左侧睾丸9ml，继服上方中药。

四诊：2002年7月29日。

服上方丸药近1年。经查：睾丸左侧12ml，右侧9ml。嘱：暂停服中药。

【按语】小睾丸病有先天不足与后天失调之区别。先天不足小睾丸多为天宦症。此病至今尚无良策，后天多为继发感染如腮腺炎合并睾丸炎者、或药物、或长期误食棉籽油、或外伤者等，可在10～14岁服中药进行治疗，多数可取得满意的效果。否则年龄愈大，治疗效果愈差。早在《内经·上古天真论》中就指出，男子到16岁（虚岁）肾

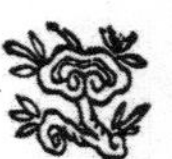

精充足，阴阳气血调和，如果是已婚男子即可生男育女。说明男孩子到14周岁，其精已形成，胡须阴毛等第二男性特征发育明显，其睾丸的增长应与成年男子相差无几。多在12ml以上。而此例患者其睾丸只有1~2ml大小，显然是睾丸已形成病变而萎缩，如不及时治疗，待成人婚后再治疗就难以有回天之力。

此案例从病史分析，其小睾丸病与3岁时罹患腮腺炎合并睾丸炎有直接关系。依据其主症，系精气受损，脾肾虚弱所致小睾丸病。方中仙灵脾温肾增精以助子睾增大，为君药；菟丝子、白蒺藜、山萸肉、熟地黄、枸杞益肾增精，为臣药；白术、茯苓、焦三仙健脾养胃，消导增食以化生精源，为佐使药。全方合用，可奏温补肝肾、滋肾增精、健脾养胃、化生精气、助子睾增大之功。二诊服上方诸药，睾丸有胀感，说明药到病所，继宗前方加减治之。上方增鹿茸粉2g，以血肉有情之品，增强温肾增精益髓，肉苁蓉、巴戟天、制首乌、山药、女贞子、补肾益气，滋肾增精之力，减去白蒺藜、白术、茯苓三药，以此增强益肾生精之功。三诊精神转佳，食欲睡眠均安，二便调和。经查：睾丸右侧12ml，左侧9ml。守前方再进上药。四诊服上方药，睾丸大小已经基本在正常值范围。暂停中药，达临床治愈之效。

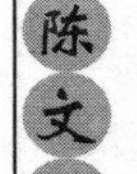

（四）死精不育病

古代文献中没有“死精不育”的病名记载，中医所论的“精寒艰嗣”、“肾虚”均与本病有关。治疗上都以补益肾虚为主。死精不育病即婚后同居1年以上，禁欲5~7天实验室连续精液常规检查3次精子成活率均在50%以下

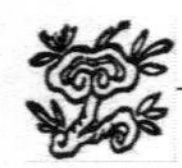

者。我在临床诊治过程中，将死精不育病的病因归为精气不足、肾阳不足、精室湿热、精脉瘀阻、精凝精滞、瘀湿郁阻、肝气郁结、脾肾不足、肝肾不足、金水不足、水火不足等因素所致。因此在治疗上采用益气养阴、补肾壮阳、清热祛瘀、补益肝肾等法治疗，疗效显著。补阳中不忘调阴，使阴阳互生，阴平阳秘，肾充精长，以达益肾强精之功。

医案1 精虚热郁，死精不育

张某，男，30岁。初诊：2005年6月30日。

【病史】婚后2年，1年前其妻身孕3个月因胎停育流产，经当地治疗数月未见好转，来京求余诊治。

【证候】腰酸乏力，头晕目眩，阴囊潮湿，会阴不适，时有尿频，性生活如常。舌淡，苔薄白，脉沉细尺弱。经查双侧睾丸8ml，精子密度2600万/ml，死亡率80%，活力Ⅱ级，白细胞1~3/HP。

【辨证】精室湿热，精气不足。

【立法】清利湿热，益肾活精。

【方药】鹿茸粉3g，仙灵脾30g，枸杞子30g，制首乌30g，丹参30g，红花20g，川芎20g，赤芍20g，黄柏30g，知母30g，蒲公英20g，生甘草9g。

上方3剂，共研细末，合蜜为丸，每丸重9g，每次服2丸，日服3次，白开水送服。

嘱忌烟酒及辛辣食品，远房帏，多散步。

二诊：2005年8月1日。

服上方诸药，精神转佳，诸证悉减。精液检查：精子死亡率55%，密度8200万/ml，A级2.92%，B级9.94%，C级32.75%，D级54.39%，白细胞0~1/HP。

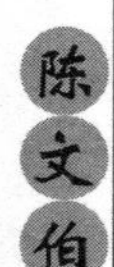

三诊：2005 年 8 月 29 日。

服上方诸症悉减，近因工作较忙，每日凌晨 1 ~ 2 点始眠。精液检查：60 分钟不液化。证属精滞不育，继以滋肾增液化滞治之。

黄柏 30g，知母 30g，玄参 30g，生地黄 30g，生牡蛎 30g，泽泻 30g，山萸肉 30g，天花粉 30g，麦冬 30g，女贞子 30g，丹皮 10g，生甘草 9g。

上方 3 剂，共研细末，合蜜为丸，每丸重 9g，每次服 2 丸，日服 3 次，白开水送服。

嘱每日晚 10 点半以前必须睡觉，切不可食辛辣食品及酒类。

四诊：2005 年 9 月 29 日。

因来诊时间过晚，不能化验精液。继服上方 1 个月以观后效。

五诊：2005 年 10 月 21 日

来诊他医更换二妙丸服用 1 个月。

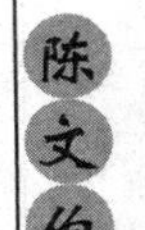

六诊：2005 年 11 月 21 日。

主诉：服二妙丸，复查精液量 0.5ml，精液 60 分钟仍不液化，求余再诊。舌红，苔淡黄，脉细尺弱。仍属阴虚液少不液化，拟以前方。

生地黄 30g，玄参 30g，山萸肉 30g，女贞子 30g，天花粉 30g，麦冬 30g，黄柏 30g，知母 30g，丹皮 10g，生牡蛎 30g，泽泻 30g，生甘草 9g。

上方 3 剂，共研细末，合蜜为丸，每丸重 9g，每次服 2 丸，日服 3 次。白开水送服。

嘱：早睡觉，忌烟酒及辛辣食品。

七诊：2005 年 12 月 24 日。

服上方，诸症悉减舌红苔白，脉弦细。精液检查：30分钟已液化，精子死亡率50%，精子密度2700万/ml，白细胞1～2/HP，继以益肾活精，养阴清热之品。

鹿茸粉1g，仙灵脾30g，枸杞30g，制首乌30g，玄参30g，生熟地各20g，山萸肉30g，丹皮30g，生牡蛎30g，黄柏30g，知母30g，生甘草9g。

上方3剂，共研细末，合蜜为丸，每丸重9g，每次2丸，日服3次，白开水送服。

八诊：2006年1月26日。

服上方来诊告之：其妻已身孕。停服中药，忌房事3个月，其妻可每日服鲜山药50～100g，以此壮母安胎。

【按语】本案系精室湿热、精气不足所致死精不育。方中黄柏、知母、蒲公英、甘草清利湿热，益肾养阴，使精清子活，为君药；鹿茸、仙灵脾、枸杞、首乌益肾活精，为臣药；丹参、红花、川芎、赤芍活血通精，为佐使药。全方合用，可达精清子活，肾充助育之效。二诊服上方后因夜不寐，精滞不育，继续以育肾阴，增肾液，化肾精之品治之。四诊因不能取精而未化验，继服上方1个月以观后效。五诊更医易之以二妙丸，服用1个月，六诊复查精液量0.5ml，精液60分钟不液化，形成精滞不育，继服育肾阴、滋肾液、化肾精之品；七诊服上方，精液在30分钟液化，死亡率50%；继服养阴清热，益肾活精之品。八诊其妻已身孕。

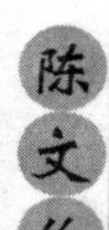

医案2　精虚血瘀，死精不育

田某，男，28岁。初诊：1986年3月11日。

【病史】婚后3年，同居未育，后到医院检查精液为全部死精，经多家医院治疗，未见好转，仍为100%死精，经

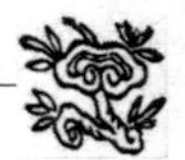

人介绍，求余诊治。

【证候】腰膝酸痛，面色晦暗，阴囊潮湿，时时坠痛，性欲淡漠。舌红苔白，脉沉细尺弱。精液检查：精子密度2100万/ml，死亡率100%，活力0级，白细胞0~3/HP。

【辨证】精虚气弱，正虚血瘀。

【立法】益肾增精，益气化瘀。

【方药】仙灵脾60g，巴戟天30g，菟丝子30g，肉苁蓉30g，生黄芪30g，淮山药30g，红花20g，黄柏20g，丹参20g，车前子30g，枸杞30g，知母20g，熟地黄30g，制首乌30g，鹿茸粉1g，生甘草9g。

上方3剂，共研细末，合蜜为丸，每丸重9g，每次服2丸，日服3次，白开水送服。

嘱忌烟酒及辛辣食品，远房帏，多散步。

二诊：1986年4月14日

服上方诸药，精神振奋，性欲增强，腰酸疼痛已除，囊湿好转。舌红苔白，脉弦细，尺脉已有起色。精液检查：液化时间30分钟，精子密度6400万/ml，活率60%，活力Ⅱ~Ⅲ级，白细胞0~2/HP，继以前方再进。

三诊：1986年5月16日

服上方药未尽，来诊告之：其妻已身孕。

【按语】本案系精虚气弱、正虚瘀阻所致死精不育病。方中鹿茸粉、仙灵脾二药温肾活精助育，为君药；巴戟天、菟丝子、肉苁蓉益肾活精助育，为臣药；生黄芪、山药、红花、丹参益肾气，化肾瘀，活精助育，为辅助药；黄柏、知母、枸杞、熟地四味合用，益肾精，清肾热，为辅佐药物，以防温燥热药伤阴损精之虑；车前子益肾通利以防温补滋肾之品郁阻肾脉；一味生甘草调和诸药，使上药温而

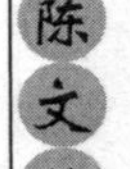

不燥，滋而不腻，清而不凉，活血不伤正。全方合用，可奏温肾阳、益肾气、化肾瘀、清肾热、利肾水活精助育之功。二诊服上方诸药，精神转佳，活率已达60%；三诊服上方月余，其妻身孕而收全功。

医案3 命门火衰，死精不育

李某，男，31岁。初诊：2004年2月26日。

【病史】婚后3年，同居未育，其妻经妇科检查有生育能力。经当地多家医院检查均为死精子，通过多方治疗未见效果，来京求医诊治。

【证候】神疲嗜卧，腰酸乏力，精神萎靡，胸胁胀痛，睾丸胀痛下坠，触之痛甚。精液检查：精子密度4000万/ml，死亡率100%，活力0级，白细胞1～2/HP。舌质暗，苔淡黄，脉沉弦尺弱。精索静脉曲张Ⅱ度。

【辨证】精气不足，精脉瘀阻。

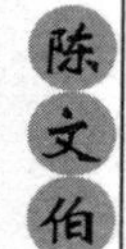

【立法】益肾活精，活血通脉。

【方药】鹿茸粉1g，仙灵脾30g，巴戟天30g，菟丝子30g，枸杞30g，熟地黄30g，丹参30g，川芎12g，土鳖虫30g，红花30g，当归10g，水蛭9g，黄柏10g，知母10g，生甘草9g。

上方3剂，共研细末，合蜜为丸，每丸重9g，每次服2丸，日服3次，白开水送服。

嘱远房帏，多散步。心宜静，要制怒，忌烟酒及辛辣食品。

二诊：2004年3月30日。

服上方诸药月余，精神振作，诸症悉减。舌红苔白，脉弦细，尺脉有力。精液检查：精子密度6000万/ml，活率50%，活力Ⅰ～Ⅱ级。继以前方再进。

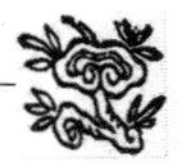

三诊：2004年4月29日。

服上方诸药，精子密度上升至7200万/ml，活率70%，活力Ⅱ～Ⅲ级，效不更方，守方再进。

四诊：2004年6月10日。

来诊告之：其妻已身孕。停服中药，其妻每日可服山药粥益气安胎壮子。

【按语】本案系精脉瘀阻、精气不足所致死精不育病。方中丹参行血化瘀，活精助育，为君药；水蛭、川芎、土鳖虫、红花活血清精助育，为臣药；鹿茸粉、仙灵脾、巴戟天、菟丝子、熟地滋补肾气肾精，活精助育；黄柏、知母滋阴清热，为辅佐之药；一味甘草调和诸药，使温而不燥，滋而不腻，清而不寒，祛瘀不伤正。全方合用，可奏活血化瘀、温肾增精、益肾活精、滋阴清热助育之功。二诊服上方月余，诸症悉减，脉象尺脉有力，精子死亡率降至50%；三诊服上方，精子死亡率降至30%；四诊其妻身孕。

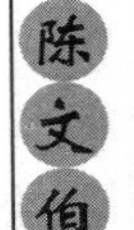

医案4 精气不足，死精不育

陈某，男，30岁。初诊：1998年4月27日。

【病史】婚后5年，同居未育，其妻经医院检查有生育能力。在当地医院治疗多年未愈，故来京求余诊治。

【证候】腰酸疼痛，面色苍白，阳事时有不举，触之1～2分钟则泄精，神疲嗜卧，四肢逆冷，睾丸冷痛，后背发凉。舌淡苔白，脉沉迟尺弱。精液检查：血T 167ng/dl，E_2 27.7 pg/ml，FSH 16.4 mIu/ml，LH 13.2 mIu/ml，PRL 9.5ng/dl；精子死亡率98%，精子密度6400万/ml，精子活力0级。

【辨证】命门火衰，精寒气弱。

【立法】补火助阳，散寒益肾。

【方药】鹿茸粉3g，附子30g，肉桂10g，细辛9g，炮姜9g，炒白术30g，巴戟天30g，菟丝子30g，仙灵脾60g，红参10g，补骨脂10g，炙甘草9g。

上方3剂，共研细末，合蜜为丸，每丸重9g，每次服2丸，日服3次，白开水送服。

嘱忌烟酒及冷饮，远房帏，多散步，避风寒。

二诊：1998年5月28日。

服上方诸药，腰痛已止，面色稍润，阳事易举，四肢始暖。舌淡稍红，苔白，脉沉迟缓，尺脉已有起色。精液检查：精子死亡率下降到50%，精子活力Ⅱ～Ⅲ级，精子密度7800万/ml，元阳气已复，活率上升，继以前方再进。

三诊：1998年6月30日。

服上方诸药，精神振作，面色红润。舌红苔白，脉沉弦细，尺脉有力。精液检查：精子活率上升到70%，活力Ⅱ～Ⅲ级，精子密度7400万/ml，继以前方再进。

四诊：1998年8月6日。

服上方中药未尽，其妻已身孕。停服中药，禁房事3个月。

【按语】本案系命门火衰、精寒气弱所致死精不育病。方中鹿茸粉、仙灵脾二药合用，可达补火助阳、生精益髓、活精助育之功，为方中之君药；附子、肉桂温肾壮阳活精助育，为臣药；细辛、干姜、巴戟天、菟丝子、人参、补骨脂散寒益肾，补肾元，活精助育，为辅助药；一味甘草调和诸药，以防温热药过燥伤阴。全方合用，可奏补火助阳、生精益髓、散寒益肾、补元活精助育之功。二诊服上方诸药，脉症均有起色，精子死亡率自98%降到50%，元

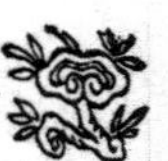

气已复，活率上升，继守前方再进。三诊服上方诸药，精神振作，尺脉有力，精子死亡率已下降到30%，活力、精子密度均已达正常值，守前再进。四诊服上方未尽，其妻已身孕，已收全功。

医案5 肾气不足，死精不育

王某，男，29岁。初诊：1994年11月11日。

【病史】婚后2年，同居未育，其妻妇科检查大致正常。精液检查精子活率不足10%，在当地医院治疗未效，来京求余诊治。

【证候】腰膝酸痛，神疲乏力，梦遗滑精，头晕耳鸣。舌淡苔白，脉细尺弱。精液检查：精子活率12%，活力Ⅰ级，密度2200万/ml。

【辨证】肾气不足，精关不固。

【立法】益肾活精，固肾锁精。

【方药】淮山药30g，巴戟天30g，菟丝子30g，金樱子30g，沙苑子30g，覆盆子30g，分心木10g，红花10g，川芎12g，生黄芪30g，五味子30g，炙甘草9g。

上方3剂，共研细末，合蜜为丸，每丸重9g，每次服2丸，日服3次，白开水送服。

嘱远房帏，多散步，忌酒及辛辣食品。

二诊：1994年12月12日。

服上方诸药，精神振作，腰酸耳鸣好转，梦遗、滑精基本控制，精子活率41%，活力Ⅰ～Ⅱ级，密度4000万/ml。肾气已充，精关已固，继以前方加减治之。

淮山药30g，巴戟天30g，菟丝子30g，沙苑子30g，覆盆子30g，分心木10g，红花10g，补骨脂20g，仙灵脾30g，川芎12g，五味子30g，枸杞10g，熟地黄10g，山萸肉10g，

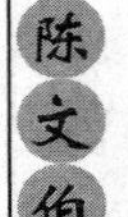

炒白术10g，鹿茸粉1g。

上方3剂，共研细末，合蜜为丸，服法同上。

三诊：1995年1月16日。

服上方月余，检查精子活率上升到60%，活力Ⅱ～Ⅲ级，精子密度6000万/ml，效不更方，继服前方6剂。

四诊：1995年3月18日。

服上方诸药未尽，其妻于2月底已身孕。嘱戒房事3个月。

【按语】本案系肾气不足、精关不固所致死精不育病。方中淮山药、巴戟天、菟丝子益肾气，活肾精，生精助育，为君药；金樱子、沙苑子、覆盆子、分心木固肾锁精助育，为臣药；红花、川芎活血通络助育，为辅助药；生黄芪、五味子、甘草益气补五脏助育，为佐使药；全方合用，可益肾气，活肾精，固肾锁精，活血通脉助育。二诊服上方药诸症好转，梦遗、滑精已控制，精子活力已上升至41%，守前方再进。三诊服上方诸药，精子活率已达60%，精子密度已上升到6000万/ml，活力Ⅱ～Ⅲ级。守上方击鼓再进。四诊服上方，其妻已身孕。

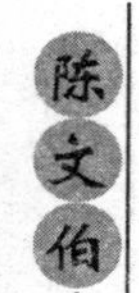

医案6　精虚湿热，死精不育

姜某，男，29岁。初诊：1998年6月14日。

【病史】婚后3年未育，其妻经查未见异常。在当地进行治疗年余，病情未见好转，故来京求余诊治。

【证候】腰酸乏力，头晕耳鸣，阴囊潮湿，尿黄短赤，大便秘结。舌红，苔淡黄，脉弦滑稍数尺弱。精液检查：精子死亡率80%，活力Ⅰ级，精子密度1600万/mL，白细胞6～8/HP，红细胞0～1/HP。

【辨证】精虚湿热，热郁精室。

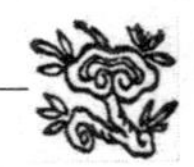

【立法】滋肾清利湿热。

【方药】生地黄 30g，女贞子 30g，玄参 30g，枸杞 10g，熟地 10g，黄柏 30g，知母 30g，蒲公英 30g，紫花地丁 30g，车前草 10g，滑石 10g，琥珀粉 3g，三七粉 3g。

上方 5 剂，共研细末，合蜜为丸，每丸重 9g，每次服 2 丸，日服 3 次，白开水送服。

嘱忌烟酒及辛辣食品，远房帏，早睡早起。

二诊：1998 年 7 月 16 日。

服上方月余，诸症悉减。精液检查：精子活率 50%，活力Ⅰ～Ⅱ级，精子密度 2600 万/ml，白细胞 1～3/HP，此乃正气得复，邪热得除。舌红，苔淡黄，脉弦滑稍数。继宗前方，再进 5 剂蜜丸，服法同上。

三诊：1998 年 8 月 26 日。

服上方月余，复查精液：精子活率 60%，活力Ⅱ～Ⅲ级，精子密度 4000 万/ml，白细胞 0～1/HP，继以前方加减治之。

二地各 20g，枸杞 30g，制首乌 30g，玄参 30g，黄柏 10g，知母 10g，怀牛膝 30g，丹参 30g，巴戟天 30g，菟丝子 20g，车前子 30g，鹿茸粉 1g。

上方 5 剂，共研细末，合蜜为丸，每丸重 9g，每次服 2 丸，日服 3 次，白开水送服。

四诊：1998 年 10 月 16 日。

来诊告之：其妻已身孕。嘱每日服鲜山药 50～100g，安胎壮子。忌房事 3 个月以除流产、停育之虑。

【按语】本案系精虚湿热、热郁精室所致死精不育病。方中生地黄、女贞子、玄参、枸杞、熟地黄五药合用以滋肾养阴清热，为君药；黄柏、知母、车前草、滑石清利湿

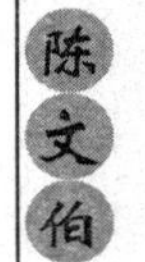

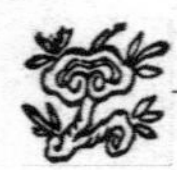

热，养肾阴，为臣药；蒲公英、紫花地丁、琥珀、三七粉解郁热，清精室，为佐使药；全方合用，可奏滋肾养阴、清热利湿解郁热、清精室活精助育之功。二诊服上方中药月余，诸症悉减，精子活率已达50%，正气得复，邪热渐除，继宗前方再进。三诊服上方月余，精子活率已达60%，活力、密度均已达正常值，守前方加减治之，冀图全功。四诊服上方中药未尽，其妻已身孕。

医案7 脾肾不足，死精不育

邓某，男，28岁。初诊：1984年10月16日。

【病史】婚后3年，同居未育，其妻经妇产科检查有生育能力。

【证候】腰酸疼痛，神疲嗜卧，尿频便溏。舌质淡，苔白，脉沉细弱尺弱。精子死亡率100%，精子计数2～3/HP。

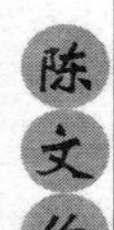

【辨证】脾肾不足，死精子竭。

【立法】健脾益肾，回生救竭。

【方药】鹿茸粉3g，仙灵脾30g，党参30g，炒白术30g，淮山药30g，巴戟天30g，菟丝子30g，熟地30g，枸杞30g，川芎12g，土鳖虫20g，车前子30g。

上方6剂，共研细末，合蜜为丸，每丸重9g，每次服2丸，日服3次，白开水送服。

嘱远房帏，忌烟酒及辛辣食品，早睡早起，多散步。

二诊：1984年12月18日。

服上方腰痛好转，尿频、便溏已愈。精液检查：精子死亡率60%，活力中，精子计数4400万/ml。元气得复，继宗前方6剂蜜丸，服法同上。

三诊：1985年2月20日。

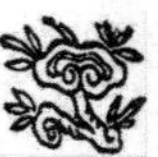

诸证悉减。精液检查：精子死亡率40%，活力中，精子密度7200万/ml，继服前方6剂，仍用蜜丸，服法同上。

四诊：1985年4月20日。

服上方中药未尽，其妻身孕，后追访生1男孩。

【按语】本案系脾肾不足、亡精竭精所致死精不育病。方中鹿茸粉、仙灵脾、党参、白术、山药五药合用，益肾健脾活精助育为君药；巴戟天、菟丝子、熟地黄、枸杞滋精益气，使精复子活，为臣药；川芎、土鳖虫、车前子三药合用，活血化瘀益肾通精，使精道通畅无阻，活精助育，为佐使之药。全方合用，可达温肾健脾、滋肾增精、活精助育之功。二诊服上方2月余，诸症悉减，死精率已下降到60%，精子亦上升到4400万/ml，精气得复，继宗前方6剂，以此巩固前效。三诊服上方2月余，精子死亡率已下降到40%，精子密度已达7200万/ml，前方再进6剂。四诊服前方中药未尽，其妻身孕，后追访生1男孩，母子安康。

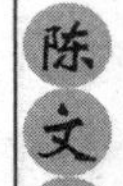

医案8 肾阳虚衰，死精不育

张某，男，28岁。初诊：1990年5月15日。

【病史】婚后4年，同居未育，其妻经妇科全面检查未发现异常。

【证候】腰膝酸痛，面色苍白，阳事不举或虽举而不坚，畏寒肢冷。舌淡苔白，脉沉迟尺弱。精液检查：精子死亡率60%，活力差，精子密度5600万/ml。

【辨证】肾阳虚衰，死精不育。

【立法】温肾兴阳，活精助育。

【方药】全鹿鞭3g，附子30g，紫肉桂10g，炮姜10g，红参10g，仙灵脾60g，巴戟天30g，菟丝子30g，肉苁蓉30g，枸杞30g，山萸肉30g，炙甘草9g。

上方6剂，共研细末，合蜜为丸，每丸9g重，每次服2丸，日服3次，白开水送服。

二诊：1990年6月20日。

服上方诸药，腰痛好转，阳事易举。舌红苔白，脉沉弦细尺弱。精液检查：精子死亡率30%，活力中，精子密度7200万/ml，白细胞1～3/HP，活率已达正常值，唯出现白细胞，减去附子、肉桂，继服上方3剂，仍用蜜丸，服法同前。

三诊：1990年7月18日。

服上方未尽其妻身孕。停服中药，忌房事3个月。

【按语】本案系肾阳虚衰所致死精子不育病。方中鹿鞭、附子、肉桂、炮姜、仙灵脾五药合用，温肾助阳，活精助育，为君药；红参、巴戟天、菟丝子、肉苁蓉四药合用，补元益气，活精助育，为臣药；枸杞、山萸肉滋肾精，补肾水，使阳气生发而不竭，为辅助之药；一味甘草调和诸药，使温而不燥，阴阳调和，则精生子长，为佐使之药。全方合用，可奏温肾助阳、补元益气、滋肾补元、活精助育之功。二诊服上方诸药，诸症悉减，精子死亡率下降到30%，唯白细胞1～3/HP，为此，减去附子、肉桂温阳之品，继服上方3剂，以收全功。三诊服上方中药未尽，其妻已身孕。嘱停服中药，忌房事3个月，以此安胎顺生。

医案9　脾失健运，死精不育

夏某，男，28岁。初诊：1991年3月3日。

【病史】平素嗜食肉类食品及甜食，长期大量饮酒，身体肥胖，超重约20kg。婚后2年，同居未育，其妻经查未见异常。

【证候】腰酸乏力，神疲嗜卧，性欲减退，腹胀便溏。

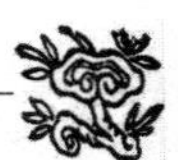

舌质淡，边有齿痕，苔白，脉沉滑尺弱。精液检查：精子死亡率60%，活力差，精子密度1600万/ml。

【辨证】痰湿郁阻，脾失健运，死精不育。

【立法】祛痰通络，健运中州，活精助育。

【方药】党参30g，炒白术30g，茯苓30g，生黄芪20g，法半夏20g，陈皮20g，白芥子9g，仙灵脾30g，巴戟天30g，菟丝子30g，红花30g，生甘草9g。

上方6剂，共研细末，合蜜为丸，每丸重9g，每次服2丸，日服3次，白开水送服。

嘱忌烟酒及辛辣食品，低脂、低糖饮食，多运动。

二诊：1991年4月6日。

服上方诸药，腰痛缓解，阳事易举，便已如常。精液检查：精子死亡率40%，活力中等，精子数量3200万/ml。继以前方加鹿茸粉3g，再进6剂。制法、服法同前。

三诊：1991年6月8日。

服上方中药2月余，其妻身孕。嘱忌房事3个月，以期母子安康。

【按语】本案系痰湿郁阻、脾失健运所致死精不育病。方中半夏、陈皮、白芥子祛痰化湿，为君药；党参、白术、茯苓健脾运化中州以去痰之源，为臣药；仙灵脾、巴戟天、菟丝子温阳益肾，活精助育；红花活血通脉，为辅佐药；一味甘草协助君药祛痰益脾和胃，为佐使之药。全方合用，可祛痰化湿，健运中州以去痰之源，温肾益气，活精助育。二诊服上方中药2月有余，死亡率下降到40%，精子上升至3200万/ml，上方加鹿茸粉温肾之品以助活力上升，继宗前方再进2个月。三诊服上方2月余，其妻身孕，嘱忌房事3个月，以期母子安康。

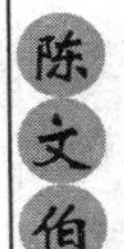

医案10 肝郁气结，死精不育

金某，男，31岁。初诊：1993年4月16日。

【病史】婚后4年，同居未育，其妻经妇科检查未见异常。在当地经多家医院治疗未能治愈，故来京求余诊治。

【证候】两胁胀痛，腰酸乏力，气郁多怒，睾丸坠胀，纳呆食少，舌质暗，苔淡黄，脉沉弦细尺弱，精液检查：精子死亡率96%，活力Ⅰ级，精子密度4600万/ml。

【辨证】肝郁气结，血瘀精脉。

【方药】柴胡18g，郁金30g，当归30g，白芍30g，莪术30g，丹参30g，香附20g，木香20g，巴戟天30g，菟丝子30g，仙灵脾30g，生甘草18g。

上方5剂，共研细末合蜜为丸，每丸重9g，每次服2丸，日服3次，白开水送服。

嘱忌烟酒及辛辣食品，远房帏，少思虑，多散步。

二诊：1993年6月16日。

服上方药近2个月，胁下胀痛已止，睾丸疼痛著减，精子活率50%，活力Ⅰ～Ⅱ级，精子密度6600万/ml，效不更方，继以前方5剂。

三诊：1993年8月14日。

服上方2月未尽，其妻已身孕。前药可服完，忌房事3个月，以防流产、停育之虑。

【按语】本案系肝郁气结、血瘀精脉所致死精不育病。方中柴胡、郁金、香附、木香、莪术疏肝解郁，行气活精助育，为君药；当归、白芍、丹参活血通脉，化赞助育，为臣药；仙灵脾、巴戟天、菟丝子温肾益气，活精助育，为辅助药品；一味甘草调和诸药，为佐使药，全方合用，可奏舒肝解郁、行气散络、活血通脉、温肾益气、活精助

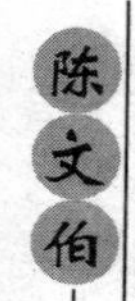

育之功。二诊服上方中药2月余，子死亡率已下降到50%，继以前方再进。三诊服上方中药未尽，妻已身孕。嘱停服中药，忌房事3个月，求母子安康。

【按语】所谓死精子不育病即精子活率达不到60%以上。死精子不育病是男子不育病的多发病之一，其病因也极为复杂。如精气不足、肾阳不足、肾气不足、精室湿热、精脉瘀阻、精凝精滞、痰湿郁阻、肝气郁结、脾肾不足、肝肾不足、金水不足、水火不足以及中西药物影响、空气、水源、食品之污染、接触核放射及各种射线等均可导致死精不育病。为此，在治疗此病时，一定要依据中医整体论及内因论，审证求因，辨证论治，选方用药方可效如桴鼓，药到病除。

（五）弱精不育病

古代文献中无“弱精不育”的病名。明代武之望著《济阴纲目》中有“精冷而薄”、“精清淡者”之说，认为先天不足，素体虚弱或久病房劳所致。精弱不育病：指射精后1小时，室温下活跃直线运动精子（Ⅲ ~Ⅳ级）<40%者称弱精不育病。弱精不育病的病因为精气不足、精脉瘀阻、精室湿热、脾肾不足、命门火衰、阴精不足、阴虚液少所致。治疗上采用益肾填精、清利湿热、活血祛瘀、养阴清热、健脾益肾、温肾壮阳、散寒暖室、育阴增液、强精助育之法。在用药组方上不离阴阳平衡、互根互用之法，是治疗男性不育病之大法。

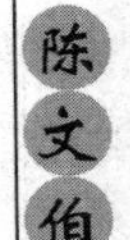

医案1 精虚血瘀，弱精不育

李某，男，29岁。初诊：1996年6月16日。

【病史】婚后2年，同居未育，其妻经医院检查未发现

异常。近数月去医院检查：精子活力0级。经多方医家治疗未效，经人介绍求余诊治。

【证候】腰酸膝软，神疲嗜卧，性事少欲，射精无力，时有流而不射之举，阴囊潮湿，会阴不适，睾丸坠痛。舌淡，苔白，脉沉弦细尺弱。查精液常规：精子活力0级，死亡率100%，密度4000万/ml，白细胞1~3/HP。

【辨证】精气不足，精脉瘀阻，下焦湿郁。

【立法】益肾增精，活血强精，清下焦热。

【方药】鹿茸粉1g，仙灵脾30g，巴戟天30g，肉苁蓉30g，枸杞30g，熟地黄30g，制首乌30g，山萸肉30g，丹参30g，红花30g，川芎18g，莪术30g，黄柏30g，知母30g，车前子30g，生甘草18g。

上方3剂，共研细末，合蜜为丸，每丸重9g，每次服2丸，日服3次，白开水送服。

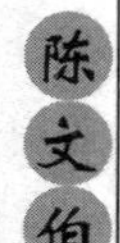

嘱忌烟酒及辛辣食品，远房帏，多散步，以观后效。

二诊：1996年7月18日。

服上方诸药月余，精子活力上升到Ⅱ级，白细胞0~1/HP，精子密度上升到6500万/ml，活率上升为50%。效不更方，继服上方3剂，以观后效。

三诊：1996年8月24日。

服上方药自觉精神转佳，体力倍增，精子活力已达Ⅲ级，白细胞0~1/HP，精子活率70%，精子密度8000万/ml。正气得复，前方再进5剂，以观后效。

四诊：1996年10月16日。

来诊告之上方诸药未尽，其妻身孕，后追访生1男孩，母子均安。

【按语】本案系精气不足、精脉瘀阻所致精弱不育病。

方中鹿茸粉纯阳血肉有情之品，大补元阳，强精壮子，对精气不足，肝肾虚弱，诸虚百损均有良效，为君药；仙灵脾、巴戟天、肉苁蓉三药合用入命门，补真阳，益肾气，健脾胃，滋肾精，通瘀阻，可强精得子，为方中之臣药；枸杞、熟地黄、首乌、山萸肉大队滋肾强精，使阳得阴助，阴得阳化，精气生发不竭，精充得子，为辅助之药；丹参、红花、川芎、莪术活血强精；黄柏、知母、车前子清利湿热，坚肾益阴，为辅佐之品；一味生甘草调和诸药，强精助育，为佐使之药。全方合用，可奏温肾益精，活血通脉，清利下焦，强精得子之功。二诊服上方诸药月余，精神振奋，精子活力上升到Ⅱ级，活率50%，药到病所，正气得复，继宗前方再进。三诊前药服后精子活力已达Ⅲ级，精子活率已达70%，精子计数已达8000万/ml，诸症悉除，再进前方，以观后效。四诊服上方诸药未尽，其妻身孕，后追访生1男孩，母子均安。

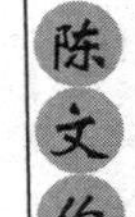

医案2 湿热郁阻，弱精不育

赵某，男，31岁。初诊：2005年11月11日。

【病史】婚后4年第一胎，因胎儿发育不全而人流，二、三胎均为停育，经人介绍求余诊治。

【证候】腰酸膝软，神疲乏力，阴囊湿痒，睾丸胀痛。舌淡尖红，苔白，脉弦细稍数尺弱。精索静脉曲张Ⅱ°。精液检查：精子活力Ⅰ级，活率15%，密度1600万/ml，白细胞1~2/HP。

【辨证】湿热下注，精脉瘀阻。

【立法】清利湿热，活血通脉。

【方药】仙灵脾30g，枸杞30g，熟地黄30g，制首乌30g，女贞子30g，黄柏30g，知母30g，紫花地丁30g，蒲公英30g，丹参30g，红花20g，桃仁20g，赤芍20g，乳香10g，没药10g，生甘草9g。

上方5剂，以单味免煎中药颗粒剂混匀，装入0.5g胶囊，每次10粒，日服3次，白开水送服。

嘱忌烟酒及辛辣食品，远房帏，多散步，清淡饮食。

二诊：2005年12月12日。

服上方诸药，诸症悉减，精液检查精子活力级别Ⅱ级，活率55%，精子密度2100万/ml，白细胞0～1/HP，继宗前方再进，以观后效。

三诊：2006年1月14日。

服上方精神倍增，复查精子密度4000万/ml，活率60%，活动力Ⅲ级，效不更方，前药再进。

四诊：2006年2月28日。

来诊告之：其妻在春节期间已身孕。嘱忌房事3个月以保母子安康。

【按语】本案系湿热下注、精脉瘀阻所致弱精不育病。方中黄柏、知母、蒲公英、紫花地丁清利湿热，坚肾强精，为君药；丹参、红花、桃仁、赤芍、乳没六药合用，活血通脉，强精助育，为臣药；仙灵脾、枸杞、二地、首乌，女贞子六药合用，益肾气，强精壮子，为辅助药；一味生甘草调和诸药，强精助育，为佐使之品。全方合用可奏清肾利湿、活血通脉、益肾强精、助育得子之功。二诊服上方月余，诸症悉减，精子活力已达Ⅱ级，活率55%，精子密度亦上升至2100万/ml，正气得复，守方再进。三诊服上方中药，精神倍增，复查精子活力已达Ⅲ级，活率60%，精子计数已达4000万/ml，效不更方，再进上方中药，以观后效。四诊上药服尽，其妻身孕。

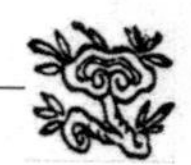

医案3 脾肾不足，精弱不育

陈某，男，30岁。初诊：1989年6月11日。

【病史】婚后3年，同居未育，其妻经医院妇科检查未见异常。经人介绍求余诊治。

【证候】腰酸膝软，盗汗，面红润，性欲减退，神疲嗜卧，大便溏。舌质红，苔白，脉弦细数尺弱。精液检查精子活力Ⅰ级，活率15%，精子密度7800万/ml，白细胞1～3/HP。

【辨证】阴虚内热，脾肾不足。

【立法】养阴清热，健脾益肾。

【方药】生地黄30g，淮山药30g，炒白术30g，白蒺藜30g，地骨皮30g，生牡蛎30g，黄柏30g，山萸肉30g，党参30g，巴戟天30g，菟丝子30g，生甘草9g。

上方3剂，共研细末，合蜜为丸，每丸重9g，每次服2丸，日服3次，白开水送服。

嘱忌烟酒及辛辣食品，远房帏，多散步。

二诊：1989年7月16日

服上方中药月余，阴虚盗汗好转，精子活力Ⅱ级，活率50%，精子密度6700万/ml，白细胞0～1/HP，继宗前方加减治之。

二地各20g，山萸肉30g，淮山药30g，车前子30g，炒白术30g，泽泻20g，仙灵脾30g，巴戟天30g，菟丝子30g，枸杞30g，丹参30g，生甘草9g。

上方3剂，共研细末，合蜜为丸，每丸重9g，每次服2丸，日服3次，白开水送服。

三诊：1989年8月16日。

服上方精神转佳，精子活力Ⅱ～Ⅲ级，活率60%，精

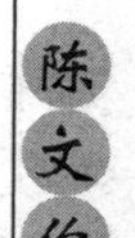

子密度7400万/ml，白细胞0～1/HP，继宗前方进退。

鹿茸粉1g，仙灵脾30g，肉苁蓉30g，巴戟天30g，菟丝子30g，枸杞30g，熟地30g，山萸肉30g，淮山药30g，炒白术30g，红花30g，生甘草9g。

上方3剂，研细末，合蜜为丸，服法同前。

四诊：1989年9月20日。

服上方诸药未尽，其妻已身孕，经追访生1女孩，母女均安。

【按语】本案系阴虚内热、脾肾不足所致弱精不育病。方中生地黄养阴清热，通血脉，益气力，补宣并行，强精助育，为君药；地骨皮、生牡蛎、黄柏滋阴补水，泻热强精，为臣药；党参、白术、山药、白蒺藜、山萸肉、巴戟天、菟丝子健脾养胃，以补先天之不足，益肾强精，功可助育，为辅佐之药；一味甘草清可去热而不伤正，补可强精而不助邪，为佐使之药。全方合用，可奏养阴清热、健脾益肾、强精助育之功。二诊服上方诸症好转，性欲增强，精子活力、活率均已上升，效不更方，继宗前法进退加减治之，以观后效。三诊服上方月余，诸症悉减，其妻仍未身孕，前方减生地黄，易之以补命门温肾精之鹿茸、肉苁蓉，再增红花活血通络，强精助育之品。四诊服上方诸药未尽，其妻身孕，后追访已生1女儿，母女均安。

医案4　精寒子冷，弱精不育

孙某，男，31岁。初诊：1987年2月24日。

【病史】婚后3年，同居未育，其妻经血不调正在治疗中。经查精液常规，精子活力低下，经当地医院治疗未见明显效果，经人介绍来京求余诊治。

【证候】腰膝酸痛，阳事不举或举而不坚，面色㿠白，四肢逆冷，睾丸寒痛，时有囊缩。舌质淡，苔白，脉沉尺弱。精液检查精子活力0级，活率11%，密度1200万/ml。

【辨证】命门火衰，精寒子冷。

【立法】温肾壮阳，散寒暖室。

【方药】鹿茸粉3g，附子30g，肉桂15g，炮姜15g，细辛15g，补骨脂30g，仙灵脾30g，巴戟天30g，菟丝子30g，山萸肉30g，熟地黄30g，炙甘草18g。

上方3剂，共研细末，合蜜为丸，每丸重9g，每次服2丸，日服3次，白开水送服。

嘱忌烟酒及辛辣食品，远房帏、多散步。

二诊：1987年3月26日。

服上方精神转佳，阳事易举，四肢回暖，他证均减，复查精液：精子活力Ⅲ级，活率70%，精子密度4600万/ml。效不更方，前方再进1个月，以观后效。

三诊：1987年5月16日。

来诊告之：其妻身孕，后追访生1女儿。

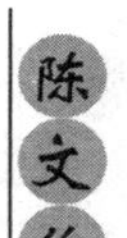

【按语】本案系命门火衰、肾精不足所致弱精不育病。方中鹿茸粉温肾壮阳，暖精散寒，强精助育，为君药；附子、肉桂补命门之火，温精暖室，强精助育，为臣药；炮姜、细辛、补骨脂、仙灵脾、巴戟天、菟丝子六药合用，暖精祛寒、温肾强精助育，为辅佐之药；炙甘草调和诸药，为佐使之药。全方合用可奏温肾壮阳、补火填精、益髓强精、暖室助育之功。二诊诸症悉减，精子活力已达Ⅲ级，活率70%，元气已复，守前方再进，以观后效。三诊服上方中药，其妻身孕，经追访生1女儿，母女均安。

医案5 脾虚热郁，精弱不育

郑某，男，40岁。初诊：2006年1月5日。

【病史】婚后5年，同居未育，其妻经妇科检查未见异常。前列腺炎病史2年，经人介绍，求余诊治。

【证候】腰酸膝软，神疲嗜卧，阴囊潮湿，尿频，会阴不适。舌苔淡黄，脉沉弦细尺弱。精液检查：精子活动A级2.16%，B级10.9%，精子活率26%，精子密度4500万/ml，白细胞5/HP。

【辨证】脾肾不足，湿郁精室。

【立法】健脾益肾，清利湿热。

【方药】淮山药30g，炒白术30g，茯苓30g，熟地黄30g，山萸肉30g，仙灵脾30g，黄柏30g，知母30g，车前子30g，丹参30g，红花30g，生甘草9g。

上方3剂。研细末，合蜜为丸，每丸重9g，每次2丸，日服3次，白开水送服。

嘱忌烟酒及辛辣食品，远房帏，多散步，饮食少鱼肉，多清淡。

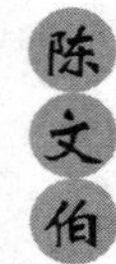

二诊：2006年2月16日。

服上方中药，活力A级3.3%，B级9.6%，活率29%，精子密度4600万/ml，白细胞3/HP。继服上方加巴戟天30g，菟丝子30g。服法同上。

三诊：2006年3月16日。

服上方中药，精神振奋，活力A级27%，B级16%，活率60%，精子密度6400万/ml。效不更方，前方再进1个月。

四诊：2006年4月14日。

服上方中药未尽，其妻已身孕，嘱忌房事3个月，以观后效。

【按语】本案系脾肾不足、湿郁精室所致弱精不育病。

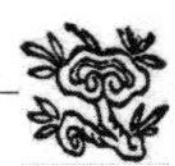

方中淮山药健脾益肾，补肺增精助育，为君药；白术、茯苓、健脾养胃，后天之精养先天之精；仙灵脾、熟地黄、山萸肉温肾增精，强精助育，为臣药；黄柏、知母、车前子、清利湿热，强精助育；丹参、红花活血化瘀，通脉强精，为辅佐之药；一味生甘草调和诸药，补而不燥，清而不伤正，为佐使之药。全方合用可达健脾以补先天之精，益肾以强精助育，清利湿热祛邪，活血化瘀，通肾强精之效。二诊服上方诸药，精子活力不显著，在前方基础上加用巴戟天、菟丝子温肾强精之品，冀图精子活力增强。三诊服上方诸药，精子活力、活率均有明显上升之趋势，效不更方，前方再进，以观后效。四诊服上方诸药未尽，其妻已身孕，已收全功。

医案6 阴精不足，精弱不育

唐某，男，32岁。初诊：1998年12月9日。

【病史】婚后4年未育，其妻在当地妇科检查未见异常。经检查精子活力低下，来京门诊治疗。

【证候】腰酸乏力，面色红润，时有五心烦热。舌红，苔淡黄，脉弦细稍数尺弱。精液检查：精子活力Ⅰ级，活率10%，精子密度3200万/ml。

【辨证】阴精不足，精弱不育。

【立法】育阴增精，强精助育。

【方药】黄柏30g，知母30g，熟地黄30g，枸杞30g，女贞子30g，肉苁蓉30g，仙灵脾30g，制首乌30g，淮山药30g，鹿茸粉1g。

上方10剂，共研细末，合蜜为丸，每丸重9g，每次2丸，日服3次，白开水送服。

嘱忌烟酒及辛辣食品，远房帏，多散步，少鱼肉，多

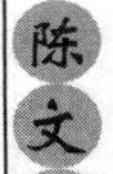

清淡。

二诊：1998 年 3 月 6 日。

服上方 3 月中药，诸症悉减，精子活力Ⅲ级，活率 70%，精子密度 8200 万/ml，白细胞 1～3/HP。继宗前方加蒲公英 30g，紫花地丁 30g。再进 3 剂，仍以蜜丸剂，服法同前。

三诊：1998 年 4 月 16 日。

服上方未尽，其妻已身孕，追访生 1 女儿。

【按语】本案系阴精不足所致弱精不育病。方中熟地黄滋肾增精，强精助育，为君药；枸杞、制首乌、黄柏、知母、女贞子五药合用，育阴增精，坚肾强精助育，为臣药；鹿茸粉、肉苁蓉、仙灵脾、淮山药四药合用遵善补阴者，于阳中求阴之法，与上药合用，使精充气足，强精助育。全方合用，可滋肾增精，益肾强精，助育得子。二诊服上方中药 3 月有余，诸症著减，精子活力、活率、密度均已达正常值，唯出现白细胞 1～3/HP，阴囊略有潮湿，继以前方加蒲公英、紫花地丁清热解毒之品以祛毒邪。三诊服上方中药未尽，其妻身孕。经追访生 1 女儿，母女均安。

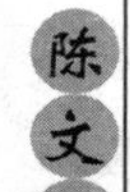

医案 7　阴虚液少，精弱不育

王某，男，29 岁。初诊：1998 年 12 月 14 日。

【病史】婚后 3 年同居未育，其妻经妇科检查有生育能力，在外院治疗多以温肾壮阳之品不效，来门诊治疗。

【证候】腰膝腿软，神疲乏力，头晕耳鸣，面色红润，大便稍干。舌红苔白，脉弦细数尺弱。精子活力Ⅰ级，活率 20%，精液量 1ml，白细胞 0～1/HP，精子计数 2200 万/ml。

【辨证】阴虚液少，精弱不育。

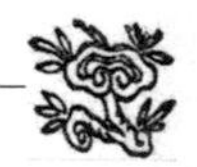

【立法】育阴增液，强精助育。

【方药】玄参 30g，生地黄 30g，麦冬 30g，石斛 10g，地骨皮 30g，女贞子 30g，枸杞 30g，熟地黄 30g，制首乌 30g，怀牛膝 30g，肉苁蓉 30g，生甘草 9g。

上方 3 剂，研细末，合蜜为丸，每丸重 9g，每次服 2 丸，日服 3 次，白开水送服。

嘱忌烟酒及辛辣食品，远房帏，多散步。

二诊：1999 年 1 月 20 日。

服上方诸药，精神转佳，诸症悉减。精子活力Ⅱ～Ⅲ级，活率 60%，精子密度 4600 万/ml。效不更方，继以前方治之。

三诊：1999 年 2 月 28 日。

服前药未尽，其妻身孕。

【按语】本案系阴虚液少所致精弱不育病。方中玄参滋肾阴，增肾液，可强精助育，为君药；二地、麦冬、石斛、地骨皮、女贞子、枸杞、制首乌八药大队补五脏之阴液之品，共为臣药；怀牛膝、肉苁蓉、生甘草引药下行，强精助育，为佐使之药。全方合用，可奏育阴增液、强精助育之功。二诊服上方中药 2 月有余，诸症悉减，守方再进，以观后效。三诊服上方诸药未尽，其妻已身孕。

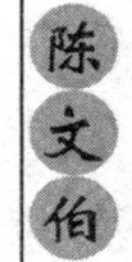

【按语】弱精不育病系指精子运行速度过慢而言。快者为强，慢者为弱。换言之，强者，只有快速向前运行之“冠军精子”方可与卵子相结合。其致病因素较为复杂，依据近 25 年以来鼓楼中医医院所积累的病例分析：肾阳不足、精气虚弱、阴虚液少、阴精不足、湿郁精室、阴虚内热、精脉瘀阻、脾肾不足、肝肾不足、气血不足等多种因素均可导致弱精不育病。当前弱精不育为不育病多发病与常见

病之一。笔者所举 7 例弱精不育病人，因其致病因素不同，病人表现的主症不同，为此，辨证用药亦不同。此案例只是个人临床所见，仅供同道参考之用。

（六）损精不育病

损精不育，笔者依据现代科学监测与临床实践提出“损精不育”中医诊疗病名。古代文献中无“损精不育病”的病名记载。“损精不育病”是在现代医学实验室观察精子染色体的坏损程度，或高倍显微镜超微结构观察精子头部损伤，但精子密度、精子活力、精子活率及一般精子形态正常，而造成不育症的患者称损精不育病。笔者在多年同科学院生物物理研究所合作经过大量的临床观察诊治的基础上，提出了“损精不育病”的中医病名。在中医理论的指导下，对损精不育病的病因、病机及治疗有了概括性的论述，指出损精不育病的病因病机在于精气不足、精失所养、气滞血瘀致精子头部损伤。在治疗上采用温肾填精、活血化瘀诸法使精气充足，精子得以全面修复。活血化瘀诸法修复损精，在不育症的诊疗及临床科研教学中具有一定的实际意义，为男性不育症的诊治作了极大的贡献。

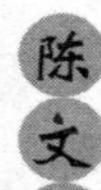

医案 1　精失所养，损精不育

于某，男，30 岁。初诊：1983 年 6 月 10 日。

【病史】婚前有吸烟史及嗜酒习惯，每天习惯服用安眠药物，白天上班时嗜睡。婚后 4 年其妻身孕后，第一胎生 1 女儿，10 余天夭折。经查：精子 X 染色体中间断裂而 Y 染色体正常。西医专家指出：如能生男孩则不会夭折。但 1 年后又生 1 女儿，出生后不久又夭折。西医专家认为精子 X

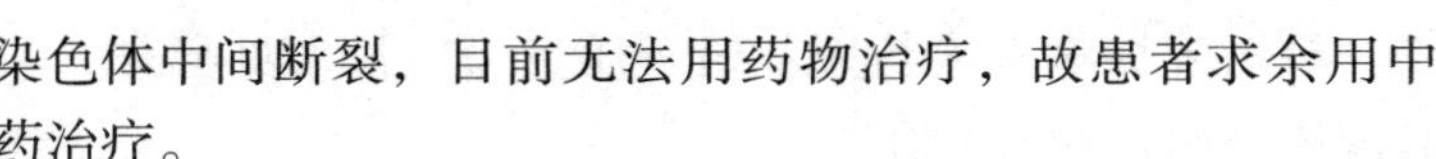

染色体中间断裂，目前无法用药物治疗，故患者求余用中药治疗。

【证候】腰酸乏力，精神萎靡，神疲嗜卧，嗜酒、嗜安眠药物。舌淡苔白腻，脉弦缓尺脉弱。经染色体检查精子X染色体中间断裂。

【辨证】精气不足，精失所养。

【立法】益肾填精，精充子强。

【方药】鹿鞭0.3g，仙灵脾15g，枸杞子15g，麻雀6只。

每日1剂，具体制法服法见“少精不育病‘合雀报喜’案”。

二诊：1983年7月16日。

服上方中药药膳1个月，自觉精神转佳，内力萌发，全身舒适，经到北京某大学通过对精子进行染色体检查X精子染色体完整无缺，未见有中间断裂，说明服用药膳1个月对于断裂的精子X染色体起到了修复作用，但其妻在2年前已收养1个女儿，不想再自己生孩子，为此作罢。难以在临床上验证。

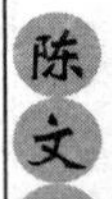

【按语】本案系精气不足、精失所养所致精损不育病。方中鹿鞭、麻雀、仙灵脾多为血肉有情之品，温肾益精填髓，使精充气足，精子得以全生，用之冀图修复精子而得以全生助育。二诊服上方药膳1个月，精神倍增，经染色体检查X精子染色体未见中间断裂，已完整无缺。

医案2　气滞血瘀，损精不育

修某，男，28岁。初诊：1996年4月2日。

【病史】平时身体较为健壮，感冒亦很少发生。婚后性生活和谐，但3年同居未育，其妻经医院妇科检查未发现异

常。经医院男科多次检查：精子质量、数量未见异常，不育原因不明，求余诊治。

【证候】身体健壮，腰酸楚，同房后明显，时有心烦急躁，二便尚调。舌质暗，苔淡黄稍腻，脉沉弦尺脉稍弱。精子密度15000万/ml，活率80%，活力Ⅲ级。经过电子显微镜进行超微结构检查，发现精子头部呈凹凸不平之状。

【辨证】气滞血瘀，精失所养。

【立法】理气化滞，活血化瘀。

【方药】茺蔚子30g，香附30g，丹参30g，当归30g，红花30g，水蛭9g，泽兰10g，赤白芍各10g，生甘草9g

上方5剂，共研细末，合蜜为丸，每丸重9g，每次服2丸，日服3次，白开水送服。

嘱少食鱼、肉、蛋，多进蔬菜水果类食品，忌烟酒及辛辣食品。

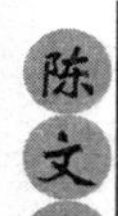

二诊：1996年5月16日。

服上方中药1个月自觉精神转佳，腰酸乏力均除。经电子显微镜超微结构观察：精子头部光滑无损。继服前方2个月药以观后效。

三诊：1996年7月18日。

服上方2月余中药未尽，其妻已身孕。嘱忌房事3个月，进清淡饮食。

【按语】本案系气滞血瘀所致精子头顶部损伤而致不育。方中茺蔚子、香附理气活血，利水，修复损精，为主药；丹参、红花、当归、白芍养肝肾，活血化瘀，为臣药；水蛭、泽兰、赤芍破血通瘀，修复损精，为辅佐药；一味甘草调和诸药，使理气之药不伤正气，破血行气之药不伤肾元，为佐使之药。全方合用可达理气活血，利水化瘀，

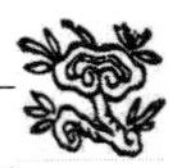

修复损精之功。二诊服上方中药1个月精神转佳，经电子显微镜检查：精子头部损伤已修复，呈光滑平整之状，继前方再进。三诊服中药2个月其妻身孕。

【按语】损精不育病，系指通过染色体观察精子内部坏损，如染色体中间断裂造成胎儿发育不全而生后夭折；或电子显微镜超微结构观察精子头部损伤而精子密度、精子活力、精子活率以及一般的精子形态正常。

所举2例精损不育病，虽然病例较少，但对于不育病的诊断、治疗仍有一定的临床科研教学的实际意义。作为医者不可忽视损精不育病给患者带来的影响。

（七）滞精不育病

此病是我在大量的临床实践中提出的中医诊断病名，古代医学文献中无“精滞不育”的记载。滞精不育病与西医所称的“不液化症”极为相似。滞精不育指精液自排出体外后30 ~60分钟内形成精液滞而不化的状态，这种现象称滞精不育病。西医学认为正常男子将精液排出体外后，在标准温度下1小时内液化不良或不液化者，称为不液化症。不液化症的病因可能与前列腺液中的蛋白水解酶的缺乏有关。男子“阴虚液少”是滞精不育病的主要致病原因。其次为精室湿热、精脉瘀阻、痰湿内阻、气滞血瘀、精气不足、阴虚寒滞、肝郁气结等均可造成滞精不育病。我提出的“阴虚液少”论，不仅为治疗“滞精不育”提出了理、法、方、药的新论点，而且为治疗男性不育病证拓宽了辨证论证的思路。

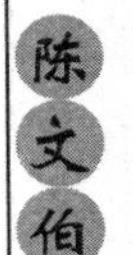

医案1　阴液不足，精滞不育

米某，男，32岁。初诊：1984年12月19日。

【病史】婚后同居4年未育，经多年检查为精液不液化而致不育。其妻检查未发现异常。曾在本市服药治疗未果，经介绍求余诊治。

【证候】腰膝酸软，头晕目眩，性欲淡漠，时有阳事不举，畏寒肢冷，阴囊潮湿。舌淡红，苔白，脉沉细尺弱。精液24小时不液化，精液量0.5ml。

【辨证】阴液不足，精气暗耗。

【立法】育阴增液，温肾填精。

【方药】玄参30g，二地各20g，麦冬30g，枸杞30g，制首乌30g，鹿茸粉3g，仙灵脾30g，黄柏30g，知母30g，女贞子30g，山萸肉20g，生牡蛎30g，生甘草9g。

上方3剂，共研细末，合蜜为丸，每丸重9g，每次服2丸，日服3次，白开水送服。

嘱忌烟酒及辛辣食品，远房帏，多散步。

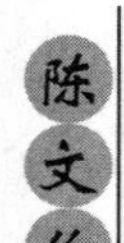

二诊：1985年1月24日。

服上方诸药月余，腰酸好转，囊湿已除，阳事易举，四肢转温。精液检查：精液量2ml，30分钟液化，精子密度6400万/ml，活力Ⅲ级，活率70%。此乃正复邪去，继服上方1个月，以观后效。

三诊：1985年2月26日。

服上方月余，其妻已身孕，嘱忌房事3个月，以防流产。

【按语】本案阴液不足、精气暗耗所致滞精不育病。方中玄参滋肾阴，增肾液，化滞助育，为君药；二地、麦冬、枸杞、制首乌、黄柏、知母、生牡蛎、女贞子、山萸肉九药合用，育阴增液，滋肺阴，生肾水，化滞助育，共为臣药；鹿茸粉、仙灵脾温肾填精，化滞助育，为辅佐药；一味生甘草调和诸药，滋而不腻，温而不燥，化滞助育，为佐使药；全方合用，可达育肾阴，增肾液，益肾气，填肾精，化滞助育之功。二诊服上方月余，滞精已化，效不更方，再进上方诸药，以观后效。三诊服上方中药月余，其妻身孕而收全功。

医案2 阴虚液少，精滞不育

郭某，男，27岁。初诊：1985年2月24日。

【病史】婚后3年，同居未育，其妻经医院妇科检查未发现异常。后到医院检查为精液不液化，经治疗未果，经人介绍，来院门诊治疗。

【证候】腰膝酸软，头晕耳鸣，夜寐梦多，时有盗汗，五心烦热。舌红少津，脉细稍数尺弱。精液检查：精液黏滞，1小时不液化，精液0.3ml。

【辨证】阴虚液少，精滞不育。

【立法】育阴增液，通精化滞。

【方药】黑玄参30g，生地黄30g，麦冬30g，生牡蛎30g，女贞子30g，旱莲草10g，山萸肉10g，淮山药30g，泽泻30g，茯苓30g，黄柏30g，知母30g

上方3剂，共研细末，合蜜为丸，每丸重9g，每次服2丸，日服3次，白开水送服。

嘱忌烟酒及辛辣食品，少食鱼、肉、蛋，多食蔬菜，远房帏，多散步。

二诊：1985年3月26日。

服上方诸症悉减。精液检查：精液量2ml，30分钟液化，精子密度7600万/ml，活力Ⅲ级，活率60%。效不更方，继守前方再进，以观后效。3诊服上方未尽，其妻身孕，嘱忌房事3个月，以安胎保子。

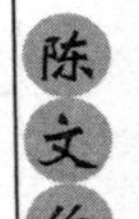

【按语】本案系阴虚液少所致滞精不育病。方中黑玄参清金补水，软坚散结，化滞助育，滋阴降火，为育肾阴滋肾液之君药；生地黄滋阴增液，清火泄热，麦冬滋肺金生肾水，二药与玄参同用，育阴增液，化滞助育，共为臣药；生牡蛎滋阴潜阳，软坚散结，化滞助育，与女贞子、旱莲草、山萸肉、淮山药四药合用滋阴生水，化滞助育，共为辅佐之药；黄柏、知母、泽泻、茯苓育阴清热，利水化滞，为佐使之药。全方合用，可达育肾阴、滋肾液、软坚散结、化滞助育之功。二诊服上方，诸症悉减，液化正常。继服上药，以观后效。三诊服上方诸药未尽，其妻已身孕。

医案3　阴液虚耗，精滞不育

张某，男，30岁。初诊：1986年4月21日

【病史】婚后3年，同居未育，其妻经妇科检查有生育能力。精液24小时不液化，治疗数月不愈，经人介绍求余诊治。

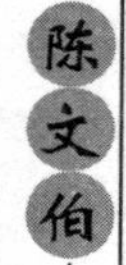

【证候】腰酸乏力，口眼干燥，大便秘结，头晕耳鸣，时有早泄，夜寐梦多。舌淡红，苔白，脉弦细尺弱。精液检查：精液量0.4ml，1小时不液化，白细胞1~3/HP。

【辨证】阴液虚耗，精气不足。

【立法】育阴增液，益肾增精。

【方药】玄参30g，二地各20g，制首乌30g，枸杞30g，生牡蛎30g，天花粉30g，黄柏10g，知母10g，仙灵脾30g，肉苁蓉30g，菟丝子30g，车前子30g。

上方3剂，共研细末，合蜜为丸，每丸重9g，每次2丸，日服3次，白开水送服。

嘱忌烟酒及辛辣食品，远房帏，多散步，宜清淡饮食。

二诊：1986年5月24日。

服上方中药诸症悉减，精液检查：精液量 2ml，40 分钟液化。上方加重黄柏 30g，知母 30g，泽泻 30g。再进 3 剂，制法、服法同前。

三诊：1986 年 6 月 26 日。

服上方，精液量 3ml，30 分钟液化，精子密度 4600 万/ml，活率 60%，活力Ⅲ级。此乃阴精得复，继宗前方再进，以观后效。

四诊：服上方诸药月余，精神振作，其妻身孕。

【按语】本案系阴液暗耗，精气不足所致滞精不育病。方中玄参、二地、首乌、枸杞四药合用，育阴增液，化滞助育，共为君药；黄柏、知母、牡蛎、天花粉四药合用滋阴清热，软坚散结，化滞助育，共为臣药；仙灵脾、肉苁蓉、菟丝子、生甘草四药合用，益肾化滞助育，为佐使之药。全方合用，可育阴增液，滋阴清热，软坚散结，益肾化滞。二诊诸症悉减，前方加重黄柏、知母、泽泻养阴清热利水化滞之剂。三诊服上方诸症悉减，液化正常，继守前方，以巩固前效。四诊服上方药未尽，其妻身孕已收全功。

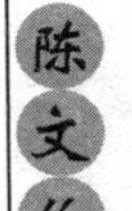

医案 4　肝肾不足，精滞不育

王某，男，29 岁。初诊：1997 年 7 月 16 日。

【病史】婚后 3 年，同居未育，其妻在妇科检查，未发现异常。常年在高温车间工作。

【证候】腰膝酸软，夜寐不安，口干思饮，面色红润，尿黄短少，大便尚可。舌红苔薄白，脉弦细数尺弱。精液检查：精液量 2ml，60 分钟不液化，活率 50%，活力Ⅱ级。

【辨证】肝肾不足，阴津暗耗。

【立法】养肝滋肾，育阴生津。

【方药】白芍 30g，制首乌 30g，枸杞 30g，二地各 10g，

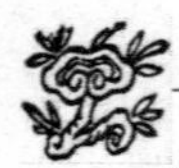

地骨皮30g，南沙参10g，麦冬10g，石斛10g，牛蒡子30g，白茅根10g，玉竹10g，生牡蛎30g。

上方3剂，共研细末，合蜜为丸，每丸重9g，每次服2丸，日服3次，白开水送服。

嘱忌烟酒及辛辣食品，多进清淡食品，少食鱼、肉、蛋，远房帏，多散步。

二诊：1997年8月16日。

服上方，诸症悉减，复查精液：精液量3ml，30分钟液化，活率70%，活力Ⅲ级，精子密度4600万/ml。此为阴精得复，液化正常，继宗前方再进。

三诊：1997年9月18日。

来诊告之：其妻已身孕。

【按语】本案系肝肾不足、阴精暗耗所致滞精不育病。方中白芍、首乌、枸杞、二地补益肝肾，生精化滞，共为君药；地骨皮、南沙参、麦冬、石斛育阴生津化滞，为臣药；牛蒡子、白茅根、玉竹、生牡蛎清热生津，滋阴潜阳，化滞助育，共为佐使之药。全方合用，可奏滋补肝肾，育阴生津，滋阴潜阳，化滞助育之功。二诊服上方诸药，症状减轻，精液正常。守方再进，以观后效。三诊服上方月余，其妻已身孕。

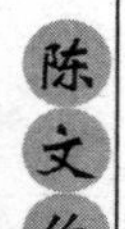

医案5　命门火衰，精滞不育

李某，男，30岁。初诊：1998年10月16日。

【病史】婚后4年，同居未育，其妻经妇科检查未见异常。经查精液不液化，服中西药物未能好转，经人介绍求余诊治。

【证候】腰膝酸软，性欲淡漠，畏寒肢冷，面色㿠白，阳事虽举而不坚，合房2～3分钟即泄精，尿清长，大便时

溏。舌质淡，苔白，脉沉迟尺弱。精液检查：精液量1ml，1小时不液化，精子活率20%，活力Ⅰ级。

【辨证】肾虚肾寒，精滞不育。

【立法】温肾兴阳，化精助育。

【方药】鹿茸粉3g，仙灵脾30g，附子20g，肉桂10g，巴戟天30g，菟丝子30g，车前子30g，川萆薢10g，山萸肉30g，淮山药30g，泽泻30g，茯苓30g。

上方3剂，共研细末，合蜜为丸，每丸重9g，每次2丸，日服3次，白开水送服。

嘱忌烟酒及辛辣食品，远房帏，多散步。

二诊：1998年11月20日。

服上方诸药，性欲增强，阳事易举。复查精液：精液量1.5ml，40分钟液化，精子活率25%，活力Ⅰ～Ⅱ级。继服上方加生牡蛎30g，玄参30g，熟地黄30g，增液育阴化精之品。

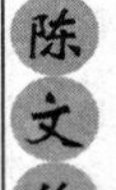

三诊：1998年12月22日。

服上方中药月余，精神转佳，精液量2.5ml，精液30分钟液化，活率60%，活力Ⅱ～Ⅲ级，精子密度5600万/ml。继宗前方，服3剂蜜丸，服法同前。

四诊：1999年初。

服上方诸药，其妻已身孕。

【按语】本案系肾虚肾寒所致滞精不育病。方中鹿茸粉、仙灵脾、附子、肉桂四药合用，温肾兴阳，化滞助育，共为君药；巴戟天、菟丝子、车前子、川萆薢四药合用，益肾气，通肾精，化滞助育，为辅佐药；山萸肉、山药、泽泻、茯苓四药合用，滋肾精，利肾水，化滞助育，共为佐使药。全方合用，可温肾兴阳，益肾通精，滋肾精，化

滞助育。二诊服上方，诸症悉减，液化好转。继以前方加生牡蛎、玄参、熟地黄三药增液育阴化精之品。三诊上方中药服后液化正常，诸症悉减，击鼓再进上方3剂。四诊上药未尽，其妻身孕。

医案6 阴虚火旺，精滞不育

任某，男，28岁。初诊：2004年2月16日。

【病史】婚后3年，同居未育，其妻经医院妇科检查未发现异常。经当地医院检查：精液24小时不液化，经多方治疗仍无明显变化，故来京求治。

【证候】腰膝酸痛，面色红润，两眼干涩，有红血丝，时有口干咽燥，夜眠不安。舌红，苔淡黄，脉弦细稍数尺弱。精液检查：精液量1ml，24小时不液化。

【辨证】阴虚火旺，阴液不足。

【立法】养阴清火，增液化滞。

【方药】生地黄30g，玄参30g，麦冬20g，黄柏30g，知母30g，丹皮20g，泽泻30g，女贞子20g，枸杞20g，生牡蛎30g，地骨皮20g，生甘草9g。

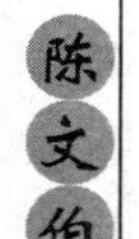

上方3剂，共研细末，合蜜为丸，每丸重9g，日服3次，每服2丸，白开水送服。

嘱忌烟酒及辛辣食品，少食鱼、肉、蛋厚味食品，多进清淡之品，远房帏，多散步。

二诊：2004年3月16日。

服上方诸药，诸症悉减，精液量1.5ml，精液12小时不液化。舌红苔淡黄，脉弦细稍数尺弱。继宗前法加减治之，上方加天花粉30g。

三诊：2004年4月16日。

服上方诸药，神清眠安。复查精液：精液量2ml，60分

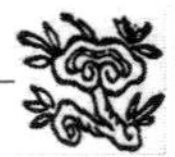

钟液化不全，活率60%，活力Ⅱ～Ⅲ级。上方再加二冬各20g，以观后效。

四诊：2004年5月20日。

服上方未尽，来院检查精液30分钟液化。月后余其妻身孕，追访生1男孩，母子均健。

【按语】本案系阴虚火旺、阴液不足所致滞精不育病。方中生地黄、玄参、麦冬、黄柏、知母、丹皮、泽泻七药合用，养阴清火，育阴增液，化滞助育，为君药；泽泻、女贞子、枸杞、地骨皮、生牡蛎五药合用，滋阴行水，软坚散结，化滞助育，为辅佐药；一味甘草调和诸药，为佐使之药。全方合用，可养阴清火，育阴增液，行水散结，化滞助育。二诊服上方4月余中药未尽其妻身孕，已收全功。

医案7　精室湿热，精滞不育

姜某，男，31岁。初诊：1987年5月15日。

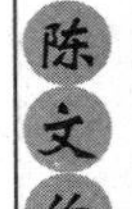

【病史】婚后3年，同居未育，嗜烟酒。其妻经妇科检查未见异常。经当地医院多次检查均为精液不液化，治疗未愈，故来京求余诊治。

【证候】体壮稍胖，腰酸膝软，阴囊潮湿，睾丸隐痛，尿黄略少，大便如常。舌红苔淡黄，脉弦有力。精液检查：24小时不液化，精液量1ml，白细胞10～15/HP，且抗精子抗体阳性。

【辨证】精室湿热，阴精暗耗，气滞血瘀，精滞不化，凝精不育。

【立法】清利湿热，育阴增液，理气活血。

【方药】黄柏30g，知母30g，丹皮30g，泽泻30g，生地黄30　玄参30g，二冬各10g，地骨皮30g，丹参30g，赤

芍30g，香附30g，木香10g，当归30g，白芍30g，生甘草30g。

上方3剂，共研细末，合为蜜丸，每丸重9g，每次2丸，日服3次，白开水送服。

嘱禁忌烟酒及辛辣食品，少食鱼、肉、蛋厚味食品，多清茶淡饭。

二诊：1987年6月18日。

服上方中药月余，诸症悉减。复查精液：12小时不液化，精液量2ml，白细胞6～8/HP，抗精子抗体转阴。继宗前方再进。

三诊：1987年7月16日。

服上方诸药，精神转佳。精液量2ml，精液1小时液化不全，白细胞1～3/HP。守前方再服1个月。

四诊：1987年8月18日。

服上方中药，复查：精液30分钟液化，精子密度8700万/ml，活率60%，活力Ⅱ～Ⅲ级，白细胞0～1/HP，效不更方，再进1个月以观后效。

五诊：1987年9月20日。

上药未尽，其妻身孕。

【按语】本案系精室湿热、阴精暗耗、气滞血瘀所致滞精不育合并凝精不育病。方中黄柏、知母、丹皮、泽泻四药合用，清利湿热，坚肾补水，共为君药；生地黄、玄参、二冬、地骨皮五药合用，育阴增液，化滞助育，共为臣药；木香、香附、丹参、赤芍、当归、白芍六药合用，理气活血，解凝化滞助育，为辅佐药；一味甘草调和诸药，化滞解凝助育。全方合用，可清利湿热，坚肾利水，育阴增液，理气活血，化滞解凝。二诊服上方丸药月余，诸症悉减，

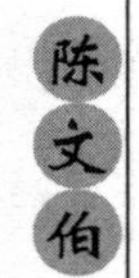

凝精（抗精子抗体）已转阴，液化时间已降到12小时，继服前方，冀图正复邪除。三诊服上方1个月，液化已到1小时以内，但液化不全。四诊在30分钟内精液完全液化。五诊全部指标均已正常，其妻身孕。

【按语】滞精不育病，系指精液排出体外后在30～60分钟以后仍呈精液滞而不化的状态，称为滞精不育病。是男性不育病中常见且多发的病种之一。西医认为正常的男子将精液排出体外之后，在标准温度下15～20分钟内开始液化，至60分钟应全部液化，否则可诊断为液化不全，进而导致不育。精液不液化可能是前列腺液中的蛋白水解酶缺乏所致。中医认为男子机体阴虚液少是滞精不育病的主要致病因素。其次，精室湿热、精脉瘀阻、痰湿内阻、气滞血瘀、精气不足、阴虚寒滞、肝郁气结等均可造成滞精不育病。临证时，不仅要审证求因抓住主症，而且切不可忽视兼症，应以此进行辨证论治，方可收到药到病除之效。

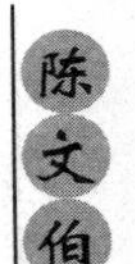

案中所举7例均为日常门诊所见的多发证型。

（八）凝精不育病

凝精不育是经过观察大量抗精子抗体阳性的免疫性不育病证，从而提出中医诊断病名为凝精不育，古代文献中并无记载。凝精不育，西医称之为“免疫性不育”，指实验室检查血清中含有抗精子抗体，精子凝集试验阳性者。凝精不育病的主要病因是指体内气滞过盛导致气血逆乱，气血不和，形成精脉瘀阻，使精子凝聚而不分解，造成凝精不育病。因此，凝精不育病是气盛伤血，免疫机制过亢的“实证”，并非免疫机能低下所造成的一种“虚证”。因此在

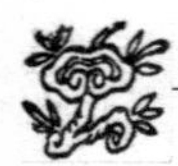

治疗时首先要辨别虚实之证。我在80年代初依据“气滞血瘀”病机研制了专治抗精子抗体的新药“抗体平”，经20余年的临床使用疗效甚佳，此药的研制成功，填补了医学界尚无专治抗精子抗体阳性专药的空白。

医案1 血瘀热郁，凝精不育

程某，男，32岁。初诊：2005年2月21日。

【病史】婚后5年，同居未育，其妻经妇科检查未发现异常。在当地医院进行多次精液常规检查，其精子密度、活力、活率、液化时间、畸形率等均正常，但抗精子抗体呈阳性，诊为免疫性不育。故求余诊治。

【证候】腰酸不明显，性交较频，身体健壮，二便调。舌质暗有瘀斑，苔淡黄，脉沉弦。精液检查：精子密度19500万/ml，精液3ml，活力A级：39%，B级：34%，活率85%，白细胞1～3/HP，红细胞1～2/HP。抗精子抗体阳性。

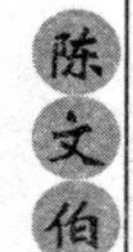

【辨证】气滞血瘀，热郁精室。

【立法】理气活血，清热利湿。

【方药】郁金30g，莪术30g，当归30g，白芍20g，川芎12g，丹参30g，桃仁20g，赤芍10g，黄柏30g，知母10g，虎杖30g，蒲公英30g，丹皮20g，生甘草12g。

上方3剂，以单味免煎中药颗粒剂混匀，装入0.5g胶囊，每次服10粒，日服3次，白开水送服。

嘱禁忌烟酒及辛辣食品，少食鱼、肉、蛋，多清茶淡饭，远房帏，多散步。

二诊：2005年3月22日。

服上方中药胶囊剂后，复查：抗精子抗体阴性，精子密度12700万/ml，精液量2ml，活力A级：35%，B级：

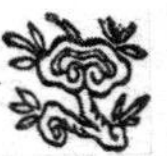

30%，活率 80%，白细胞 0～1/HP，红细胞 0～1/HP。效不更方，再进 3 剂免煎颗粒胶囊剂，服法同上。

三诊：2005 年 4 月 25 日。

服上方诸药未尽，其妻身孕。

【按语】本案系气滞血瘀兼有热郁精室所致凝精不育病。方中郁金、莪术行气解郁，化滞解凝，当归、白芍养肝血，使血充而气血相合；川芎、丹参、桃仁、赤芍活血通脉，使经脉气血运行通畅而调和，无气滞之虑，八药合用，行气解郁，养肝血，通血脉，调和气血，化滞解凝，共为君药；黄柏、知母坚肾阴，清肾热，为臣药；虎杖、丹皮、泽泻、蒲公英四药合用，清泄肾热，活血通经，为辅佐药；一味甘草调和诸药，使气血和谐，以达解凝助育。全方合用，有行气解郁、养血通脉、清利湿热、调和气血、化滞解凝之功。二诊服上方诸药，复查抗精子抗体转阴，他症均减，使气血通畅，凝精得解，宗上方再进 1 月中药胶囊剂，以观后效。三诊前后服用免煎中药颗粒胶囊剂 3 月余，其妻身孕，已收全功。

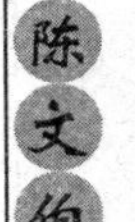

医案 2　气滞热郁，凝精不育

刘某，男，34 岁。初诊：1996 年 11 月 11 日。

【病史】婚后 8 年未育，其妻经妇科检查未见异常，经当地医院检查为抗精子抗体阳性，诊断为免疫性不育症。经当地治疗未能转阴，来京求余诊治。

【证候】腰酸乏力，尿后余沥不尽，会阴不适。舌质暗，苔白，脉沉弦细尺弱。实验室检查：抗精子抗体阳性，精子密度 9200/万 ml，活率 70%，活力Ⅱ级，白细胞 3～5/HP，并进行精子超微结构电子显微镜检查，精子头部蛋白颗粒分布不匀，表面呈凹凸不平。

【辨证】气滞血瘀，湿热下注。

【立法】理气活血，清利下焦湿热。

【方药】木香10g，莪术30g，当归30g，赤白芍各20g，川芎12g，桃仁20g，红花10g，黄柏30g，知母10g，虎杖30g，生甘草12g。

上方3剂，以单味免煎中药颗粒剂混匀，装入0.5g胶囊，每次服10粒，日服3次，白开水送服。

嘱禁忌烟酒及辛辣食品，远房帏，多散步，少食鱼、肉、蛋，多清淡饮食。

二诊：1996年12月12日。

服上方颗粒剂，腰酸、尿余沥好转。复查：抗精子抗体转阴，精子密度11000万/ml，活率80%，活力Ⅲ级，白细胞0~1/HP。精脉瘀阻去除，继守前方再进，以观后效。

三诊：1997年1月20日

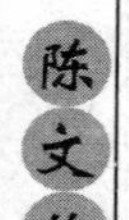

服上方诸药未尽，其妻身孕。嘱忌房事3个月以防流产。

【按语】本案系气滞血瘀、湿热下注所致凝精不育病。方中木香、莪术二药合用行气活血，化瘀解凝，共为君药；当归、赤白芍、川芎、桃仁、红花四药合用，养肝活血，化瘀解凝，共为臣药；虎杖、黄柏、知母坚肾清热，活血通络，为辅佐之药；一味甘草清热和中，调和气血，为佐使之药。全方合用，可行气活血，养肝益肾，化瘀解凝。二诊服上方月余中药，抗精子抗体转阴，他症如前，气血通畅，凝精已解，守前方中药3月有余，其妻身孕。

医案3 血瘀食滞，凝精不育

郁某，男，32岁。初诊：1995年3月12日

【病史】婚后6年，同居未育，经当地医院检查为抗精

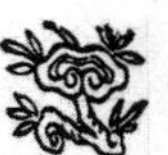

子抗体阳性，服中西药未能转阴，经人介绍来京求余诊治。

【证候】体健强壮，每周性交4~5次，饮食、睡眠如常，喜食肉、蛋类。舌质暗，苔淡黄稍腻，脉沉弦。实验室检查：抗精子抗体阳性。精液量4ml，精子密度22000万/ml，活率80%，活力Ⅲ级，白细胞0~1/HP。

【辨证】血瘀食滞，凝精不育。

【立法】活血化瘀，消食导滞。

【方药】当归60g，赤白芍各30g，川芎18g，丹参50g，木香20g，炒谷芽30g，鸡内金18g，焦三仙60g。

上方6剂，共研细末，合蜜为丸，每丸重9g，每次服2丸，日服3次，白开水送服。

嘱忌烟酒及辛辣食品，少食鱼、肉、蛋，多清茶淡饭，远房帏，多散步，清心志。

二诊：1995年5月16日。

服上方中药2月余，身轻体健。复查：抗精子抗体阴性，精液量2ml，精子密度8600万/ml，活率80%，活力Ⅲ级。经通瘀化滞，气脉已通畅，凝精已解，继以前方再进，以观后效。

三诊：1995年6月20日。

服上方月余，其妻身孕。嘱忌房事3个月以安胎。

【按语】本案系血瘀食滞所致凝精不育病。方中当归、赤白芍、川芎、丹参五药合用，活血通络，化瘀散结，解凝助育，共为君药；一味木香行气解郁，散结化瘀，而为臣药；炒谷芽、鸡内金、焦三仙消食导滞，使中焦脾升胃降，气机通畅，气血调和，解凝助育，为佐使之药，全方合用，可活血通络，化瘀散结，行气解郁，消食导滞，使中焦气畅，解凝助育。服上方2月余身轻体健，复查抗精子

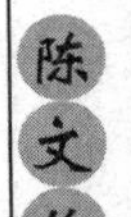

抗体已转阴，气血调和，凝聚已解，守前方再进。三诊服上方中药3月有余，其妻身孕，已收全功。

【按语】凝精不育病，即西医所称“免疫性不育”。中医认为凝精不育病主要病因是体内气滞过盛所致气血失和，气血不和形成精脉瘀阻，则精子凝聚而不分解，造成凝精不育病。因此凝精不育是气盛伤血，免疫机能过亢，并非免疫机能低下所造成的一种“实”证，即非气弱血虚形成的免疫低下所出现的“虚”证。为此，治疗不育，首先要辨别虚实，否则事倍而功半。西医学认为在某些特殊情况下，精子成为一种自身抗原，可以引起自身或生殖道局部免疫反应，从而导致机体出现特异性抗精子抗体。抗精子抗体阳性是男性不育病的免疫因素。在正常的情况下，人体精子抗原受到血睾屏障的阻隔而不会产生抗精子抗体。一旦人体输精管道受阻，睾丸或附睾出现感染性炎症以及损伤均可在体内引发产生抗精子抗体，当此抗体存在于人体生殖道分泌液中，可使精子的活力丧失，并可使精子凝聚，从而使精子失去了受精的功能。笔者在20世纪80年代初依据“气滞血瘀”病机，研制了“抗体平”中药，治疗抗精子抗体阳性而致精液不育者，其有效率已达90%以上，填补了医学界尚无专治“抗精子抗体”专药的空白。此病虽然只占男性不育病中的3%左右，但是由于缺少有效的治疗药物，使病人多年难以实现生儿育女的愿望。

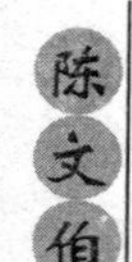

（九）多精不育病

多精不育病在古代文献中无此记载，即指每毫升精子密度超过正常人者。实验室检查，精子密度大于2.5亿/ml

者为多精不育病。由于空气、水源、食品的污染，近些年来多精不育病的患者并不少见。多精不育病的病因为：①脾土过盛伤及肾水，治以清心泻脾、养阴清肾。②脾土过极伤及肾水，治以滋肺抑脾、滋肾生水。总之，在临证时强调审病求因、辨证论治，效果甚佳。

医案1 脾土过盛，多精不育

王某，男，33岁。初诊：1994年2月21日。

【病史】婚后5年，同居未育，经查精子密度过高，患者家庭生活富裕，常服高档滋补食品。在当地治疗效果不佳，其妻尚未身孕，故来京求余诊治。

【证候】面色红润，腰膝酸软，消谷善饥，房事如常，二便调。舌尖红，苔中心淡黄，脉弦有力。精液检查：精子密度26000万/ml，精子活率60%，活力Ⅱ级，精液量2ml。

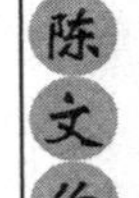

【辨证】脾土过盛，伤及肾水。

【立法】清心泻脾，保肾生水。

【方药】生地黄30g，生栀子20g，石斛30g，知母20g，玄参30g，地骨皮30g，麦冬30g，黄柏10g

上方3剂，共研细末，合蜜为丸，每丸重9g，每次服2丸，日服2次，白开水送服。

嘱少食鱼、肉、蛋，多进清淡饮食。

二诊：1994年3月24日。

服上方月余，已无善饥。精子密度已下降到14200万/ml，活率70%，活力Ⅲ级。效不更方，守前方6剂，服法同前，以观后效。

三诊：1994年5月26日。

服上方丸药2月未尽，自觉精神振奋，其妻经期已过，

经医院检查已身孕，已收全功。

【按语】本案系脾土过盛伤及肾水所致多精子不育病。方中生地黄清心热，益肾水为君药；生栀子、石斛、知母三药合用，清心泻脾胃之热，则热去水生，为臣药；玄参、地骨皮、麦冬养肾阴，滋肾水，水充可使精子密度减少，为辅佐之药；一味黄柏清肾热，坚肾阴，滋肾水，水充则液多，液多则精子密度减少。二诊服上方诸药，食后无善饥，精子密度下降，服上方诸药巩固前效。三诊服上方丸药2月未尽，其妻身孕已收全功。

医案2　脾土过极，多精不育

司某，男，28岁。初诊：1994年9月11日。

【病史】婚后3年，前2年采取避孕措施，近年余未采取避孕措施，同居未育，其妻经医院检查未见异常。故来院检查是否有不育病，求余诊治。

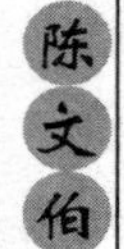

【证候】房事后腰酸乏力，每周1～2次房事，食欲佳，喜食鱼肉等厚味食品，体稍胖，平时不喜欢活动。舌尖红，苔淡黄腻，脉弦滑尺弱。精液检查：精子密度31000万/ml，精子活率50%，活力Ⅱ～Ⅲ级，白细胞1～3/HP，精液量2ml。

【辨证】脾土过极，热盛伤阴。

【立法】抑土泻脾，清热益阴。

【方药】石斛30g，生石膏30g，知母20g，生栀子20g，生地黄30g，白芍30g，玄参30g，麦冬30g。

上方3剂，共研细末，合蜜为丸，每丸重9g，每次服2丸，日服2次，白开水送服。

嘱清淡饮食，少食鱼肉厚味之品。

二诊：1994年10月12日。

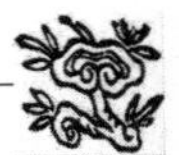

服上方头清目明。复查：精子密度16000万/ml，活率60%，活力Ⅱ～Ⅲ级，守前方击鼓再进。

三诊：服上方药未尽，其妻身孕。

【按语】本案系脾土过极、热盛伤阴所致多精不育病。方中石斛润脾使之不过极，滋肺胃之气液，气液充则肾水自生，为方中之君药；生石膏、栀子、知母清心泻脾，使脾热不过极，为臣药；生地黄、玄参、麦冬三药合用滋肾水，抑脾阳，为辅佐之药；一味白芍泻肝安脾收胃，使肾水得生，为佐使之药。全方合用可奏抑脾之过极、滋肺胃之气液、清心泻脾、滋肾生水、水充则脾安之功。二诊服上方诸药月余，诸症悉减，精子密度下降到正常值内，守前方再进。三诊服药3个月有余，其妻身孕而收全功。

【按语】多精不育病亦称高精不育病。因为其每毫升精子密度超过常人，从而造成多精不育病。西医学认为：成年男子精子密度应大于2000万/ml，精子密度为0～100万/ml者称无精子症和重度少精子症；大于500万/ml者而少于200万/ml者为少精子症；精子大于2.5亿/ml者为多精子症。

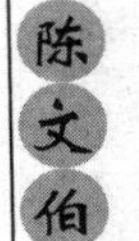

多精不育病在20世纪80年代初有少数病人来诊，由于空气、水源、食品三大污染源可致精子减少，25年来多精子病已颇为罕见。此病首先要检查是否有抗精子抗体阳性反应，如有阳性反应者，应按凝精不育病进行治疗；其次必须询问患者每月同房次数。如每月同房1次，甚至2～3个月同房1次，应指导病人适度增加房事，有时精子密度在数月内可达正常者不必服药；再其次有的人罹患阳痿病，数月，甚至数年未同房，又没有性自慰排精者，应治疗其阳痿病，待阳痿病治愈，有正常的性生活，其多精子病不

治自愈。总之在临证时必须审病求因，辨证论治，不可简单的依据精子检验报告结果就开方用药，如此会给病人带来不应有的精神和身体上的损失。

（十）畸精不育病

畸精不育病，古代文献中无此记载。畸精不育病指精子畸形率过高，如果实验室检查精子的畸形率大于50%（正常形态精子大于或等于50%），即为畸精不育病。现代医学认为精子畸形率过高是由①人体的先天精子不足（基因）②后天环境的污染；③生活起居无常所造成。我在临床过程中以中医辨证理论为基础，总结出畸精不育病的病机为精室湿热，精气不足，精失所养。以清热利湿，温肾益气，活血通络为治法，临床治疗效果显著。

医案1 精室湿热，畸精不育病

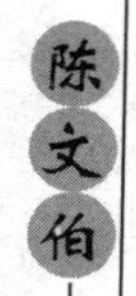

陈某，男，28岁。初诊：1986年5月17日。

【病史】婚后3年同居未育，其妻经妇科检查未见异常。在当地检查精子畸型率85%，故来京求余诊治。

【证候】腰膝酸痛，神疲嗜卧，阴囊潮湿，时有尿频，尿意不尽，会阴不适。舌尖红，苔淡黄稍腻，脉弦细稍数尺弱。精液检查：精子畸形率91%，精子密度2100万/ml，精子活率50%，精子活力Ⅰ级，白细胞3～6/HP。

【辨证】精室湿热，精气不足。

【立法】清利湿热，滋肾活精。

【方药】黄柏30g，知母30g，蒲公英30g，紫花地丁30g，车前子30g，泽泻20g，丹参30g，怀牛膝30g，生熟地各30g，枸杞30g，仙灵脾30g，生甘草12g。

上方3剂，共研细末，合蜜为丸，每丸重9g，每次服2

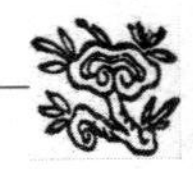

丸，日服3次，白开水送服。

嘱忌烟酒及辛辣食品，远房帏，清淡饮食，少鱼肉，多散步。

二诊：1986年6月20日。

服上方中药丸剂，精子畸形率降到40%，精子密度上升到3400万/ml，活率60%，活力Ⅰ～Ⅱ级，白细胞1～3/HP。此为正气得复，邪气渐去。上方减蒲公英、紫花地丁清热解毒之品，易巴戟天、菟丝子益肾填精之药，守方再进2月。三诊服上方药2月有余，其妻身孕，后追访生1女儿。

【按语】本案系精室湿热、精气不足所致畸精不育病。方中黄柏、知母、蒲公英、紫花地丁四药合，用清利湿热，坚肾养阴，为君药；车前子、泽泻、丹参、怀牛膝泻肾活血通络，治畸助育，为臣药；二地、枸杞、仙灵脾滋肾益精，为辅佐之药；一味甘草清热解毒，治畸助育，为佐使之药。全方合用，可清利湿热，坚肾养阴，泻肾活血通络，益精治畸。二诊服上方月余，畸精降至正常，他症均有好转。宗前方再进。三诊前后服药3月余，其妻身孕。

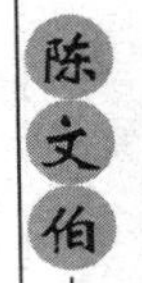

医案2　精气不足，畸精不育

薛某，男，31岁。初诊：1989年1月11日。

【病史】婚后5年，同居未育，在当地检查：精子畸形率80%，经当地医院治疗畸形率有所下降，但其妻未身孕，故来京求余诊治。

【证候】腰酸疼痛，房事后加重，神疲嗜卧，周身倦怠，时有举而不坚或举坚时短，尿频，尿后余沥不尽。舌淡红，苔白，脉沉细尺弱。精液检查：精子畸形率85%，精子密度2600万/ml，精子活力Ⅰ～Ⅱ级，精子活率50%。

【辨证】精气不足，精失所养。

【立法】温肾益气，滋肾养精。

【方药】鹿茸粉30g，仙灵脾60g，巴戟天30g，菟丝子30g，枸杞30g，熟地30g，制首乌30g，女贞子30g，丹参30g，当归10g，白芍10g，生甘草18g。

上方3剂，共研细末，合蜜为丸，每丸9g重，每次2丸，日服3次，白开水送服。

嘱忌烟酒及辛辣食品，远房帏，少看电视，多散步。

二诊：1989年2月16日。

服上方中药蜜丸月余，精子畸形率下降到27%，精子密度4100万/ml，精子活率60%，活力Ⅱ～Ⅲ级。药到病除，继宗前方再进。

三诊：1989年3月16日。

服上方诸药，其妻身孕，追访生1男孩。

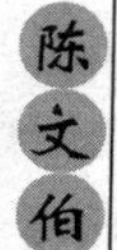

【按语】本案为精气不足、精失所养所致畸精不育病。方中鹿茸粉温肾益精填髓而为君药；仙灵脾、巴戟天、菟丝子温肾益气，共为臣药；枸杞、熟地、首乌、女贞子滋肾养精；丹参、当归、白芍养肝益肾，活血通络；一味生甘草调和诸药，和中解毒，正精助育，为辅佐之药。全方合用，可达温肾填精益肾、活血通络、解毒正精助育之功。二诊服上方月余，畸精已降至正常。三诊继服前方中药，其妻身孕，已成正果。

【按语】畸精不育病系指精子畸形率过高，一般情况下，正常形态精子应大于或等于50%，如果畸形大于50%，提示人体睾丸已有病变。精子畸形率过高，一则是先天精气不足（基因）所致；二则是后天，主要是空气、水源、食品三大污染源所致；其次是高科技所带来的各种射线、

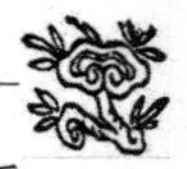

毒物以及现代人的饮食不节，起居无常，拼命劳作亦是重要的后天因素。男性不育症，病人多以少精、死精、弱精来院治疗，单纯以畸形精子来院诊治者不多，况且在临证中只有男子的优秀精子或者说“冠军”精子才能冲破各道防线与优质卵子相结合而身孕。为此，近10年以来畸形精子的治疗降为次要地位。

（十一）无精液不育病

无精液不育证，古代文献中有“精少”、“天癸竭”。《诸病源候论》曰：“虚劳少精”，认为“肾主骨髓、而藏于精，虚劳、肾气虚弱，故精液少也……”证明肾精的强弱决定了生育。《石室秘录》专设“精少”一证。清代陈士铎《辨证录·种嗣门》云：“男子在泄精之时，只有一二点精，此种人，亦不能生子”。无精液病要与不射精病，逆射膀胱病相鉴别，从古代医家文献中可以看出无精液病由房事过频损伤肾精所致。本文阐述了该病的病因、病机及治疗原则，着重提出精液为人体三宝精、气、神中的重中之重。文中列举了2个典型病例，例1为阴损及阳，阴竭液涸，治用温肾滋阴，阴阳相济，以达阴生液长之功。例2为元气大伤，阴竭液绝，治用大补元气，益肾生精，滋阴增液，以达阴阳相合，精生液长。

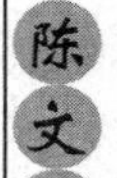

医案1　精竭液固，无精液不育

黄某，男，33岁。初诊：1995年10月11日。

【病史】婚后6年，近2年未采取避孕措施，同居未育。其妻在医院妇科检查未发现异常。1年多来在当地检查不能排出精液。故来京求余诊治。

【证候】腰膝乏力，面色晦暗，精神萎靡，房事不能排

出精液，手淫亦不能排出精液。1 年内未发生遗精。舌质暗，苔白，脉沉细尺弱。

【辨证】阴损及阳，阴竭液涸。

【立法】益肾增精，育阴增液。

【方药】鹿茸粉 3g，仙灵脾 60g，肉苁蓉 30g，巴戟天 30g，菟丝子 30g，柴狗肾 1 具，雄蚕蛾 10g，淮山药 30g，熟地黄 30g，山萸肉 30g，枸杞 30g，女贞子 30g，大玄参 30g，制首乌 30g，麦冬 30g，生甘草 12g。

上方 9 剂，共研细末，合蜜为丸，每丸重 9g，每次服 2 丸，日服 3 次，白开水送服。

嘱忌烟酒及辛辣食品，忌房事百日。

二诊：1996 年 1 月 16 日。

服上方中药 3 月有余，精神转佳，阳事易举，近 1～2 周内有 2 次梦遗。精气已复，可在月内进行房事 1～2 次。守前方再进，以观后效。

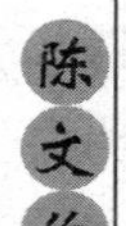

三诊：1996 年 4 月 20 日

前后服药与节制房事半年，房事如常，其妻已身孕。

【按语】本案系阴损及阳，阴竭液涸所致无精液不育病。方中鹿茸温肾增精，益肾填髓以期达到善补阴者阳中求阴之意，为君药；柴狗肾、雄蚕蛾、菟丝子、巴戟天、仙灵脾、肉苁蓉、山药七药合用，温肾兴阳，益肾增精，共为臣药；熟地黄、山萸肉、枸杞、女贞子育肾阴，增肾液；玄参、首乌、麦冬滋阴补液，亦为辅佐之药；一味生甘草调和诸药而为佐使之药。全方合用，温肾填精，益肾填髓，补肾增精，滋阴补液，阴阳相济，阴生液长。二诊服上方诸药 3 月有余，阴生阳长，精生液增，三诊继服上方前后半年，精液已复，房事如常，其妻身孕，已得全功。

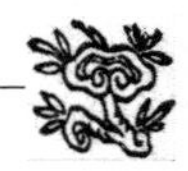

医案2 无气大伤，无精液不育

赵某，男，36岁。初诊：1986年6月21日。

【病史】10余年来手淫过频，时常遗精、滑泄，后服中药其症缓解。由于体弱多病延至2月前始结婚，1月前外出旅游结婚，白日登山观景，夜晚蜜月交欢，历经半月有余，自感心有余而力不足，近半月每次交合已不排精液，经人介绍，求余诊治。

【证候】面色萎黄，精神困倦，腰酸疼痛，语声无力，动则心悸汗出，夜寐不安。舌质淡，苔白，脉沉细尺弱。

【辨证】元气大伤，育阴增液。

【方药】红参10g，鹿茸粉3g，山萸肉50g，五味子30g，麦冬30g，淮山药50g，生黄芪50g，玉竹30g，柴狗肾1具，肉苁蓉30g，熟地黄30g，枸杞30g，沙苑子30g，巴戟天30g，菟丝子30g，远志30g。

上主9剂，共研细末，合蜜为丸，每丸重9g，每次2丸，日服3次，白开水送服。

嘱忌房事白日，忌烟酒及辛辣食品，每日晚11点前睡眠，早起。少量鱼、肉、蛋，每日散步千步以上，以观后效。

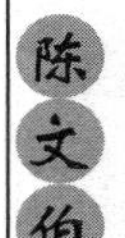

二诊：1986年9月24日。

来诊时满面春风，面色红润。近1周1次同房，精液量可达3～5ml。嘱节制房事，劳逸适度，坚持散步，清茶淡饭。继服上方3剂，每次服1丸，日服2次。

【按语】本案系元气大伤、阴竭液绝所致无精液不育病。方中红参大补元气，益气生精；鹿茸粉温肾填精亦为君药；山萸肉、五味子、麦冬三药与人参、鹿茸合用补元益气，养阴增液，共为臣药；山药、黄芪、玉竹补元气滋

阴增液；柴狗肾、肉苁蓉、熟地黄、枸杞、沙苑子、巴戟天、菟丝子温肾益气，滋阴生精增液，为辅佐药；一味远志益肾定志安神，为佐使之药。全方合用，有大补元气，益肾生精，滋阴增液，阴阳相合，精生液长之功。二诊服上方诸药不到百日，精生液长，守前方再进，前后半年已达临床治愈。

【按语】无精液病，临证虽不多见，但医者不可不察。我国历代医家主张，人不可无欲，但不可纵欲。纵欲无度者，身心健康将会受到极大的伤害，轻者影响工作，断绝后代，重者失魂落魄，难以做人，患者亦不可不知。

人体的精液是由精子和精浆组成。精子只占精液总量的5%～10%，而人体的附属性腺，其中精囊腺液占精液中60%～70%，前列腺液占20%～30%，其他附属性腺液所占比例很少。人类的繁衍昌盛，不仅要靠精子，而精浆亦十分主要，其不但是输送精子的介质，而且能激发精子的活动力，同时是维持精子生命的基本物质。因此，人体这一重要的资源，绝对不可以随意消耗，因为精液在人体的价值，绝不低于血液在人体的价值。精、气、神是人体的三宝，而精液是人体三宝中极为重要的物质基础之一。

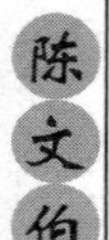

临床诊断无精液病人，必须要与不射精病、精液逆射膀胱病等疾病进行鉴别，以防误诊延误治疗。

七、癌病证

癌之病名最早出现在《卫济宝书》（原撰人佚名，由宋代东轩居士增撰，成书于1170年）。在《痈疽论》中，五发（癌、瘭、疽、痼、痈）图说提出“癌”病为痈疽病类中五发之首。南宋·杨仁斋论述“癌者，上高下深，岩穴

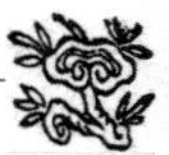

之状，其毒根深藏，穿孔透里，男子多发于腹，女子多发于乳”。历代医家认为失荣、乳岩、舌疳、肾岩翻花四大绝证，均为癌病范畴。

（一）肝癌

肝癌相当于中医古籍中“肝积”、“息贲”、“血鼓”、“脾积”、“癥”等证，东轩居士首次以“癌”字确立恶性肿瘤之险恶。杨士瀛于1264年撰著《仁斋直指方论》一书中精确的描述了癌病的特征。至今肝癌虽有治愈者，但效果仍不尽人意，肝癌有癌中王之称，至今仍然是医者攻关之难题。其病因在《难经·五十五难》说：“脾之积……久不愈发黄疸”；《诸病源候论·积聚候》说：“诊得肝积，两胁下痛”；《圣济总录》中提出：“积气在腹中久不差，牢固推之不移者，癥也，按之其状如杯盘牢结，令人身瘦而腹大，至死不消”；《活人录汇编》中描述肝癌：“肝之积曰肥气，盖由郁怒伤肝……郁滞于左右两胁之间，形如覆杯，可大可小，渐至形枯神萎。若求速效而恣用克伐，则及伤肝脾之其气，中满传为鼓胀而死”。总之，肝癌的成因多由外邪湿热湿毒瘀结成积，肝郁气结，肝郁乘脾，痰瘀互结，日久成积；饮食不节，酒毒伤肝，湿毒郁结成积；脏腑虚弱，肝脾失调，气滞血瘀形成癥积。在前贤各论的基础上，强调人体、癌体共存，扶正养肝健脾为主，祛邪清热解毒，软坚散结，利水消肿为辅。总之临床时一定要审证求因，辨证论治，方可取得良效。

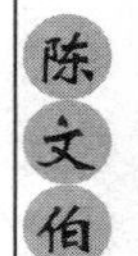

医案1　正气亏虚，瘀癥肝癌

赵某，女，58岁。初诊：2000年4月10日。

【病史】罹患肝硬化多年，合并糖尿病，近期经北京3

家医院确诊为原发性肝癌合并腹水，胰体肿大，不除外转移性病变，肝右叶血管瘤，脾大，脾门静脉曲张，左肾萎缩，左肾盂积水。无法手术，建议保守疗法。本人不知所患为癌病，故家属求余在住院期间用中药治疗。

【证候】面色萎黄，胁下胀满，癥块膨隆，腹大如鼓。推之有波动感，纳呆食少，尿黄量少，大便秘结。舌暗有瘀斑，苔白厚腻，脉沉弦尺弱。

【辨证】正气衰弱，肝脾瘀阻，肝癥脾积。

【立法】大补元气，疏肝健脾，消癥化积。

【方药】1. 静脉给药：①人参生脉饮注射液 60ml × 30（1 个疗程），每日将 60ml 液体，兑入 5% 葡萄糖生理盐水 100ml 滴入。②康莱特（薏苡仁提取液）100ml × 20（1 个疗程），每次 1 支，每日静滴 1 次。

2. 内服中药：生黄芪 30g，白术 30g，茯苓 30g，猪苓 30g，鸡内金 10g，柴胡 10g，全当归 20g，白芍 10g，丹参 20g，仙鹤草 30g，葛根 20g，郁金 15g，莪术 30g，薏苡仁 30g，白蔻仁 3g。

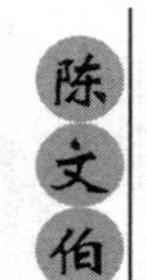

上方 30 剂，水煎服。每日 1 剂，每剂煎 2 次，日服 2 次。

二诊：2000 年 5 月 10 日。

服用上方汤药及静滴中药，患者腹水已消，精神转佳，面色已有光泽，食欲佳，舌质暗，有瘀斑，苔白稍腻，脉沉弦尺弱。继以前法治之。

三诊：2000 年 6 月 10 日。

服用上方中药及静滴中药 2 月余，精神振作，腹水消失后腹胀、周身不适均已去除，状若常人。经 CT 检查，腹水消失，肝胰占位病变消失。继以口服中药 30 剂，以观后效。

2006年2月经追访，患者一切正常。

【按语】系元气大衰、肝脾瘀阻所致肝癥脾积病合并消渴病。西医诊为原发性肝癌并腹水，胰体肿大，不除外转移性病变，肝右叶血管瘤，脾大，脾门静脉曲张，左肾萎缩，左肾盂积水合并糖尿病。

方中黄芪、白术、茯苓、猪苓大补元气，健脾利水，消癥化积，止消渴，为君药；柴胡、当归、白芍疏肝养血，消癥化积止消渴为臣药；丹参、仙鹤草、葛根、郁金、莪术、薏苡仁、白蔻仁活血化瘀，化湿行气，开胃消浊，消癥化积，止消渴，为佐使药。全方合用，可大补元气，疏肝养血，健脾化湿，消癥化积，止消渴。

静脉滴药中，生脉饮注射液之红参大补元气，健脾利水，止消渴，化肝癥，除脾积；麦冬养心阴，滋肺阴，止消渴，化癥积；五味子补五脏，消肝癥。全方合用，大补元气，健脾利水，化肝癥除脾积，止消渴。

薏苡仁提取液“康莱特”静脉注射中药液，其中主要成分为薏苡仁中“亚油酸”物质。薏苡仁自汉代以来，治疗化脓性肠痈及水肿喘急（《独行方》），消水肿，益气力（《食医心镜》），治中风言语謇涩，手足不遂（《圣惠方》），治肺痈（《直指方》），治内痈脓（《金匮要略》），治乳岩（癌）（《外科大成》），说明薏苡仁不仅是健脾益胃，利水消肿之药，历代医家更以其治疗乳癌、肠痈、肺痈等痈疽病。古人在几千年中所积累的宝贵经验实可用之启迪后人，故薏苡仁有良好的消癥化积，止消渴之功。

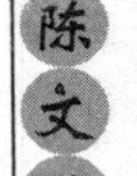

以分子学水平提取的薏苡仁制剂功不可没，其消癥化积，利水消肿，益气扶正，抑制癌肿转移，没有化疗、放疗之严重的副反应。当然用此药必须在中医整体论、特别

是辨证论治的基础上应用。

二诊服用上方中药以及生脉饮、薏苡仁制剂静脉给药后，患者腹水消失，精神转佳，说明正气得复，邪气渐除，继以前法治之。三诊前后用药 2 个月，原发性肝癌并腹水、胰转移癌及左肾盂积水均已消失，再服用中药 30 剂巩固前功。至今 6 年有余，一切正常。

医案 2 肝郁癥聚，水积肝癌

卢某，男，45 岁，初诊：2003 年 10 月 30 日。

【病史】平素嗜酒厚味，罹患肝癌，在当地（广东惠州）医院治疗，病情持续恶化，目前已出现腹水，求余诊治。

【证候】癥块肿大，按之凹陷，动则气喘，右胁下胀痛，纳呆食少，倦怠嗜卧，尿黄短少，大便 2～3 日 1 次。舌质暗，苔淡黄厚腻，脉弦缓尺弱。

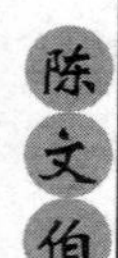

【辨证】肝郁癥聚，脾失健运，水饮停积。

【立法】疏肝化癥，健运中州，利水化积。

【方药】方 1. 内服方：柴胡 30g，郁金 30g，莪术 30g，土茯苓 30g，白花蛇舌草 30g，天冬 30g，白及 30g，鳖甲 30g，红参 30g，白术 30g，茯苓 30g，生黄芪 30g，绞股蓝 30g，猪苓 30g，薏苡仁 30g，三七粉 10g。

上方 10 剂，以单味免煎中药颗粒剂混匀，装入 0.5g 胶囊，每次服 10 粒，日服 3 次，白开水送服。

方 2. 中药输液方：康莱特（薏苡仁提取液）100ml × 40，每日静滴 2 支，每月休 10 天。

嘱远房帏，少思虑。忌酒、辛辣食品及发物食品。以米、面为主，多菜（胡萝卜、芦笋类）少肉（鹅肉、乌鸡为宜），适量食花生米、杏仁等干果食品。

二诊：2003 年 12 月 6 日。

服用上方诸药，癥块缩小，腹水消失，精神转佳，大便仍黏滞不畅。舌质暗，苔白稍腻，脉弦缓尺弱。继宗前法加味治之。

上方加瓜蒌 30g，夏枯草 30g，垂盆草 30g。共服 10 剂，仍以单味免煎中药颗粒胶囊剂，制法、服法同前。

2004 年 2 月 26 日来电：用上方中药，腹水及肿块均消失，一切良好。

2006 年 5 月 30 日追访，目前身体状况良好，至今仍服用生脉饮调理。

【按语】本案系肝郁血瘀，脾失健运，水饮停积所致癥积并鼓胀病，西医诊为原发性肝癌并腹水。方中柴胡、郁金、莪术、土茯苓、白花蛇舌草、天冬、白及、鳖甲疏肝解郁、理气化瘀，消癥化积，为君药；红参、白术、茯苓、生黄芪补中益气，健运中州，利水消肿，消癥化积，为臣药；绞股蓝、薏苡仁、猪苓、三七粉益气健脾，利水消肿，活血化瘀，消癥化积，为佐使之药。全方合用，可疏肝化瘀，补中益气，健运中州，利水消肿，消癥化积。二诊服用上方诸药及薏苡仁提取液，每天 200ml 静滴，腹水消失，癥块缩小，继以前方加瓜蒌、夏枯草、垂盆草清肝散结，消瘀祛凝，疏通郁滞，破癥化积。薏苡仁提取液（康莱特）用法同上。

2004 年 2 月 26 日来电：用上方中药后，肝癌消失，腹水已退，一切良好，至 2006 年 5 月健在，未发现新的肿物。

医案 3　肝郁血瘀，脾积肝癌

张某，男，57 岁。初诊：2000 年 5 月 16 日。

【病史】罹患肝硬化多年。1999 年 5 月查出肝癌。CT

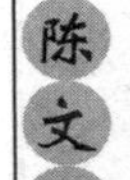

示：4cm×4.6cm 肿物，脾大，脾静脉扩张。经住院治疗至2000 年 1 月 CT 检查，肝右叶 6.3cm×6.5cm 肿物。2000 年5 月 CT 检查，肝右叶 7.4cm×7.8cm 肿物，经人介绍，求余诊治。

【证候】右胁下胀，扪之有癥块，推之不移，腰酸乏力，纳呆食少，尿黄短少，大便秘结。舌质暗，苔白腻，脉弦尺弱。

【辨证】肝郁血瘀，脾失健运，毒邪内阻，肝癥脾积。

【方药】柴胡 30g，郁金 30g，当归 30g，赤芍 30g，红参 10g，炒白术 30g，茯苓 30g，生黄芪 30g，白花蛇舌草30g，金银藤 30g，虎杖 10g，丹参 30g，瓜蒌皮 30g，莪术30g，薏苡仁 30g，仙鹤草 6g，车前子 10g，白及 10g，猪苓20g，生甘草 6g。

上方 10 剂，以单味免煎中药颗粒剂混匀，装入 0.5g 胶囊，每次服 10 粒，日服 3 次，白开水送服。

嘱忌酒及辛辣食物，低盐、低脂肪饮食，远房帏，多散步。

二诊：2000 年 7 月 16 日

服上方诸药，自觉胁下胀痛好转，精神转佳，舌质暗，苔白腻，脉弦尺弱，继以前方进退。

方 1. 内服方：柴胡 30g，郁金 30g，当归 30g，赤芍30g，红参 10g，炒白术 30g，茯苓 30g，生黄芪 30g，白花蛇舌草 30g，虎杖 30g，垂盆草 30g，半支莲 30g，丹参 30g，瓜蒌皮 30g，莪术 30g，薏苡仁 30g，仙鹤草 30g，白及 30g，猪苓 30g，鳖甲 10g。

上方 10 剂，仍以单味免煎中药颗粒胶囊剂，服法同前。

方 2. 中药输液方：康莱特（薏苡仁提取液）100ml ×

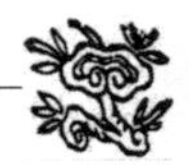

80（1个疗程）。每日静滴200ml，每月休息10天。

三诊：2000年9月18日。

用上方诸药2个月，精神倍增，经CT检查示：肝右叶6.3cm×6.5cm肿物，他症如前。舌暗苔白，脉弦缓尺弱。此乃正气得复，癥积回缩，效不更方，继以前方再进2月，以观后效。

四诊：2000年11月16日。

用上方诸药2个月，自觉体力著增，饮食睡眠均如常人。舌暗苔白，脉弦细尺弱。继以前方中药5剂，仍服胶囊。康莱特100ml×80（1个疗程），每日静滴200ml，每月休息10天，以观后效。

五诊：2001年3月16日。

自去年11月用药后，自动停药3个多月，去南方各大城市疗养，回家后在北京某医院CT检查，右肝肿物6.1×6.5cm。

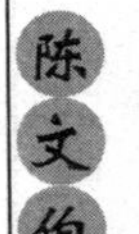

【证候】腰酸膝软，下肢痿弱，神疲嗜卧，食欲睡眠尚可。舌质暗，苔淡黄，脉沉弦细尺弱。

【辨证】肝脉瘀阻，脾失健运，气血失和。

【立法】疏肝化癥，健脾消积，调和气血。

【方药】柴胡30g，莪术30g，当归30g，鳖甲30g，红参10g，党参30g，白术30g，茯苓30g，炙黄芪30g，薏苡仁30g，淮山药30g，丹参30g，仙灵脾30g，骨碎补30g，三七粉10g。

上方5剂，以单味免煎中药颗粒胶囊剂，每次10粒，日服3次，白开水送服，以观后效。

2005年3月8日，家属来诊转告：病人肝癌一直稳定，后因“骨髓炎”住院治疗，住院期间肺部感染，因肺炎高

热，抢救无效，于2007年9月中旬去世。

【按语】本案系肝郁血瘀、脾失健运、毒邪内阻所致癥积。西医诊为原发性肝癌、脾大，脾静脉扩张。方中柴胡、郁金、当归、白芍疏肝活血消癥化积为君药；红参、炒白术、茯苓、生黄芪大补元气，健运中州，消癥积为臣药；白花蛇舌草、银花、虎杖、丹参清肝解毒活血消癥为辅佐药；莪术、薏苡仁、猪苓、瓜蒌皮、仙鹤草、白及、车前子、生甘草驱邪祛浊，化癥除积，调和诸药为佐使药。全方合用，可疏肝健脾，清肝解毒，驱邪化浊，活血化瘀，消癥除积。二诊，服上方中药自觉胁下胀痛好转，精神转佳，继以前法进退治之。前方减金银藤、车前子、生甘草，加垂盆草、半枝莲、鳖甲清肝解毒、软坚散结、破癥消积之品。加用薏苡仁提取液静脉点滴，每日200ml，20天为1个疗程。二诊用上方中药1个月，肝癌肿块明显缩小，继以上方中药再进。四诊服用前方2个月，自觉体力倍增，饮食睡眠状如常人，继以前方再进1个月以观后效。五诊服上方1个月中药后，自12月中旬去南方各地疗养，自动停药3个多月，回北京某医院检查，肝右叶6.1cm×6.4cm，继以前法治之。

2005年3月8日，家属转告：病人用中药一直稳定。于2007年9月因“骨髓炎”住院治疗，因肺部感染高热不退，经抢救无效而去世。

（二）肠癌

直肠癌的发病率，近年在我国有上升趋势，为此防治直肠癌应列入防病的议事日程。直肠癌在中医学中多属“肠覃”、“脏毒”、“肠澼”、“肠风下血”等疾病。《灵枢》

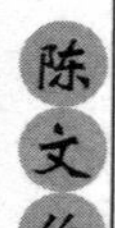

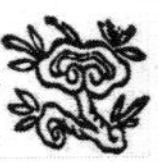

一书中说“肠覃”为“寒气客于肠外与卫气相搏，癖而内著，息肉乃生”。《脉经》说：“肠癖下脓血，流连勃生，洪大数身热者死”。《诸病源候论》说：“脏毒专由大肠血热或平素喜吃辛燥煎煿之物而成病也”。《外科全生集》认为溃久不敛，必至翻花起肛坚硬。其病因多为外邪入侵大肠，平素饮食不节，酗酒爱肉，进食煎炸辛辣之物，致使大肠蕴积毒邪而发病。历代医家多以清热解毒，凉血止血为其治法。我认为临证时要依据病人的虚实决定扶正与祛邪用药的主次关系，直肠癌大出血应以大补元气为主，凉血止血为辅。

医案 正气衰弱，毒浊肠癌

张某，男，33岁。初诊：2004年12月14日

【病史】经医院检查诊为：直肠癌、淋巴瘤、肺转移癌。病人畏惧化疗，要求服中药治疗。经人介绍，求余诊治。

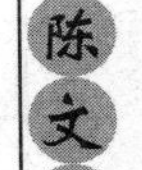

【证候】面色晦暗，表情淡漠，夜寐不安，大便不畅，腹部胀痛，稍有咳嗽，痰白黏滞。舌质暗，苔白腻，脉弦细稍数，尺脉弱。

【辨证】正气虚衰，脾失健运，痰凝毒阻，肠积肺癥。

【立法】大补元气，健脾化痰，解毒化浊，消积化癥。

【方药】红参10g，西洋参10g，炒白术30g，茯苓30g，天冬30g，麦冬15g，山萸肉5g，女贞子30g，白花蛇舌草30g，大黄炭10g，地榆30g，仙鹤草30g，白及10g，薏苡仁30g，猪苓30g，生甘草9g。

上方7剂，水煎服，每日1剂。

二诊：2004年12月21日。

服上方大便通畅，咳嗽好转。舌质暗，苔白腻，脉弦

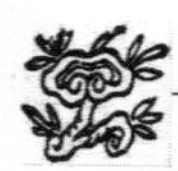

细稍数尺弱。继宗前方，加味治之。加黄精15g，党参30g，浙贝母10g，生牡蛎30g，海藻30g。继服14剂，水煎服。

三诊：2005年1月4日。

服上方诸症悉减，继以前方进退。

红参30g，党参30g，炒白术30g，茯苓30g，生地黄30g，女贞子30g，薏苡仁30g，天冬60g，白花蛇舌草30g，浙贝母30g，生牡蛎30g，夏枯草30g，仙鹤草30g，猪苓30g，白及10g，鱼腥草30g。

上方15剂，以单味免煎中药颗粒剂混匀，装入0.5g胶囊，每次10粒，日服3次，白开水送服。

四诊：2005年4月5日。

服上方药3月，直肠肿物消失，唯心悸失眠、神疲乏力仍存。舌质暗，苔白腻，脉弦细数。继以前法加减治之。

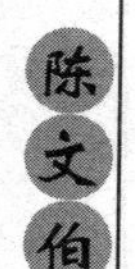

红参10g，二冬各10g，五味子10g，炒枣仁10g，柏子仁10g，薏苡仁30g，白花蛇舌草30g，仙鹤草15g，女贞子10g，炒白术10g，茯苓10g，生黄芪15g，浙贝母10g，生牡蛎30g，绞股蓝10g，生甘草6g。

上方15剂，水煎服，每日1剂。

五诊：2005年4月26日。

近日听别人说，直肠瘤消失了，一定会转移到脑，为此整夜难寐，睡1～2小时都困难。数天后突发右侧半身不遂，语言謇涩，经当地医院诊为脑血栓，由家人搀扶来诊。舌质暗，苔白腻，脉弦细数。继以平肝熄风，祛痰活络，养心安神法治之。

天麻10g，钩藤10g，赤白芍各10g，葛根10g，丹参15g，川芎6g，桃仁10g，地龙10g，全蝎3g，水蛭3g，僵蚕10g，清半夏10g，胆南星3g，瓜蒌30g，远志10g，柏子

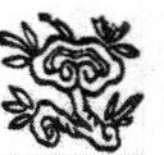

仁10g，当归10g，红花10g，琥珀粉、三七粉各1.5g（冲服）。

上方13剂，水煎服，每日1剂。

六诊：2005年5月8日。

服上方诸药，诸症悉减。舌质暗，苔白腻，脉弦细数。继宗前方进退。

全蝎3g，水蛭3g，远志10g，菖蒲10g，炒枣仁10g，瓜络10g，鳖虫10g，壁虎3g，蜈蚣2条，僵蚕10g，柏子仁10g，磁石30g，合欢皮10g，夜交藤30g，浙贝母10g，葛根10g，白芍10g，威灵仙10g，红参5g，琥珀粉、三七粉各1.5g（冲服）。

继服30剂，水煎服，每日1剂。

七诊：2005年7月19日。

服上方药，精神转佳，夜能安睡，右侧上下肢活动自如，语言謇涩已除，谈话如常人。舌质暗，苔白，脉弦细稍数。继以前法加减治之。

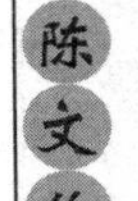

方1．巴戟天30g，仙灵脾30g，天冬30g，薏苡仁60g，红参10g，鱼腥草30g，炒白术30g，茯苓30g，猪苓30g，女贞子30g，灵芝30g，白花蛇舌草30g。

上方8剂，以单味免煎中药颗粒剂混匀，装入0.5g胶囊，每次服10粒，日服3次，白开水送服。

方2．壁虎30g，蜈蚣30g，僵蚕30g，土鳖虫30g，水蛭30g。上5味，共研细末，装入0.5g胶囊，每次服2粒，日服3次，白开水送服。

八诊：2005年11月4日。

服上方诸药，直肠癌消失，淋巴瘤、肺癌均稳定，脑血栓已愈。舌质暗，苔白，脉弦细稍数。继以前法治之。

生黄芪30g，焦三仙30g，鸡内金3g，虎杖10g，巴戟天30g，仙灵脾30g，天冬30g，薏苡仁60g，红参5g，鱼腥草10g，白术10g，茯苓10g，猪苓10g，女贞子10g，灵芝10g，白花蛇舌草10g，柴胡6g，郁金10g，生甘草3g。

上方30剂，水煎服。

2006年2月16日来电：在家疗养，一切如常。

【按语】本案系正气虚衰、痰凝毒阻、肠积肺聚。西医诊为直肠癌、淋巴瘤、肺部转移癌。方中二参、白术、茯苓、天冬、麦冬、山萸肉、女贞子大补元气，健脾化痰，润肺止咳，补肾增精，消积化癥，为君药；白花蛇舌草、大黄炭、地榆、仙鹤草、白及解毒化浊，消癥化积，为臣药；薏苡仁、猪苓、生甘草益气健脾化湿，调和诸药，为佐使之药。全方合用，大补元气，润肺化痰，健脾去痰之源，解毒化浊，消积化癥。

二诊服上方诸药，大便通畅，咳嗽好转，精神转佳。以前方加黄精、党参、浙贝母、生牡蛎、海藻益气健脾，软坚散结，化痰通络。

三诊服上方，诸症悉减，继以前方减西洋参、麦冬、山萸肉、大黄炭、地榆、猪苓、甘草，加用党参、浙贝母、生牡蛎、夏枯草、鱼腥草健脾化痰，软坚散结，清热解毒，消癥散积。四诊服上方3个月，经查直肠肿物已消失。唯心肾不交，正气不足仍存，继以前方进退。加用麦冬、五味子、炒枣仁、柏子仁交通心肾，养心安神；生黄芪、绞股蓝补元气祛邪，以观后效。

五诊服上方中药50余日，因忧虑直肠癌消退，是否转移到脑部而数日未眠，突发脑中风，经查未见脑转移，拟以平肝熄风、祛痰活络、养心安神法治之。

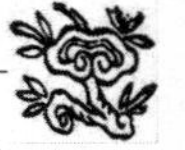

六、七诊服中药以治中风病为主，兼治癥积病。八诊服上方诸药，中风已痊愈，直肠癌已消失，肺癌病情稳定，继以前法巩固前功。

2006年2月16日来电：在家（农村）疗养，暂不到北京工作，一切如常。

（三）喉癌

喉癌属于中医学“喉菌”、“喉疳”、“喉瘤”等病的范畴。喉司呼吸，为音之府，属肺、肝、肾之经络循行部位。其病因为外感风热之邪，并与肺、脾、肝、肾功能失常有关。其病机不外乎气滞血瘀、肺热火毒炽盛、痰湿热毒蕴结所致。《医宗金鉴》载：“喉痈……肾火炎上金受克，破烂失音臭腐疼”。“喉瘤郁热，多语损气相兼而成，形如龙眼红丝裹，或单或双喉旁生”。治以清热利咽为主，佐以解毒散结、疏肝解郁、活血化瘀。气阴两虚者则以益气养阴为主，我治此病多以益气养阴补元为主。佐以清热解毒、软坚散结、化痰通络而获良效。

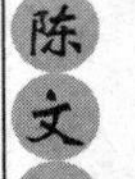

医案　郁热痰凝，毒邪喉癌

袁某，女，48岁。初诊：2000年9月14日。

【病史】嗜烟并喜食辛辣油炸食品。因声哑到医院检查：左声带旁2.0cm×1.5cm大小菜花样肿物，两侧声带均水肿。病理诊断报告：左声门中分化鳞状细胞癌。

【证候】声音嘶哑，吞咽不利，呼吸不畅，经查喉关左侧可见如大花生米大小肿块，夜寐不安，尿黄量少，大便秘结。舌质暗，苔黄白厚腻，脉弦滑稍数。

【辨证】元气不足，郁热痰凝，毒邪成瘤。

【立法】大补元气，清热化痰，解毒消瘤。

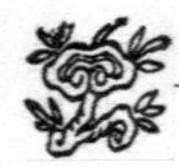

【方药】红参3g（先煎），玄参10g，生甘草12g，炒白术10g，茯苓10g，山豆根10g，牛蒡子10g，天冬30g，浙贝母10g，白花蛇舌草30g，贯众30g，柿蒂10g，生牡蛎30g，薏苡仁10g，仙鹤草30g，猪苓30g。

上方14剂，水煎服，每日1剂。

不能来京，可在当地取中药，但要坚持服药。

二诊：2000年10月27日。

服上方中药共40余剂，肿物著减，饮食、呼吸均无不利。舌红苔白，脉弦滑细数。继以前方加味。上方加苏子3g，茜草10g，急性子10g。上方15剂，水煎服，每日1剂。

三诊：2000年11月28日。

经医院检查肿物消失，一切均正常，继以养阴清肺巩固前功。

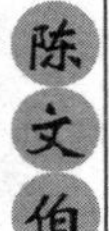

山豆根10g，玄参10g，生甘草3g。上3味，水煎服，共服10剂。

四诊：2005年9月13日。

来京复查一切正常，经病理切片提示未发现新的肿物。

五诊：2006年4月8日。

来京复查一切正常，吸烟多时，喉中有痰。嘱戒烟，少食辛辣食品，以防复发。

【按语】本案系元气不足，肝肺郁热，痰凝毒邪分积聚成“喉瘤”。西医诊为中分化鳞状细胞癌（喉癌）。方中红参、玄参、甘草、白术、茯苓大补元气为君药；山豆根、牛蒡子、天冬、浙贝母清热化痰，散结消坚为臣药；白花蛇舌草、贯众、柿蒂、仙鹤草、猪苓、生牡蛎、薏苡仁解毒消癌为佐使药；全方合用，可大补元气，清热化痰，散

结消坚，解毒消癌。二诊服上方中药，肿物著减，呼吸饮食通畅，正气得复而邪气渐退，继宗前方，加苏子、茜草、急性子利气化痰，活血化瘀之品。三诊前后共服60余剂中药，经医院检查肿物消失，状若常人，继以养阴清热中药，巩固前功。

2005年9月至2006年4月2次经医院检查一切正常，未发现新的肿物。

（四）淋巴肉瘤

淋巴肉瘤多属中医失荣（坏疽恶核）范畴。《诸病源候论》记载："恶核者，内里忽有核累累如梅李，此风邪夹毒所成"。《外科正宗》说："失荣者，或因六欲不遂，损伤精气，郁火相凝，遂痰失道停结而成"。古代医家认为：淋巴肉瘤病人为本虚标实。其病因多为痰热蕴结，气郁痰结，脾虚湿盛，气血两虚。治则常以清热解毒，化痰散结，疏肝解郁，健脾益气，滋补肝肾诸法。笔者在两例淋巴肉瘤案例中针对肝气郁结、毒邪阻络致病特点，采用疏肝解郁、化痰散结、解毒活络治疗取得疗效。案例2因气阴两虚，热郁毒邪而致此病，采用扶正祛邪大法调整方药，药随病变而病随药愈。

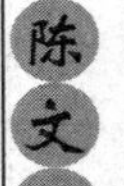

医案　肝气内结，痰瘀肉瘤

符某，女，64岁。初诊：1998年5月13日。

【病史】罹患咳喘20余年。1年前右锁骨处有如杏核大小肿物，近日全身不适，来京检查，经北京某肿瘤医院、某三甲医院检查确诊为淋巴肉瘤，肿物直径5cm，求余诊治。

【证候】胸闷咳嗽，咳吐白黏痰，右锁骨处有一肿物，

鸡蛋大小，质地坚硬，推之不移，不红不痒，按之稍胀痛，下界不清。舌质暗，苔白腻，脉弦滑稍数。

【辨证】肝气郁结，气血瘀滞，毒邪内阻。

【立法】疏肝解郁，益气活血，解毒消坚。

【方药】方1. 外用药：壁虎10g，全蝎10g，蜈蚣2条，土鳖虫10g，黄药子30g，山慈菇10g，僵蚕30g，龙葵10g，乳香10g，没药10g，白花蛇舌草30g，紫草30g，半边莲10g，三棱10g，莪术30g，麝香1g。

上方1剂，以65°白酒1000ml浸泡上药24小时后，用棉笺蘸药酒外涂，每日5～10次。

方2. 内服药：柴胡9g，莪术15g，生牡蛎30g，浙贝母10g，玄参10g，红参3g，茯苓10g，当归10g，白芍10g，川芎6g，夏枯草30g，白花蛇舌草30g，僵蚕10g，海蛤壳10g，猪苓10g，生甘草6g。

上方7剂，共研细末，每次服5g，日服3次，白开水送服。

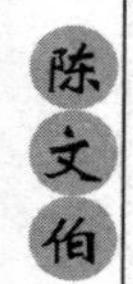

1999年2月，患者介绍一位晚期转移癌病人之家属告之：符某每天涂药酒，共用2000ml白酒，肿瘤消失，一切均安，故信而来诊。2006年追访其亲属，转告一切良好，未再发现肿物。

【按语】本案系肝气郁结、气血凝滞、毒邪阻络所致“石疽”。西医诊断为淋巴肉瘤病。内服方中柴胡、莪术、生牡蛎、浙贝母、玄参疏肝解郁，化痰散结，为方中君药；红参、茯苓、当归、白芍、川芎益气活血，为臣药；夏枯草、白花蛇舌草、僵蚕、海蛤壳、猪苓、生甘草解毒消坚，祛邪和胃，调和诸药，为佐使药。全方合用可疏肝解郁，化痰散结，益气活血消滞，解毒消坚，祛邪和胃。外用方

中麝香、三棱、莪术疏肝解郁，散结消坚；壁虎、全蝎、蜈蚣、土鳖虫、僵蚕祛痰活络，攻坚散结，解毒消癌，为君药；龙葵、黄药子、山慈菇、半枝莲、白花蛇舌草、紫草解毒消癌，为臣药；乳香、没药活血化瘀为佐使之药。全方合用可疏肝解郁，散结消坚，祛痰活络，活血化癥，解毒消癌。

医案 气阴两虚，痰凝肉瘤

吴某，女，15 岁。初诊：1995 年 1 月 1 日。

【病史】1 年前因淋巴结肿大，住某肿瘤医院，经查：确诊为何杰金氏淋巴肉瘤。经放疗不足 1 个月，肿物继续增大，同时出现脱发、心悸、汗出诸症，白细胞降至 2.4×10^{9}/L。建议中医药治疗，经人介绍求余诊治。

【证候】面色㿠白，右锁骨处有一鸡蛋大小肿物，质地坚硬，不红不痛，推之不移，颌下有数个如枣核大小肿物。每日低热，体温在 38℃左右，咳嗽胸闷，体弱消瘦。舌质红，苔淡黄，脉细数尺弱。

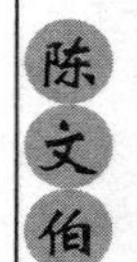

【辨证】气阴两虚，热郁毒邪，凝结成瘤。

【立法】益气养阴，清热解毒，散结消瘤。

【方药】西洋参 3g（先煎），南沙参 30g，麦冬 10g，生地黄 10g，玉竹 10g，五味子 10g，银花 20g，连翘 15g，板蓝根 20g，大青叶 15g，紫花地丁 15g，蒲公英 15g，夏枯草 15g，生牡蛎 30g，薄荷 3g，生甘草 15g。

上方 15 剂，水煎服，每日 1 剂。

二诊：1995 年 1 月 19 日。

服上方低热已退，心悸汗出好转。舌红苔黄白相兼，脉弦细稍数。继以前法进退治之。

柴胡 10g，郁金 10g，香附 10g，虎杖 15g，党参 20g，

生黄芪 30g，白术 15g，当归 20g，五味子 10g，枸杞 10g，女贞子 30g，浙贝母 10g，生牡蛎 20g，麦冬 10g，玄参 10g，玉竹 15g，灵芝 15g，百合 30g，葶苈子 10g，乌梅 10g。

上方 15 剂，水煎服，每日 1 剂。

三诊：1995 年 2 月 4 日。

心悸短气已平，唯动则虚汗出。舌红苔白，脉细数尺弱。继以前方进退。

生黄芪 30g，党参 30g，白术 15g，灵芝 10g，麦冬 10g，五味子 10g，枸杞 10g，女贞子 30g，玉竹 15g，百合 30g，玄参 10g，浙贝母 10g，生牡蛎 30g，瓜蒌 15g，天冬 30g，白花蛇舌草 30g。

上方 15 剂，水煎服，每日 1 剂。

四诊：1995 年 2 月 20 日。

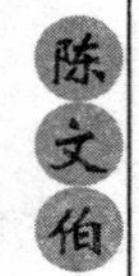

服上方经查白细胞已上升到 $4.5\times10^9/L$，精神转佳，肿瘤缩小，颌下淋巴结消失。舌红苔薄白，脉弦细稍数。继以前方进退。

枸杞子 15g，天冬 15g，炒白术 30g，茯苓 30g，柴胡 9g，猪苓 10g，白花蛇舌草 30g，莪术 15g，薏苡仁 30g，卷柏 15g，蚕砂 10g，浙贝母 10g，夏枯草 10g，生牡蛎 30g，玄参 10g，生甘草 9g。

上方 30 剂，水煎服，每日 1 剂。

五诊：1995 年 3 月 20 日。

服上方肿瘤缩小，唯 1 年多仍闭经。舌红苔白，脉弦细稍数。继以前方进退。

当归 30g，白芍 30g，川芎 18g，益母草 30g，党参 30g，炒白术 30g，茯苓 30g，猪苓 30g，丹参 30g，莪术 30g，香附 30g，玄参 30g，浙贝母 30g，生牡蛎 30g，夏枯草 30g，

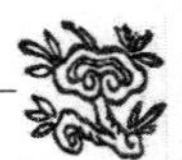

生甘草9g。

上方7剂，共研细末，每次服10g，日服3次，白开水送服。

六诊：1995年5月28日。

服上方诸药，肿物已消失，服药期间来潮，量少，3天即净。舌红苔白，脉弦细稍数。继以前方进退。

柴胡18g，郁金30g，香附30g，莪术30g，益母草30g，丹参30g，当归30g，赤白芍各20g，川芎18g，天冬30g，白花蛇舌草30g，白术30g，茯苓30g，党参30g，生黄芩30g，浙贝母30g，生牡蛎30g，薏苡仁30g，焦三仙30g，生甘草9g。

上方10剂，研细末，每次10g，日服3次，白开水送服。

七诊：1995年11月30日。

服上方，月经按时来潮，色红稍暗，血块少，3日净。舌红苔白，脉弦细稍数尺弱。继宗前法治之。

柴胡12g，当归30g，白芍30g，熟地黄30g，川芎12g，炒白术30g，茯苓30g，党参30g，香附30g，巴戟天30g，菟丝子30g，仙灵脾30g，五味子30g，枸杞30g，薏苡仁30g，生甘草9g。

上方7剂，研细末，每次5g，日服3次，白开水送服。以此方调理冲任二脉，直至1998年停服中药，一切正常。

2008年10月1日诉：2005年已婚，目前一切均安。

【按语】本案系气阴两虚、热郁毒邪凝结成“石疽”，西医诊为何杰金氏淋巴瘤。方中西洋参、南沙参、麦冬、生地黄、玉竹、五味子益气养阴，扶正祛邪，为君药；银花、连翘、板蓝根、大青叶、紫花地丁、蒲公英清热解毒，

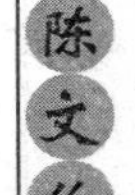

散结消肿，为臣药；夏枯草、生牡蛎、薄荷、生甘草散结消瘤。前后以上方进行加减治疗5个多月，肿物消失，因闭经等疾病又调理数年，至今10余年体健如常人。

（五）肺癌

肺癌是当今常见的恶性肿瘤之一，中医药治疗此病确有疗效。肺癌属于中医“肺积”、“肺痈”、“息贲”范畴。其主要病因病机为邪毒客肺，肺失宣肃，致痰瘀互结，聚积成块。此病以气阴两虚为多见，实则以气滞血瘀、痰凝毒聚为主。在总结前人和现代治疗肺癌病人的基础上，强调临证时首要辨别虚实寒热。病位虽在肺，入肺经药物自应首选。但是脾为生痰之源，为此应用大剂量健脾运化中州以去痰源之中药。再者肾为肺之子，子壮则母安，尚应加入滋肾中药，遵脾为后天之本，脾为气血之源，脾为肺之母，补其母而壮其子。肾为先天之本，藏五脏六腑之精气，肾命之水火为人体生命之本，正气得复，邪气可除。

医案8　痰浊阻肺，肺癌

杨某，男，64岁。初诊：2004年6月10日。

【病史】吸烟史，近1年多来时有咳嗽、胸闷，在北京某医院检查诊为右肺癌病，进行切除手术，术后发现淋巴肿大，要求做放疗、化疗3个疗程。但病人要求服中药，经人介绍，求余诊治。

【证候】胸闷结气，颈淋巴肿大，稍有咳嗽，胁下胀，神疲嗜卧，午后身热自汗，动则心悸气短，尿黄，大便黏滞，纳呆食少。苔白厚腻，脉弦细数，尺脉按之不足。

【辨证】正气不足，毒邪未尽，痰浊阻络。

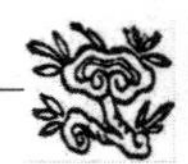

【立法】扶正祛邪，解毒散结，祛痰软坚。

【方药】西洋参10g，五味子10g，天冬30g，麦冬30g，女贞子30g，白术30g，茯苓30g，薏苡仁30g，白花蛇舌草30g，鱼腥草30g，仙鹤草30g，白及10g，生甘草9g。

上方水煎服，每日服1剂。

嘱忌烟酒及辛辣食品，少鱼肉，多散步。

二诊：2004年12月18日。

服上方中药，精神转佳，心悸气短、咳嗽胸闷均已好转，淋巴肿物消失。正气得复，邪气渐除，继宗前方再进，每日1剂。回原地取药。

三诊：2005年6月10日。

来函告之：一切良好，经当地医院复查未见癌症转移。嘱守方坚持服药，冀图邪去正复。每2天服1剂中药。

四诊：2006年6月12日。

来电告之服上方药一切良好，体重增加，自服三七粉，每日1.5g，冲服，准备来京总院复查，求余再易良方。

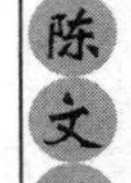

【按语】本案系正气不足、毒邪未尽、术后肺癌转移之病人。方中西洋参大补元气，补肺阴，益肺气，为君药；五味子、天冬、麦冬、女贞子四药合用，补五脏，益肺气，养肺阴，扶正祛邪，为臣药；白花蛇舌草、鱼腥草、仙鹤草、白及四药合用清肺解毒，散结消肿，为辅助药；白术、茯苓、薏苡仁三药合用补中益气，健脾化湿，去痈毒，软坚散结，为佐使药；全方合用，可大补元气，补五脏，益肺气，养肺阴，扶正祛邪，清肺解毒，散结消肿，健脾消痈。近2年服药防止内痈再起，癌瘤复发。

【按语】案中所举8例癌症中，其中肝癌3例，淋巴肉瘤（恶性）2例，喉癌1例，直肠癌转移癌1例，肺癌术后

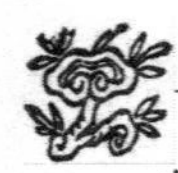

转移1例，均为近10年以来的病人。笔者在1960年曾用中药酒剂治疗过晚期肝癌疼痛难忍的病人。以中药酒外擦数分钟即可止痛，肝癌肿块可缩小，但是无法挽救病人的生命。在20世纪60年代，我的同窗学兄、广安门医院段凤舞教授均以西医术后中药增加白细胞与提高病人的免疫力为主治疗肝癌。著名肝病专家关幼波教授曾经对我说过："有1例肝癌病人，3家医院都确诊为肝癌，而通过中药治疗，肿瘤消退，患者痊愈。"但有的专家认为："是肝癌就治不好，治好的一定不是肝癌。"

在20世纪60～80年代中医治癌病，多是针对西医对癌采取手术、放疗、化疗后而出现新的病情，进行辅助治疗。一则患癌病的病人找中医治疗的并不多；二则以中医治疗癌病不被当时西医专家所认知；三则癌病生者少，死者多，一旦病人被确诊为癌病知情后，自认为生命已到尽头放弃治疗，仅少数病人为了一线生的希望才找中医治疗。

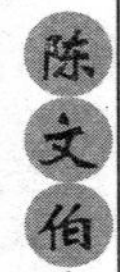

当今，一些肿瘤专家逐渐认识到，中医药对防治癌病的确有一定疗效，尽管西医学早已使用手术、放疗、化疗等先进的治癌方法，但仍不尽如人意，因而为中医药治疗癌病提供了机遇。

我身为一名长期在基层医院从事中医临床治疗工作者，服务于病人，为解除国内外众多患各种疾病的病人的痛苦，尽职尽责。近60年从医经历中，我始终以中医药的优势治疗各种疾病，其中包括对癌症的治疗。我愿把治疗癌病的实际情况部分整理，以供同道参考。

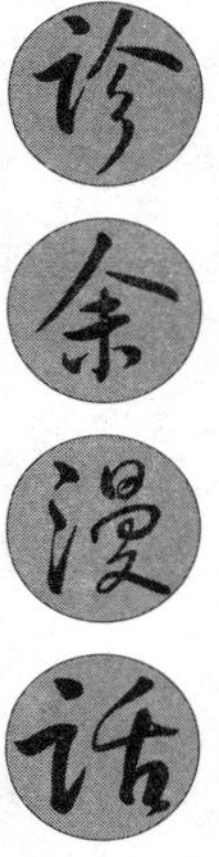
诊余漫话

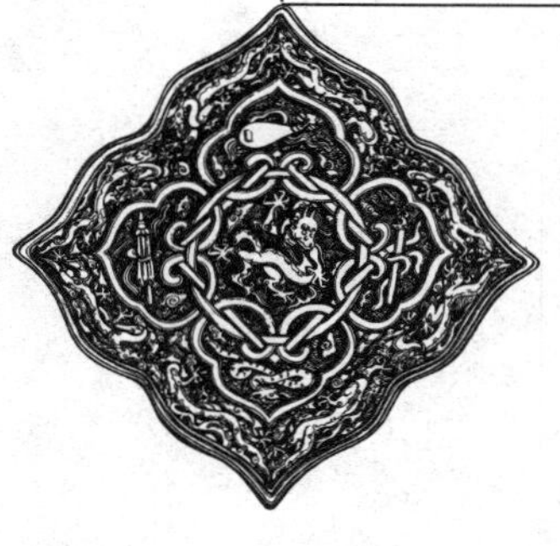

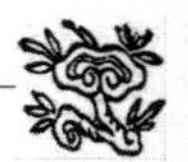

一、调和阴阳治则在男性不育中的应用

调和阴阳这一法则是治疗各种疾病之大法。因为人体的构成尽管有脏腑、气血、津液、经络之分，但不外乎阴阳两大类别；维持人体生存的要素尽管多如牛毛，但可概括为阴阳两大物质；疾病的发生、发展尽管变化万千，但依然是阴阳偏盛偏衰所致。在当今科学迅猛发展的时代，男性不育仍然被国内外医学列为疑难病之一，但是以中医阴阳学说为指导，辅以现代科学的检查手段，服用中药而获痊愈者屡见不鲜。现仅就调和阴阳治疗大法在男性不育中的应用简述如下：

（一）在少精不育中的应用

少精病是男性不育中占有较大比例的一种疾病。一般系指每毫升精子密度在2000万以下，总数量在4000万以下，一次排精液量在2ml以下者。少精子病多表现为肾阴虚、肾阳虚、肾阴阳两虚或阴虚内热等证型。临床常以育肾阴、温肾阳、清肾热诸法治疗，其最终目的就在于使其体内之阴阳两大物质达到动态平衡而精充子长。

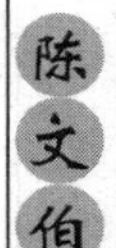

例一〈精气不足案例〉：高某，男，32岁。某研究所工作，婚后5年同居未育，其妻经妇科检查，有生育能力。患者曾长期接触核放射物质，造成机体免疫能力下降，经查：面色少华、神疲嗜卧，腰膝酸软。舌淡苔白，脉细尺弱。其证表现为精气不足之象，精子1300万/ml，畸形精子16%。治以补肾气、填肾精，以期达到阴阳调和，精充子长之目的。拟药膳方：麻雀7只，枸杞子15g，鹿鞭1g（酒浸），仙灵脾10g（酒浸）。每日1餐，30日后复查精子密度上升到1.3亿/ml，畸形精子下降为5%。继服前方10余日，其妻身孕。

（二）在死精不育中的应用

死精不育是指精子的成活率低于60%者，其证多表现为精虚阳衰，气盛血瘀、阴虚内热造成气血失畅，阴阳失调，多可采用温肾填精，益气活血，育阴清热诸法，使气血得畅、阴阳调和，精充子强。

例二〈肾阳虚衰案例〉：张某，男，28岁。在某厂工作，婚后4年同居未育。其妻经妇科检查有生育能力。经查：时有阳事不举或举而不坚，腰膝酸痛，面色苍白，畏寒肢冷。舌淡苔黄，脉沉迟尺弱。精子密度5600万/ml，活动率50%。证属肾阳虚衰，死精不育。治以温肾兴阳，活精助育。拟温肾活精汤加味。仙灵脾20g，巴戟天10g，全鹿鞭1g，炮附子10g，紫肉桂10g，枸杞子10g，红花3g，归尾5g，30剂。

二诊复查，阳事已举，房事如常，腰痛已除，面色转红，四肢逆冷好转。舌红苔白，脉沉弦。精子密度7200万/ml，活动率70%，有少量白细胞。继前方易附子、肉桂为各5g，击鼓再进20剂。药未服尽，患者来告，其妻已身孕。遂停服药。

（三）在弱精不育中的应用

弱精不育指排精后1小时前向活跃直线运动精子3～4级低于40%者。目前国内外诊断方法尚有用精子爬高试验和精子穿透试验等。其证多表现为精脉瘀阻、气血失畅、阴虚内热、热郁精室、气血虚衰、精失濡养。临床常以活

血通精法使气血得畅，育阴清热使精室得平，益气养血得气充血运。

例三〈阴虚内热案例〉陈某，男，32岁。河北固安县人，婚后8年同居未育，其妻经当地妇科检查有生育能力。经查：睾丸潮热，时有胀痛，房事茎痛，头晕耳鸣，腰膝酸软。舌质红，苔薄黄，脉细数尺弱。精子密度6400万/ml，活动率60%，活动度弱，白细胞5~7/HP。证属阴虚内热，热郁精室。治以育阴清肾，强精助育。拟清肾强精汤加减。盐黄柏10g；肥知母10g，木通5g，生地15g，玉竹10g，女贞子10g，生甘草梢10g，15剂。

二诊复查，诸症悉减，茎痛消失。舌红，苔薄黄，脉细稍数。精子密度7200万/ml，活动率80%，活动度良。效不更方，继服15剂，月余患者告之其妻身孕。

此案例属阴虚内热，日久耗阴，精失濡养，热灼精子，活力减弱。药用生地、玉竹、女贞子、黄柏、知母育阴清肾，木通、甘草清肾和中，调和诸药，使热去阴平，精得濡养，活力增强。

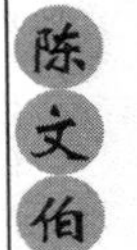

（四）在无精不育中的应用

无精不育占不育中的1/5。一般系指经3次精液常规检查，均未找到精子者，经睾丸活体检查病理报告证实生精停滞者。其证多表现为热郁精室，阴阳欲竭；痨热灼精，精宫暗耗；精毒扰室，阴阳分离；精脉瘀阻，气血失调；阴精不足，气不得化；先天不足，精不成形等。其治法多以清肾净室，调和阴阳：活血通精，调和气血；温肾养阳，煦精生子；育阴补阳，使阴生阳长。

例四〈阴虚内热案例〉：马某，男，31岁，工人。婚后

3年同床未育，其妻经妇科检查有生育能力。症见：头晕耳鸣，多梦盗汗，性欲减退，时有阳痿，腰膝酸软，睾丸潮热，时有胀痛，二便尚调。舌淡，苔微黄，脉沉细稍数，尺脉不足。精液常规检查未找到精子。睾丸活体检查病理报告显示：生精停滞。证属阴虚内热，精绝不育。法当养阴清热，益肾生精。拟方：生地黄100g，蒲公英100g，地丁100g，野菊花100g，黄柏50g，知母50g，仙灵脾50g，仙茅30g，生甘草30g。共研细末，合蜜为丸，每丸重9g。每服2丸，日服2次，白开水送服。

二诊复查：服上方丸药月余，诸症悉减，舌红苔白，脉沉细尺弱。继以前方，冀图精复得子，服上药年余，其妻身孕，后生一女儿。

此案例系阴虚内热，日久伤阴耗液，精竭阳衰，造成无精不育。方中以生地、首乌、枸杞、女贞子大队育阴生液之品，使肾水得润，力挽阴竭液涸之危证；蒲公英、紫花地丁、野菊花、黄柏、知母清肾育阴之品，清内热以助阴生液长；佐以仙灵脾、仙茅温肾填精之辈，使阴阳调和，精生子长。

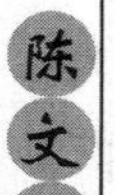

（五）在滞精不育中的应用

滞精症指排精后1小时以内精液液化不良或不液化者。滞精不育多表现为阴虚、液虚、气虚、阳虚、热郁、血瘀、痰饮、湿热诸证。其治法多以育阴化滞、增液化滞、填精化滞、益气化滞、温阳化滞、清热化滞、活血化滞、消食化滞，行气化滞、祛痰化滞、祛湿化滞、攻补化滞等治法，目的在于使阴阳调和，精气得畅。

例五〈阴虚精滞案例〉：郭某，男，27岁，工人。婚后

3年同居未育，其妻有生育能力。症见：精液黏稠，头晕耳鸣，夜寐梦多，时有盗汗，五心烦热。舌红少津，脉细稍数。证属阴虚精滞。治以育阴化滞，拟方育阴化滞汤加减：天花粉15g，石斛10g，知母10g，生地10g，泽泻10g，丹皮10g，鲜茅根10g，龟板6g。共服15剂。方中知母、生地、石斛、龟板育阴滋肾；天花粉、丹皮、鲜茅根、泽泻清肾化滞，使阴阳平和，滞化精畅。

二诊复查：诸症悉减。舌红苔少，脉细稍数。精液已在1小时内完全液化，嘱继服前药15剂，以观后效，2月余患者转告，其妻身孕。

二、肾为人体“生命之本”论

治病必求于本，是中医理论体系整体观的重要论点之一。人之有本，如树木有根，水流有源。医者若在临证时，头痛医头，脚痛医脚，轻者虽有治病之名，却无治愈之效，重者病未除而命归西。故数千年以来，历代医家认为“肾为先天之本”，亦称先天之精、性命之根、人身之本。肾为水脏，水位于中，人之形质皆为水类，内外百体皆赖水养。“人身之水以肾为源”，不仅人体，即使太阳系九大星球，如金星在天体运行中虽然一度有了海水，但因金星表面温度过高，使海水迅速干涸，故至今没有生物以及人类的生存。亿万年形成的地球之所以有生物与人类的存在，就在于有水的存在，说明“水”是地球上一切生物与人类赖以生存的源泉。古代医学家在《周易》等古典哲学的基础上把肾列在五行之首的重要位置上，是恰如其分的，为中医药学理论体系的发展奠定了坚实的理论基础。

人身之本，虽然有先后天之说，肾为先天之本以生发，

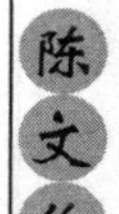

脾为后天之本以荣养，肾为生气之源，脾为运化之主，然肾为五脏之本。京城四大名医之一的孔伯华先生独具慧眼，精辟地提出“肾为本中之本”的卓越见解，使肾在人体生命过程中的重要作用得以升华，使“治病求本”即治“肾”为治本的观点加以深化，至今对中医临证治病，仍有着极其重要的现实指导意义。

笔者认为，在高科技发展的21世纪中，将进一步证实“肾为人体生命之本”说的科学性，并且随着科学的发展，会进一步发现肾在人体的重要作用。为此，我们必须进一步探讨“肾为生命之本”论对于临证所见到的各种病进行治疗时的重要指导作用，以期达到更好地推动中医现代化与促进中医药学的发展。

（一）肾主生长、繁殖、病、老、已

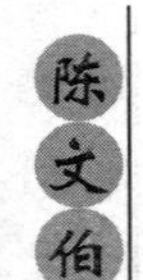

1. 肾主生长，为生命之本

《灵枢》经曰：“人始生，先成精”。又曰：“两神相搏，合而形成，常先身生，是谓精”。说明人体的形成先有肾精，后有形体，两精均指肾精，说明肾为人体生命之本。

肾主发育。女子以七年为一更年期，《素问》曰：“女子七岁，肾气盛，齿更发长……三七，肾气平均，故真牙生而长极；四七，筋骨坚，发长极，身体盛壮”。因为肾主骨，牙齿为骨之余，肾为精血之藏，头发为血之余，故肾气盛则齿更发长，肾气平均则真牙生而长极，肾气旺，则筋骨坚，发长极，身体强壮。以上说明肾为人体发育之本。男子以八年为一更年期，《素问》曰：“丈夫八岁，肾气实，发长齿更……三八，肾气平均，筋骨劲强，故真牙生而长极；四八，筋骨隆盛，肌肉满壮……”此说男子

发育虽然比女子发育较晚，但男子之发育，仍然决定于肾的盛衰。

2．肾主繁殖，为生殖之本

《素问》曰：“女子二七而天癸至，任脉通，太冲脉盛，月事以时下，故有子”。又曰：“七七，任脉虚，太冲脉衰少，天癸竭，地道不通。故形坏，而无子也”。肾主天癸，任主胞宫，太冲为血海。为此，女子至二七（14岁）时，身体天一真水（卵子）降临，子宫精血通畅，血海旺盛，月经按时以下，就具备了生育的能力。《素问》又曰“丈夫二八，肾气盛，天癸至，精气溢泻，阴阳和，故能有子……八八，天癸竭，精少，肾藏衰而无子耳”。《素问》曰：“年已老而有子者，何也？此其天寿过度，气脉常通而肾所有余也，身年虽寿能生子也”。以上论述充分说明男子是否有生育能力，决定于肾的盛衰，特别是在古代，虽然天寿（百岁）已过，只要做到气血常通，肾精充足仍然有生育能力，我国20世纪90年代曾报道新疆一百岁老人与续弦妻子婚后仍得一子。以上论述证实肾主天癸，为生殖之本。

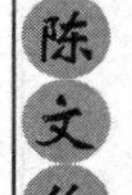

3．肾主病、老、已，为盛衰之本

我国古代哲学家老子说：“赤子，骨弱筋柔而握固，未各牝牡之合而峻作，精之至也。终日号而且不嘎，和之至也”。说明初生之赤子精气旺盛，和平无欲。虽为初生赤子而两手握而有力，小便时阴茎坚举，提示了肾精是人体生命之本的实质，精辟地提出了节欲保精的养生观，为我国养生学奠定了理论基础。

以男子为例，“五八，肾气衰，发堕齿槁；八八，肾脏衰，形体皆极，则齿发去，身体重行步不正”。说明男子至

40 岁时，肾气虚弱，致精血不足，为此发堕齿槁，至 64 岁，肾脏已经衰退，形体都出现老衰之象，为此，表现出活动迟缓，走路不稳。正如张景岳所说“人之盛衰，皆本原于肾，此故总以肾结之”。

《素问》曰：“自古通天者，生之本，本于阴阳”。所指之阴阳实为肾之元阴、元阳，故肾为生之本，又曰“邪气伤人，此寿命之本也”。肾为人体生命之本，正气存内则邪不可干，邪之所凑，则气必虚，一旦伤害人体之正气，就会缩短人的寿命。

《素问》曰：“凡阴阳之要，阳密乃固。强阳不能秘，阴气乃绝；阴平阳秘，精神乃治；阴阳离决，精气乃绝”。人体阴阳两大物质以肾为本，人体的阴精与阳气的相互资生，相互为用，一旦人体阳强不能固秘，则阴气耗伤而竭绝。为此，必须保持人体的阴平阳秘，才能使正气存内，邪气难于侵入，否则阴阳二气离决，就会出现有阳无阴则精绝，有阴无阳则气绝，两气离决，则非病既亡。

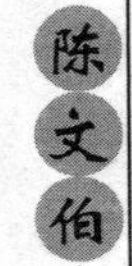

4．肾主脑髓，为生精之本

近代中医学家张锡纯提出“元神（脑）随督脉下降至‘精室’与元气合而化精”，以上所指为下丘脑、垂体与性腺轴，睾丸与“精室”部位。精室则指附性腺前列腺、精囊腺体、尿道球腺体等部位。人体的精髓、元气、精室、睾丸等均为肾所主，说明肾为人体生精之本。

5．肾主气化，为膀胱开阖之本

《内经》曰：“膀胱者，州都之官，津液藏焉，气化则能出矣”。张景岳则认为：“所谓气化者，即肾中之气也”。说明人体内在的体液，清者为津液，可输布全身，荣养四肢百骸、五脏六腑；浊者为体内浊物，应排出体外。肾与膀胱相表里，司膀胱代谢功能，因为膀胱的气化功能取决于肾气的盛衰。肾气充足，膀胱开阖司职。开者，使浊液得以排出，阖者，使正常的液体得以留在体内。一旦肾气不足，气化失职，致使膀胱开阖失司，于是出现尿频、尿急、尿余沥不尽或排尿困难，甚至出现尿液潴留。

6. 肾主五液，为体液之本

五液者，心为汗液，肺为涕液，肝为泪液，脾为涎液，肾为唾液，五液为五脏所生，但由肾所主，如《素问·逆调论》一文曰："肾为水脏，主津液"。又如《难经》曰："肾主液，入肝为泣，人心为汗，入脾为涎，入肺为涕，自入为唾"。说明肾为体液之本。

7. 肾主元气，为人体阴阳二气之本

人体之正气、精气实指肾之元气。肾之元气包含着肾阴、肾阳两大物质，肾之元阴为人体阴液之源；肾之元阳为人体阳气之根。如：《难经》曰："命门者，原气之所系也"。张景岳认为："元阴元阳……先天之元气也"。马莳认为："阳化万物之气，而吾人之气由阳化之；阴成万物之形，而吾人之形由阴而成"。说明人体由肾之阳气与阴精会成。肾之阴阳两大物质的相互依存与互根转化决定了人体各个脏腑之阴阳两大物质的变化。《素问》提出："阴阳者，天地之道也，万物之纲纪，变化之父母，生杀之本始，神明之府也。治病必求于本"，为此，医者在治病之时，尽管人体之病因、病机、病状、病性、病位等错综复杂之多种变化，只求其一，治病求本，调和阴阳，勿伤其肾，有利于生，则险证必除，以上论述说明肾为阴阳二气之本。

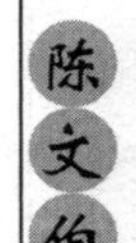

8. 肾主纳气，为“气”之本

肺为华盖，司呼吸主一身之气，人体的卫气、营气、宗气、真气之运行均靠肺气之推动，但是肺气吸大自然之气，必须与肾相接，气的运动才能出入有序，升降有根，因为肾为气之根，主纳气，如若肾气不足，摄纳失常，气不归原，阴阳之气不相顺接，气逆于肺，则喘促不安，如肾元衰败可出现喘脱危象。因此，肾为气之本。

9. 肾为精血之海，生血之本

张景岳认为肾之“命门为精血之海”。精可生血，精充则血旺，肾为肝之母，为此，肝血之生成有赖于肾精的充足。何梦瑶在《医碥》一书中提出：“肾水为命门之火所蒸，化气上升，肝气受益”。为此，肝阴血不足者，以滋肾养肝，使肝血得充，说明肝为风木之脏，体阴而用阳，有赖于肾水的涵养，血液的滋润，其性刚之质，得柔肝之体，才能有条达畅通之功。

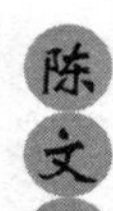

笔者在临床实践中对于贫血患者，尤其是地中海贫血者，初起用养肝血补脾气之品，以达气血双补，但起效较慢，后增加补肾填精之品，贫血之证颇有起色。说明肾为人体生血之本。

10. 肾主水液，为代谢之本

《素问·水热穴论》曰：“肾何以主水？肾者至阴也，至阴者盛水也”。此说认为肾为阴之极，阴气含水，故曰盛水。肾主水液，说明诸水皆生于肾。人体水液代谢失司停聚在体内，“其本在肾，其末在肺，皆积水也”，又曰：“肾者胃之关也，关门不利，故聚水而从其类也，上下溢于皮肤，故浮肿。浮肿者，聚水而生病也”，说明水肿之发病主要在肺、肾与胃之关门不利。总之，人体水液代谢过程中

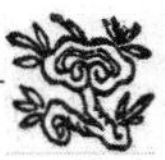

肺、脾、肾三脏作用其本在肾，其标在肺，其制在脾。为此，肾为人体水液代谢之本。

11．肾者主蛰，为藏之本

《素问·六节脏象论》曰：“肾者主蛰，封藏之本”，《难经》曰：“肾者，藏精与志”。

《内经》曰：“肾者主水，受五脏六腑之精而藏之。故五脏盛乃能泻”。此说为先天与后天之精皆藏于肾，非生于肾。五脏六腑之精，相续不绝。为此，肾为封藏之本，以此保证人体五脏六腑之精气的输泻。正是由于肾脏的封藏之本方能使人体得以生存。上述充分说明，肾为藏之本。

12．肾主命门，为阳气之本

《难经·三十九难》曰：“命门者，精神之所舍也，男子以藏精，女子以系胞，其气与肾通”。此说肾主命门，陈世铎认为：“命门者先天之火……心得命门而神明有主，肝得命门而谋虑；胃得命门而受纳，脾得命门而转输；肺得命门而治节；大肠得命门而传导；小肠得命门而布化；肾得命门而作强；三焦得命门而决渎；膀胱得命门而收藏；无不借命门之火以温养”。命门实为肾之阴气，而人体脏腑经络、九窍、百骸无不受到命门之阳气温化而发挥其功能，由此可知，肾为阳气之根。

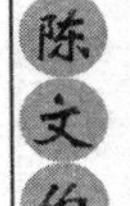

（二）肾与内分泌、免疫、神经系统说

新中国成立以来，在1956年曾有学者提出，中医所论之命门类似肾上腺皮质，1966年上海第一医学院总结中医辨证论治治疗月经不调（功能性子宫出血）、哮病（支气管哮喘）、子胎症（妊娠中毒症）、胸痹（冠心病）、肝肾不足之皮疹（红斑狼疮）、失眠（神经衰弱）等6个不同的病种

均采用调节肾之阴阳的中药治疗，取得了较好的疗效。通过测定24小时尿17－羟普遍低于正常人，在12年以内6批病人（肾阳虚）计204次测定中得到重复，经过补肾治疗后，尿17－羟值亦有所提高。

通过对下丘脑—垂体—甲状腺轴与下丘脑—垂体—性腺（男）轴的功能研究，其结论为：

1. 阳虚即可出现肾上腺轴、靶腺轴不同程度的功能紊乱。

2. 温补肾阳治疗靶腺恢复明显，推论肾阳虚的病理发源于下丘脑。

3. 肾阳虚证的外象说明下丘脑—垂体及靶腺上有一定程度的未老先衰。

1977年国外科学家证明免疫细胞可产生ACTH（激素），由此提出“神经—内分泌—免疫系统调节网络”学说，已被国际上公认，成为生物学领域中振奋人心的成果。此学说认为人体存在着完整的协调网络，维持人体内环境的恒定，为中医整体观念及肾主人体神经、内分泌、免疫体系的学说，提供了理论基础。

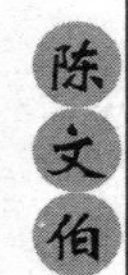

笔者在临证时认识到，用补肾阴、肾精与补肾阳药物治疗无精子病，其疗效高于单纯用补肾阳、肾气之中药。说明中药补阴精药物与温肾阳药物合用可以激发人体促卵泡激素（FSH）与雄激素（T）共同作用于曲细精管发育，激发精细胞的生成，进而转化为成熟精子，使无精子病的患者恢复生育能力，它的实用价值不低于当代的单精子受孕的试管婴儿。

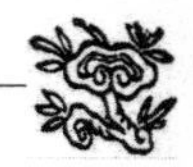

（三）肾与人体科学的前沿——基因组学说

20世纪人类基因组计划的启动，转基因生物的问世，以及基因药物治疗技术的开展，在医学领域中产生了重大而深远的影响。

1. 为人类生命之“本”论

基因组学证实，基因是人体遗传物质的基础，对于人体的成长、发育、繁殖、病老已均有决定性的作用，说明基因为人体生命之本。中医认为“肾精”为人体的生命之本。为此，基因组学的理论为中医治病求本的理论提供了现代的理论基础。

2. 人类发病的“内因”论

基因组学说认为，凡是疾病的发生都直接或间接地与人类的基因有关，外部的致病因素都是通过内因而起作用的。

中医学认为：“正气存内，邪不可干”，“邪之所凑，其气必虚”，说明内因是疾病发生的决定因素，因此内因在病证的发生、发展及转归的过程中起着重要的作用。基因组学的理论为中医学发病“内因论”提供了现代的理论基础。

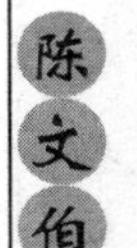

3. 人类疾病的“整体论”

基因组学认识到，人体疾病的产生是由多个基因的改变所致，而同一个基因的不同表达状态又可能造成多种疾病，即使是单基因遗传病，其表现型的最终实现，仍需很多其他基因参与。

中医学认为人体“阴平阳秘，精神乃治”则不发病。一旦人体“阴阳偏盛偏衰”则发病，故治疗原则为“调和阴阳”，“以平为期”。基因组学的理论为中医整体论提供了现代的理论基础。

4. 中医治病的“辨证论”

中医学针对不同疾病的具体的“证”，根据辨证论治的治疗原则，采取一病多治，异病同治的方法。

基因组学的一个重要的转变就是由一个“参照”性个体基因组，转向群体的基因组多样化，“基因组多样化”与现代医学的“个体化医学”如循证医学的发展颇为一致。

总之，中医学辨证论治与西医学的循证医学有共同之处。基因组学的进一步发展，将为中医辨证论治提供现代的理论依据。

三、论肾与心脑病的关系

治病必求于本，是中医整体论的重要论点之一，人之有本，如树之有根，水流有源。那么，心脑病证为什么要以补肾为治病之本，首先要了解肾与心脑的内在联系。诸经之祖《周易》把肾脏比喻为水脏，列为“五行”之首，说明古人早已认识到万物生长以及人类的生存，水是最重要的物质基础，没有水就不会有任何生物与人类。“水”是一切生命之源，宇宙之大是无穷尽的，但是没有水的任何星球，都不会出现一切具有生命的生物和人类。以人体为例，“肾为水脏”，水位于中，人之形质皆为水类，内外百骸皆赖水养，而人身之水又以肾为源。

早在秦汉时期医学巨著《黄帝内经》一书中就提出“人始生，先成精”，又说“两神（男女之肾精）相搏，合而成形，常先身生，是谓精”，说明肾精为人体的生命之本。为此，自秦汉以来，历代中医学家提出肾为“先天之精”说、“生命之根”说、“人身之本”说。至明代张景岳

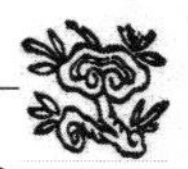

确立了以“肾”为轴心的人体科学的理论体系。至今，“人身之本”说虽然有先天后天之别，但是肾为先天之本以生发，脾为后天之本以荣养，肾为生气之源，脾为运化之主，然而肾受五脏六腑之精气皆藏之，肾精不仅藏五脏六腑之精气，也是人体五脏六腑精气生发之源，肾为五脏六腑之本。

当今世界已进入高科技发展的鼎盛时期，人体科学的前沿——基因组学的问世和发展必将进一步证实人体“肾精”的重要作用，揭示肾为人体生命之本的内在规律。目前，基因组学已证实，基因是人体遗传物质的基础，对于人体的生长、发育、繁殖以及疾病、衰老与死亡有着重要的作用，说明人体的基因是人体生命之本。中医学认为：肾精是构成人体维持生命的基本物质，主人体的生长、繁殖，肾精的盛衰直接影响着人体五脏六腑的活动能力，决定人体的健康、衰老和死亡。为此，中医学认为，肾为人体的生命之本。由此可见补肾亦为治疗心脑病证之本。下面举例说明心脑常见病证以补“肾”为治“本”的一些常法。

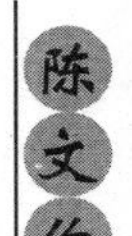

（一）心悸，相当于西医学中各种病因所引起的心律失常。心悸包括惊悸怔忡，为本虚标实证，病位在心，其本在肾，一般均以标本同治，而补肾法实为“本中之本”的治法。如惊恐伤肾所致的心悸、失眠、遗精诸证，以养心安神治其标，交通心肾治其本；再如心气心血不足所致心悸者，补心血益心气为治标之法，用大补肾之元气元精的人参、熟地等会收到事半功倍的效果，就在于肾为“心之本”，实为“本中之本”的治法；如因风寒外感之邪侵袭所致心悸者（病毒性心肌炎），以疏风解表、祛邪养心治其

标，补肾治其本，此法仍是为“本中之本”的治法。

（二）胸痹，以西医冠心病为主体，此病属于气虚、气滞、血瘀者多，阴虚、阳虚、痰阻者少。病位在心，其本仍在肾，如活血化瘀、理气解郁、宣痹通阳均为治标之法，而以温补肾气、益肾填精、益气补肾则为治本之法，特别是老年男性冠心病则以肾虚为核心，肾阳不足则不能鼓动五脏之阳气，阳气虚则心气不足，心阳不振则血脉不畅，故发为胸痹；肾阴不足，五脏失其荣养，使心阴亏虚，阴虚则心火旺，灼津为痰，痰阻血瘀，痹阻心脉亦发为胸痹，中老年男性胸痹患者，时有纵欲无度，而突发大面积心梗、合并心源性休克而猝死者屡有发生。为此，治疗中老年胸痹者，补肾则为治本保命之大法。

（三）眩晕，相当于西医学高血压、脑动脉粥样硬化、梅尼埃病诸病，以本虚标实为主。肾精不足兼有肝热者，以平肝清热治其标，补肾填精治其本；阴虚阳亢者，以平肝潜水涵木之法，眩晕可止；肝肾阴虚挟血瘀清窍者，以活血化瘀、开窍祛邪治其标，滋补肝肾之阴以治其本；精气不足挟痰者，以健脾化痰治其标，补肾益气、填精补脑以治其本，正复邪去，眩晕可止。

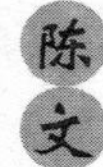
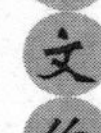

（四）中风，相当于西医学急性脑血管出血与缺血病，特别是以颈内动脉血管病为主体。

本病以上实下虚、本虚标实为特点，其病位在脑髓脉络，其本在肾，因为肾主骨，骨生髓，脑为髓之海，再者肾精化血，一旦肾精不足则血虚失运，亦可使气脉不畅，脑髓脉络瘀阻。中风发病之病因，暴怒不止者则伤肾志；饮食不节，过食肥甘，脾土过盛则伤肾水；纵欲失精，肾水亏耗，肝阳上亢，内风骤起，上冲于脑而发为中风病；

中老年人，阴气各半，久病之后，肾气肾阴耗伤，脏腑阴阳失调，一旦遇到七情诱因，则气血逆乱，直冲脑脉发为中风病。

中风在临床治病中，可分为中经络，中脏腑两大类：

1. 中经络，多为病轻者，如肝阳上亢、风火扰神者，以平肝熄风治其标，滋润肾水治其本；如风痰血瘀郁阻脑络，以化痰活络治其标，育肾养阴治其本；如痰热腑实，上扰经络，以化痰通腑治其标，益肾生精治其本；如肝风内动，上犯于脑，以镇肝潜阳治其标，育肾滋水治其本。

2. 中脏腑，其病多重者，甚者可危及生命，如风火上扰清窍，以清热熄风、开窍治其标，滋水涵木治其本；如湿痰郁阻清窍，以温化开窍治其标，补肾益精治其本；痰热闭塞清窍，以清化开窍治其标，滋水增液治其本；肾元虚脱，元神无守，以回阳救逆治其标，大补元精元气治其本。

以上分述，进一步说明治肾为治诸病之本。临床所见心脑病证多为急证、重证，为此，医者均为急则治其标为重点，鲜有治本者，笔者亦不例外，但意在心脑病证多为本虚标实证，切不可只治其标而忽视治根之法。肾为五脏六腑、奇恒之府之本，已被中医界前人与今人所证实，时至2003 年3 月11 日在《循规》杂志上报道，美国一项研究首次证实人体骨髓产生的一类细胞能分化形成心肌细胞，那么补肾中药将有可能成为治疗受损心肌病的有效方法之一，特别是辅以现代科学手段则必将进一步提示肾为人的生命之本的内涵。

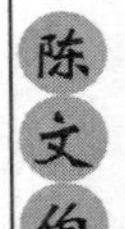

四、内病外治

内科疾病采用外治法是中医传统的有效治疗方法之一。所谓外治法，就是通过皮肤、黏膜使药物直达病所而发挥治疗作用的一种给药方法。

历代医著记载外治法颇多，其中以鼻闻、贴脐、药熏、灌肠、冰敷、药熨、熏洗诸法最为常用，这些治法经过数千年的临床实践，证实其用法简便、疗效卓著，医者喜用，病家欢迎。家父1950年曾患暑温挟风（脑炎），经医治虽然幸存，但遗留两目斜视、神情呆滞，后以家传秘方“全蝎、僵蚕、冰片”配成药面，每日鼻闻药数次，数月后，两目斜视已愈，目光有神，状若常人。1973年脾破裂手术，体检一切正常，年八旬看书写字不减当年。

外治法这一宝贵经验，近20年来黯淡减色，大有被埋没之势。以北京市为例，用外治法治疗内科疾病者，屈指可数。当今，外治法之中药剂型和品种，也日益减少。以膏药为例，远不如解放初期，如北京市土儿胡同专门经营外治法的德善堂膏药店，也早已关闭。正当全国振兴中医之际，决不可忽视发扬外治法在中医治疗中的一大优势。

笔者近年来，采用外治法治疗多种内科急病证，其效果显著。如用鼻闻药法（全蝎、僵蚕、白芷、细辛、冰片）治疗数例面部剧痛（三叉神经痛）顽症，均获痊愈。60年代初期，一例血臌重证（晚期肝癌）病人，因疼痛难忍求治于我，无奈勉拟其方：麝香、血竭、乳没、穿山甲、土鳖虫、三棱、莪术之属，以白酒浸泡1周，每日外涂。病人用此法外涂胁下部位数分钟，疼痛缓解，涂擦数次痛止眠

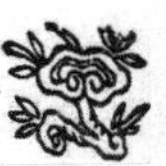

安。沿用今日数例血臌重证（晚期肝癌）患者均有较强的止痛效果。

近年来，我院中医急诊室、病房采用自制麝香止痛酒，外擦膻中、心俞、厥阴俞以及前胸后背部位治疗真心痛有一定止痛疗效，每日坚持涂用数次可预防和减少真心痛的发作。

再者，以自制定喘酒，外擦定喘穴、膻中穴、肺俞穴、天突穴以及前胸后背部位治疗哮喘病，数分钟或十几分钟哮喘即可缓解。根据风寒、风热不同证型采用辛凉、辛温中药液与白酒兑在一起外擦胸背治疗高热引起的惊厥病人，也取得速效。如1984年1例风温肺热（肺炎）病人高烧不退，擦药后十几分钟汗出热减，1小时后脉静热退。以此法治疗数例高热病人均取得速效。中医病房、急诊室用中药保留灌肠法治疗关格（尿毒症）病人，比内治法效果显著。

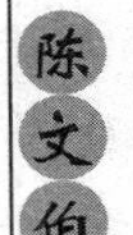

由此证明，外治法是中医特色一大优势，在治疗许多病种中疗效卓著，是内治法所不能替代的。外治法不愧是治疗内科疾病之良法。当然，医者运用外治法也必须坚持以中医理论为指导，以辨证论治为原则，才能药到病除，效如桴鼓，如能内外结合其效果更佳。

五、中医男科病证结合之我见

历代医家在医疗实践中依据疾病的发生、发展以及转归的客观规律，不断地提出新的病证结合论述，从而推进了中医男科学的持续发展。为此，在加速中医现代化的基础上，我们有必要进一步探讨中医男科在病证结合的理论研究中如何与实践结合，与当代科技发展同步，不断地推进中医男科病证结合理论体系的发展。

（一）当代国内外医学体系中三种主要的病证结合形式

1．中医病证结合理论形式

中医学依据中医“天人合一”的整体观、内因观、辨证观的理论体系的指导，通过长期的临床经验之积累，结合当代高科技的检验手段，对于不育类、杂病类、前阴子睾阴茎类等、精宫精浊血精类、房中阳痿早泄类、房劳疫疠杨梅疮淋病类逐渐形成完整的中医男科病证结合辨证论治的理论体系。

2．中西医结合形式

目前已形成了一支新的医药学派，在国内外有较大影响，与国内中医学、西医学形成三足鼎立之势。

3．西医学病证结合形式

我国医学界第一位的主流学派。

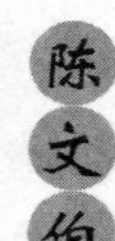

以西医病证结合而论，首先应该明确西医学以“病”为主体，其证只是“症状”，并非中医之“证”，尽管西医学在20世纪80年代初建立了“循证医学体系”，但至今西医学仍为辨病为其特点，为此始终突出的是“病”不是“证”，而中医学以辨“证”为其特点，始终突出“证”而不是“病”。例如，前列腺炎病，只要通过检验检查是否有细菌、炎性细胞多少或支原体、衣原体，结合临床症状就可以诊断为细菌性前列腺炎（包括急、慢性前列腺炎）、非细菌性前列腺炎以及前列腺痛，依据其“病”，一诊断即可采用抗菌、抗炎、抗微生物的药物治疗。因为细菌性急慢性前列腺炎与非细菌性前列腺炎以及前列腺痛的临床症状极为相似。为此，必须以辨“病”为主进行治疗，方能准确无误，如果以临床症状为主则难以做到对症治疗，必然

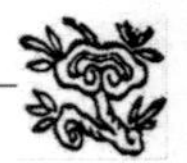

会事倍功半。

以上充分说明中医、西医、中西医结合的三种不同的病证结合形式都是来自临床实践并以不同的医学理论体系为指导，虽然各有其不同的特点，但都符合疾病发生、发展与转归的客观规律，都是有其科学内涵的。

（二）中医“病证”存在的必要性

1．中医“病证”的科学性

“病”为医之纲，“证”为医之魂。病名是在临床实践中依据疾病的病位、病性、病因、病机、病状的特点，通过分析综合成为“病”名，而“证”是疾病发生、发展以及转归的不同阶段，在人体生命变化中的实质性的具体反映。只有抓住“证”的特点，才能够抓住疾病的实质，只有抓住“证”这一规律性的认识，才能不断地发现新的疾病的发展规律，也只有不断地发现新的“证”的规律，才能使中医学有质的飞跃性的发展。

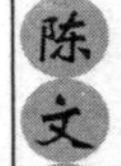

以“热病”而论，六经辨证，卫气营血辨证，三焦辨证都是热性病的规律性的认识，每一次发现新的“证”的规律，都是中医药学史上的一次质的飞跃性的发展，对中医药学的发展起到了极为重要的作用。再者，阴阳两纲，表、里、虚、实、寒、热之六要素在当今男科疾病的诊断治疗中仍然起着重要的指导作用。如“淋浊”（急性细菌性前列腺炎）、“精浊”（慢性前列腺炎），前列腺是男子的附性腺体，而中医称为“精室”、“精宫”，属于男子的“外肾”生殖系统。中医依据“精宫”的临床证候表现特点而立名为“淋浊”病、“精浊”病，既指出了病证，又指出了病位，以此与中医“五淋”病相区别。因为中医认为“精浊”病出于“精窍”、“精道”，而淋病出于“溺窍”、“溺道”，病在肝脾，“精浊”出“精窍”，病在心肾，决定了“淋病”与“浊病”的两种不同病证的辨证论治。又如“阳痿”病，西医依据现代医学理论现称为“勃起功能障碍”，阳痿病在《内经》称之为“阴萎”、“筋痿”，为了区别于男女性别而不同，明代对男子称为“阳痿”病，而女子称为“阴萎”病。以阴阳划分是符合一切事物发展规律的，因为男女的区别在于男子以“阳气”为主，而女子以“阴血”为主，男女不同的性别决定治疗方法的不同。譬如：万艾可治疗男子的阳痿是有一定效果的，用其治疗女子的“阴萎”则全然无效。以中医理论推理其作用机理，可能是激发男子“阳气”而起到治疗作用，而不能激发女性的“阴血”因而无效。所以，中医病名不仅有其客观的依据，而且符合中医辨证理论体系，在临床实践中以其病证结合治疗疾病起到了良好的效果。中医药学理论是完整的科学理论体系。作为系统的中医药理论体系，中医病名与中医病证是不可分割的一个整体。譬如“遗精”病，中医有“梦遗”与“滑精”之别。梦遗者，其证以心肾不交、阴虚阳亢为多见，表现为实证；而“滑精”以肾气不固为主，表现为虚证。为此，中医治病、立法、处方、用药必须冠以中医病名为“纲”，以中医辨证为核心才能取得良好的疗效，而西医的病名只能附在中医病名之后，作为诊断疾病的参考，否则中医病证结合的理论体系将被割裂，中医学将成为无“病”可依，无“证”可辨的残缺不全、支离破碎的医学体系。

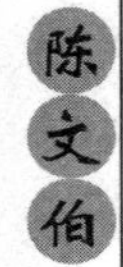

2. 中医治病的指导思想

中医学与西医学都有几千年的医学史，是两种不同的

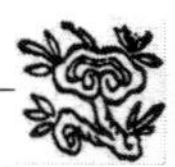

医学体系，两种医学理论可以相互交流补充，渗透，借鉴和发展，但不可相互代替，如果硬性规定哪一种医学体系必须被取消，将会给人类的身心健康，乃至生命带来不可弥补的损失。如“精浊”病，西医称为慢性前列腺炎，中医通过辨证认为有寒热虚实之区别，而用药必须遵循热者寒之、寒者温之、虚则补之、实则泻之辨证用药的基本原则，方能取得良效，否则依据“精浊”病，用一种药治疗，其疗效将大大降低，甚至使病情加重。

世界上一切事物都是多元的，那么医学体系为什么就不可以多样化地为人类健康服务呢？而客观上医学体系就是这样丰富多彩、变化无穷地为人类所认识、所运用。所以，中医必须坚持病证结合辨证论治的理论体系，切不可步余云岫全盘西化消灭中医之后尘，而只有进一步发展这一独特的科学的中医药理论体系，才能并立于世界医药学理论体系之林。

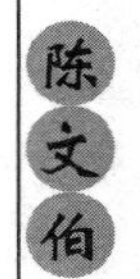

3．与中华民族文化的密切联系

“越是民族的，越是世界的”，这是一句至理名言。当今世界顶级科学家诺贝尔奖获得者在 1987 年“巴黎宣言”中指出：“21 世纪的人类要想得到幸福的生活，必须回到 2500 年前孔夫子那里去寻找智慧”。说明中华民族文化在世界上的影响之大及久远。

中医药学理论是中华民族文化的重要组成部分，它与中华民族文化有着千丝万缕的联系，是中华民族文化的瑰宝之一。中医病证、方药在古典著作中频频出现，而且在现代文学作品中也屡见不鲜。中医药学不同于西医学就在于它是中国古老文化的一部分，在其古朴的哲学思想指导下，将哲学、天文、地理、数学、生物学、矿物学、化学、

人类学、心理学等诸多学科的知识融汇在医学的理论和实践中，逐步形成一门较为完整的、科学的理论体系。

中医药学有着中华民族文化的深厚底蕴，仅从中医药学家的组成，就可略见一斑。

（1）儒医：以“正”为其特点，如“正气存内，邪不可干”、“扶正祛邪”、“调和阴阳”等儒家思想在中医学术中占有极为重要的位置。

（2）道医：以老庄哲学为指导的道家思想以“清”为其特点。“淡泊名利”、“养心宜静”的道家养生防病的哲学思想对中医学影响极大。

（3）佛医：以“和”为其特点，在历代高僧中出现了很多有名的僧医。因为“医本仁术”，“仁术”即是“济世活人”之术，这与佛家“普度众生”的“和”的意愿是一致的。

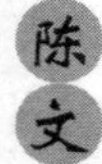

（4）世医：至今在北京名医中有第 17 代世传中医，他们学医的过程既要读中医药古籍，同时又深得口传心授许多绝技秘传，秘方在治疗中有独创之处。

（5）药医：药医在农村中较为广泛，他们通过学习中医基础理论，既采集运用中药治疗疾病，同时又学习医书，长期临床实践成为“药医”。

（6）铃医：走街串巷的“郎中”，在中国民间流传较为广泛，其偏方、草药确有很好疗效。

总之，中医“病证”理论，涉及中华民族文化的各个方面，因而对中医药学这一民族文化“宝藏”既要积极地进行中医药现代化，又要保持中医学理论的更快的发展，提高中医药治疗效果，一定要防止一哄而起、“废医存药”或“全盘西化”的倾向，使中医病证结合理论瑰宝被淹没

在心浮气躁的虚幻中。

（三）走出三个误区，促进“病证结合”理论体系的发展

1. 走出“以西医病名为纲”误区

中医、中西医结合、西医这三支队伍其根本目的都是为了人类的健康服务，但三者的医学体系不同，其历史使命也各有春秋。中医药学应依靠自己的理论体系，汲取现代科学技术和手段特别是西医学之长，提高自己的诊断技术，改变中药剂型，提高疗效，进一步发挥中医药的特长，促进中医药学的发展。以西医病名为纲，以此取消中医的病名，中医理论体系就难以全面发展，中医学的历史使命就难以完成。当然西医学如果以中医病名为纲，也必然会影响西医学理论体系的发展。只有从事中西医结合的医家可以用西医病名为纲或者以中医病名为纲均可。

2. 走出“中医现代化必须否定辨证论治体系”误区

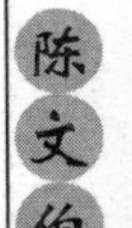

目前，用中医药治疗许多男科疾病都取得了较好的效果，但是不被西医所承认的部分，不能认为是不科学的，只能说是西医学的现代化水平尚不能解释中医治好病的科学内涵。不能认为中医治好病是不可信的。譬如60年代西医学认为中医治疗“肠痈”（急性阑尾炎）用解毒通腑法、用泻药会造成阑尾穿孔而致人死亡。但是通过大量的病例证实，中医药通泄法完全可以治好肠痈，从而使西医认识到肠痈病可以用通泄法治疗，也不能说汉代张仲景用大黄牡丹汤治疗肠痈是不科学的。又如全国各地的中医药学家以中医病证结合辨证论治医好一部分经西医专家诊断做睾丸活体检查证实为“生精停滞真性无精子症”的病人，不能因为从西医学还不能解释其治病机理，就认为中医药治

疗无精子症是不科学的。相反，中医药治疗无精子症其实用价值不低于西医的人工授精，甚至于试管婴儿的实用价值。

3. 走出“中医现代化就是全盘西化”的误区

有的医家不仅认为以西医病名为纲是现代化的第一步，更有甚者，有的学者认为“中医如果不打破辨证论治体系就永远不能发展”。持此论点者认为中医必须取消中医病名，然后废除辨证论治，中医学就会长足发展。试问按这种观点发展下去，中医现代化还有什么必要呢？皮之不存，毛将焉附？持这种观点的人，不过是低劣的余云岫“消灭中医”的翻版罢了。

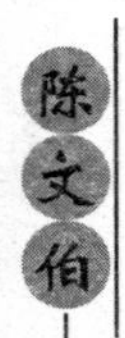

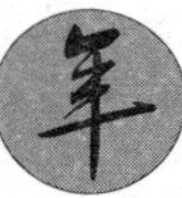
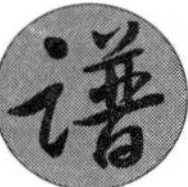

年谱

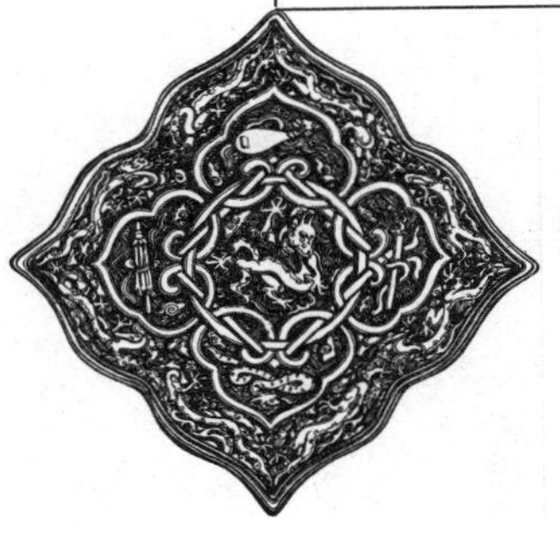

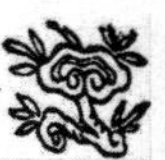

陈文伯，1936年出生，是享誉中外的著名中医内科、男科临床实践家，颇受国内外患者爱戴的一位“仁心仁术”者。行医近50年，每日来诊者门庭若市，专长于中医内科、男科诸病，擅治热病、哮喘、水肿、鼓胀、厥病、消渴、心悸、胸痹、眩晕、中风、失眠、胃脘痛、泄泻、头痛、痹病、淋浊、癃闭、阳痿、男性不育及妇、儿、皮、外、肿瘤科诸病。

1936年12月12日出生于河北永清县中医世家。

1937年6月随父迁入北京市。

1949年～1953年6月拜师京城名医原北平国医学院董事、平民医院中医科主任陈世安先生门下学习中医。

1954年加入北京中医学会预备会员。

1954年～1957年毕业于北京中医讲习班，中医进修学校第10期。

1957年5月～1958年9月在北京东城区报恩寺中医联合诊所任中医师改革组组长。

1958年10月～1979年6月在北京市东城区北新桥医院担任中医师、主治医师、中医科主任、业务副院长。

1959年10月加入共青团。

1960年10月加入中国共产党。

1960年12月～1961年在北新桥地区开展中药“康复丸”治疗营养不良性浮肿，取得良效。

1961年～1973年以治疗内科热病、哮喘、咳喘、心悸、胸痹、眩晕、中风、风湿杂病为主，兼治妇科、儿科、皮科、外科疾病。

1968年～1969年在平谷医疗队与县医院合作开展“膻中穴”埋藏羊肠线防治哮喘病，使第二年哮喘发病率减半。

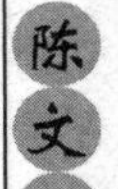

1974 年～1979 年 6 月担任北新桥医院副院长期间，与西学中医师一起开展中西结合治疗“急腹症”、“烧伤”、“淋巴结核”等，获市科技二等奖（淋巴结核），并被评为市级中西医结合先进单位。

1977 年 6 月被评为“北京市卫生系统科技先进工作者”。

1979 年 7 月～1981 年 1 月调北京市卫生局中医处负责中医日常工作。

1981 年 2 月～1998 年 2 月任首都医科大学中医药学院附属鼓楼中医医院院长、主任医师，受聘北京中医学院客座教授。

1981 年 6 月建立男科门诊。

1982 年 6 月在市卫生局的领导下主办北京市中医“急症理论学习班”。

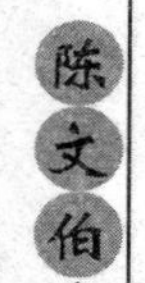

1983 年 3 月 1 日在鼓楼中医院建立北京市属中医院内第一个中医急诊室（科）。

1983 年研制“合雀报喜”药膳治疗男性不育症获市科技奖。

1984 年出席全国急诊工作会议（重庆），在大会上介绍鼓楼中医院开展中医急诊工作经验。

1984 年担任国家中医药管理局北方热病组“风湿肺热病辨治方案及证候疗效评分法”课题组副组长。该课题相关论文于 1986 年获卫生部二级重大科技成果奖。

1987 年被聘为北京市卫生技术人员职称系列高级职务评审委员。

1987 年研制快速止喘新药“定喘擦剂”获东城区科技二等奖。

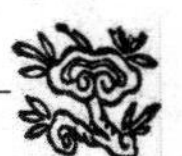

1987年4月在杭州参加“国际计划生育新技术”会议，大会宣读“‘合雀报喜’治疗男性不育”临床报告。

1987年5月担任全国第一届中医男科专业委员会副主任委员。

1987年11月获中国北京“自然国际会议”优秀论文证书及铜牌奖。

1988年6月“‘定喘擦剂’临床基础实验报告”获北京市卫生局科技成果二等奖。

1989年4月研制“阳痿理疗器”获国家专利局发明证书专利。

1989年4月被推选为北京中医学会第七届理事，内科专业委员会副主任委员。

1989年任第二、三届东城区人大代表。

1989年10月获中央卫生部“全国计划生育科学研究工作中做出成绩和贡献”荣誉证书。

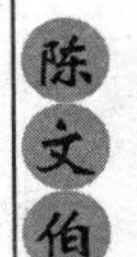

1990年评为北京市名老中医之一，并为中医继承指导老师。

1990年7月建立中医男科医院。

1991年6月中国中医研究院西苑医院88级研究生中医计算机应用专业“计算机模拟陈文伯主任医师男性不育诊疗经验研究”通过专家鉴定。

1992年2月被评为“全国卫生系统模范工作者”。

1993年任北京市第十届人大代表。

1993年3月1日组建“京城名医馆”，由关幼波任名誉馆长，董建华、祝谌予、董德懋、刘渡舟、赵绍琴、路志正、王绵之等中医专家担任技术顾问，陈文伯任馆长。

1993年6月中国中医研究院研究生研究“陈文伯主任

医师理气活血法治疗男性免疫性不育的理论和实验研究”通过专家鉴定。

1993 年 10 月应日本东京大学哲茂教授邀请赴日本东京大学讲学——“脑中风中医药治疗及预防”。

1993 年 10 月国务院颁发“有突出贡献专家”政府特殊津贴证书。

1993 年 12 月被评为“北京市有突出贡献专家”，获证书及奖杯。

1995 年 4 月与佘靖副部长等赴日本签订“日本和平基金委员会无偿捐助‘京城名医馆’400 万人民币”事宜。

1996 年 4 月新药“定喘擦剂”临床实验报告被评为国家“八五”优秀科技成果，入选《中国八五科技成果奖》。

1996 年 12 月聘为《首都医药》、《北京中医》编委。

1997 年应台湾邀请赴台湾讲学“谈原发性肝癌的中医治疗”、“论肝硬化腹水的中医药治疗”、“肝硬化腹水消退后的中医药调治”。

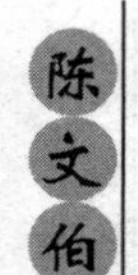

1997 年 2 月被评为“国家级中医药专家学术继承工作第二批指导老师”。

1997 年 8 月组建“炎黄国医馆”。

1998 年应邀赴美国斯坦福大学讲学——“中西医两种理论的区别”。

2000 年在北京中美学术交流会上宣读“当代人体科学的前沿——基因组学与中医药学相似点的探讨”一文。

2001 年 2 月研制“通脉强肾”获卫生部批准《准》字号药物。

2001 年 9 月 ~2004 年 9 月定期赴香港理工大学讲学。

2002 年 4 月研制“益肾抗衰茶”获卫生部批准《健》

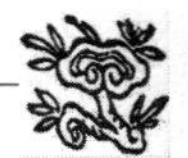

字号药物。

2003 年 3 月 5 日与香港理工大学共同建立“京港中医诊所”。

2003 年 4 月在《中国健康》发表“论中医药防治‘春温’（非典）病”。

2004 年评为“全国老中医药专家学术经验继承工作第三批指导老师”。

2007 年 10 月被授予“全国老中医药专家学术经验继承工作第三批优秀指导老师”。

2008 年 1 月研制的中药“抗体平”的相关课题——“‘抗体平’对抗精子抗体阳性男子不育患者精子膜结构的影响”获中华中医药学会科学技术三等奖。

2008 年 8 月评为“全国老中医药专家学术经验继承工作第四批指导老师”。

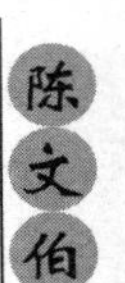

中国现代百名中医临床家丛书

（第一辑）

（按姓氏笔画排列）

王乐匋	王法德	方和谦
石景亮	田从豁	史常永
危北海	刘学勤	刘绍武
刘嘉湘	许润三	张子维
张作舟	张海峰	李士懋
李寿彭	李振华	李乾构
邹燕勤	陆永昌	陈文伯
邵念方	郁仁存	周信有
周耀庭	段富津	郑魁山
赵荣莱	洪广祥	贺普仁
班秀文	夏　翔	徐宜厚
徐景藩	郭子光	郭振球
曹恩泽	盛玉凤	屠金城
韩　冰	管遵惠	蔡福养
谭敬书		